당신이 병드는 이유

당신이 병드는 이유

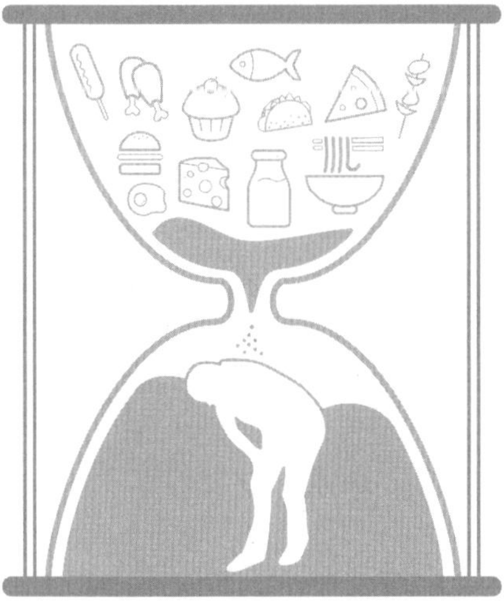

콜린 캠벨 · 하워드 제이콥슨 지음

이의철 옮김

열린과학

나의 장모 메리와 나의 아버지 톰을 포함하여

실패한 건강관리 시스템으로

불필요하게 최후의 대가를 지불한 모든 사람들에게

이 책을 바친다.

그리고 늘 그렇듯이 나의 아내 캐런과 우리의 자녀들,

그들의 배우자와 우리의 손주들에게

이 책을 바친다.

추천사

『당신이 병드는 이유』는 건강에 관심 있는 사람이라면 누구나 읽을 필요가 있다. 복잡한 주제를 보통사람들이 이해할 수 있게 만드는 캠벨 박사의 능력은 독보적이다. 이 책은 『무엇을 먹을 것인가』처럼 수백만 명의 식단뿐만 아니라, 건강과 의료를 생각하고 결정하는 방법까지 바꾸는 촉매제가 될 것이다. 붕괴한 의료관리 시스템을 개혁할 혁명은 이미 시작됐다.

파멜라 A. 포퍼 Pamela A. Popper, **웰니스 포럼**The Wellness Forum **사무총장, 『약보다 음식**Food Over Medicine**』 공저자**

콜린 캠벨은 실험 연구와 건강 정책 수립에서의 오랜 경력을 바탕으로 어떻게, 왜 음식과 건강에 대해 그렇게 많은 혼란이 오는지 털어놓는다. 『무엇을 먹을 것인가』가 우리가 무엇을 먹어야 하는지 알려줬다면 『당신이 병드는 이유』는 그 이유를 설명한다. 읽고 즐겨라. 이 책에는 우리에게 영감을 주고 화나게 하는 무엇인가가 있다.

딘 오니시 Dean Ornish, **의사, 캘리포니아 소살리토 예방의학연구소 설립자 및 대표, 캘리포니아대학교 샌프란시스코 캠퍼스 의학과 임상교수, 『약 안 쓰고 수술 않고 심장병 고치는 법**Dr. Dean Ornish's Program for Reversing Heart Disease**』 저자**

『당신이 병드는 이유』는 현대 영양학의 단일 영양소에 집중하면서 거대한 혼란을 부추겨 비극적인 건강 상태를 초래한 과정을 설득력 있게 보여준다. 캠벨의 새로운 패러다임은 음식에 대한 사고방식을 바꾸는 동시에 수백만 명의 삶을 개선하고, 수십억 달러의 의료비를 줄일 수 있을 것이다.

브라이언 웬델(Brian wendel)**, 영화 〈Forks Over Knives〉 감독 및 제작 책임자**

최고의 영양학자인 콜린 캠벨 박사는 『당신이 병드는 이유』에서 영양 연구와 교육이 어떻게, 왜 건강에 신경 쓰는 소비자들마저 헷갈리게 할 만큼 궤도에서 벗어났는지를 설명한다. 우리의 건강과 건강관리 시스템이 위기에 처해 있는 지금, 캠벨 박사의 책은 우리가 어떻게 여기까지 왔으며 이 시스템을 어떻게 개혁할 수 있는지, 꼭 그렇게 해야만 하는지를 이해시킬 중요한 안내서다.

제프 노빅 Jeff Novick, **영양사, EHE International 건강증진 부사장**

이 책은 우리의 자연적인 장수와 건강을 지키는 방법을 이해하는 열쇠이자 지구 온난화를 늦추는 열쇠이다. 이 모든 것을 이루는 데는 어떤 비용도 들지 않으며, 오히려 헤아릴 수 없는 비용 절감을 선사한다.

마이크 프레몬트 Mike Fremont, **88~90세 마라톤 세계기록 보유자**

미국 최고의 영양학자 콜린 캠벨은 자기 잇속만 챙기는 환원론적 패러다임이 어떻게 과학, 의학, 미디어, 대형 제약회사와 자선단체에 스며들어 최적의 건강에 대한 영양학적 진실로부터 대중을 가로막는지 분명하게 보여준다.

콜드웰 에셀스틴 Calwell Essenstyn Jr., **의사, 『당신이 몰랐던 지방의 진실』 저자**

영양과 의학에 대한 환원론적 관점은 우리가 싸워왔던 그 어떤 질병들과 달리 우리의 건강을 심각하게 위협한다. 불행히도 많은 의학 및 보건 시스템이 이러한 파괴적인 사고방식에 파묻혀 있다. 그로 인해 우리 주변의 건강관리 시설은 이득은커녕 피해를 주고 있다. 이 책의 혁명적인 개념들을 이해하고 확산시킴으로써 당신은 실패한 패러다임을 바꿀 중요한 첫걸음을 내딛는 것이다. 뿐만 아니라 우리 자신과 사랑하는 사람들, 그리고 국가의 잃어버린 건강을 찾을 수 있을 것이다.

알로나 풀데 Alona Pulde, **의사 & 매튜 레더먼**Matthew Lederman, **의사, 건강전환: 의학, 영양, 건강관리센터**Transition to Health: Medical, Nutrition, and Wellness Center **공동설립자**

『당신이 병드는 이유』에서 캠벨 박사는 탁월한 패러다임을 정의한다. 이는 이치에 맞는 해결책을 위해 의학에 간절히 필요한 총체론이라는 철학을 설명한다. 『당신이 병드는 이유』는 생화학, 인간영양학 및 건강관리의 과거, 현재 그리고 미래를 잇는 지적 삼각 분할의 대작이다. 이 책은 건강혁명의 봉인을 해제할 것이다!

줄리아나 히버 Julieanna Hever, **영양사, 『완전 바보의 식물식 영양 가이드**The Complete Idiot's Guide to Plant-Based Nutrition』 **저자**

왜 세계에서 가장 비싼 건강관리 시스템이 작동하지 않을까? 이 책은 혼돈의 바다에서 상업화된 '질병 관리'가 어떻게 수조 달러를 낭비하면서 수많은 생명을 희생하는지 명확하게 드러낸다. 이 '건강관리 괴물'이 작동하는 방법을 이해하는 것은 진짜 건강관리 시스템을 창조하기 위한 첫걸음이다.

J. 모리스 힉스J. Morris Hicks, **『건강한 식사, 건강한 세상**Healthy Eating, Healthy World**』 저자, 국제적인 블로거**
hpjmh.com

『무엇을 먹을 것인가』를 읽고 캠벨 박사가 권장하는 자연식품, 식물 기반의 식단으로 과감하게 바꿨다. 많은 사람들이 내 경기력이 떨어질 거라 예상했지만 그렇지 않았다. 식단을 바꾼 후 경기력은 솟구쳤다. 나는 생각했다. '왜 모두 이렇게 먹지 않을까?' 캠벨 박사의 새 책『당신이 병드는 이유』는 이 물음에 매우 명쾌하게 답한다. 음식과 영양을 절대로 혼동하지 말라고.

토니 곤잘레스 Tony Gonzalez, **애틀랜타 팔콘 소속의 16년차 내셔널 풋볼 리그 선수, 타이트엔드 기록 보유자**

콜린 캠벨은 지난 세기의 가장 뛰어난 영양학자다. 그의 업적은 이미 수십만 명의 생명을 살렸다.

존 맥두걸 John McDougall, **의사, 맥두걸 프로그램**the McDougall Program **설립자 및 책임자**

때때로 지식이 발전할수록 길을 잃기 쉬운 것처럼 보인다. 콜린 캠벨 박사는 그의 최신작에서 우리를 심오하고 단순한 진리들로 돌아가게끔 안내한다. 그만의 명확성과 학식으로 더 나은 건강과 더 나은 세상을 향한 길을 환하게 드러낸다.

더글라스 J. 리슬 Douglas J. Lisle **& 앨런 골드하머**Alan Goldhamer, **『쾌락의 함정**The Pleasure Trap**』 공동 저자**

• 옮긴이 서문 •

이제 새로운 눈을 뜰 때

이의철(유성선병원 직업환경의학센터 과장)

콜린 캠벨의 『무엇을 먹을 것인가』(열린과학, 2012)를 읽고 식습관은 물론, 진료 방식과 세상을 바라보는 눈 자체가 완전히 바뀐 지 6년이 흘렀다. 단백질과 암에 관한 가장 획기적인 연구를 담은 『무엇을 먹을 것인가』를 읽은 후 식물성 식품만 먹게 됐고, 좀 더 많은 정보를 얻으려고 캠벨의 온라인 강좌 Plant-Based Nutrition(PBN)을 수강했다. 의과대학과 의학 교과서에서 배울 수 없었던 의학과 영양학, 질병의 근본 원리에 대한 새로운 사실을 접하면서 크나큰 지적 흥분과 만족을 얻었다.

『무엇을 먹을 것인가』와 PBN 강의에 소개된 내용을 바탕으로 수백 편의 관련 논문과 서적을 검토하면서 한 가지 의문이 생겼다. 이렇게 질병의 원인과 치료법에 대한 명확한 근거가 있는데, 왜 세상엔 치료할 수 있는 질병으로 사망하거나, 효과 없는 치료법에 수많은 돈과 시간을 허비하는 사람들이 줄지 않는가? 사람들을 건강하게 하려면 정확한 정보를 전달하는 것 이상의 무엇이 필요한 게 아닌가? 그렇다면 무엇을 해야 하는가? 진료실에 앉아 있는 것만으로는 사람들을 건강하게 만들 수 없다는 것이 분명했지만 무엇을 어떻게 해야 할지 몰라 답답했다. 그러던 중 2013년 캠벨의 새 책 소식을 접했다. 50년 이상 질병과 영양학 분야의 최전선에 서 있던 저자의 고민과 경험이 상세히 기록된 책이었다. 이 책을 읽으면서 그동안 가지고 있던 의문과 답답한 마음을 조금이나마 해소할 수 있었고, 한국어판 번역까지 맡게 되었다.

『당신이 병드는 이유』는 막연하게 그럴 것이라 짐작했던 수많은 영양소 사이의 상호작용과 매순간 변하는 영양소 흡수, 대사, 배설 반응들, 발암물질에 대한 인체의 신비로운 반응과 그 과정에서 암이 발생하게 되는 이유 등 캠벨의 저서가 아니라면 좀처럼 알기 어려운 내용이 담겨 있다. 또한, 질병을 양산하고 질병의 치유를 가로막는 이윤 추구적인 환원론적 패러다임의 문제점도 지적하고 있다. 캠벨이 연구에 매진한 지난 50년은 견고한 이윤의 장벽 앞에서, 비주류라는 높은 편견 아래 객관적이고 과학적인 연구결과로 증명된 자신의 견해가 동료 연구자 및 전문가들, 언론, 정책 결정자들, 시민단체들, 기업들에 의해 묵살되는 것을 코앞에서 목격한 세월이기도 했다. 따라서 진실이 승리하지 못하는 부조리한 현실의 원인, 그런 현실 속에서 사람들은 왜 병들고 고통받을 수밖에 없는지에 대해 캠벨만큼 생생하게 설명할 수 있는 사람도 없을 것이다.

『무엇을 먹을 것인가』 이후 캠벨의 책을 기다린 독자들에게 이 책은 매우 반가운 선물이 될 텐데 "이렇게 명확한 근거가 있는데, 도대체 왜 세상은 변하지 않는가?"에 대한 답을 제시하고 있기 때문이다. 답이 간단하지는 않지만 이 책을 읽고 나면 더 이상 이런저런 건강정보와 기업의 광고에 휘둘리지 않고 자신의 길을 갈 수 있을 것이다.

『당신이 병드는 이유』를 이해하는 주요한 키워드에 '자연식물식'과 '환원론'과 '총체론'이 있다. 캠벨의 책이 처음일 독자들은 물론, 『무엇을 먹을 것인가』를 읽은 독자들도 한 번 더 정리하는 차원에서 이 세 가지 키워드의 설명을 덧붙이고자 한다.

『당신이 병드는 이유』에는 '채식vegan diet'이 아닌 '(자연)식물식plant-based diet'이라는 용어가 나온다. 그리고 가장 이상적인 식단인 'low-fat wholefood plant-base diet; low-fat WFPB'가 나오는데 이를 '저지방 자연식물식'이라고 번역했다. 이미 미국에서는 식물성 성분으로만 생산한 제품에 붙던 '비건vegan'이라는 라벨이 '순식물성plant-based'로 변하고 있기 때문에 그 차이를 무시하고 모두 '채식'이라고 번역하기엔 무리가 있었다. 캠벨이 'vegan' 대신 'plant-based'라는 용어를 선택한 이유를 설명하고 있지만, 필자가 의사로서 느끼는 새로운 용어의 필요성에 대해서도 간단히 설명하겠다.

보통 채식을 하는 사람들은 동물성 식품의 유무만 따진다. 따라서 동물성 지방을 식물성 지방으로 대체한 음식과, 동물성 단백질을 식물성 단백질로 대체한 음식들을 선호한다. 하지만 이런 음식들엔 식용유와 설탕, 콩고기, 밀고기 등 가공된 식물성 식품이 많이 사용된다. 이런 음식들을 먹다보면 아무리 채식이라도 건강을 유지하기는 어렵다. 채식을 해도 잦은 병치레를 하는 이유가 바로 여기에 있다. 의사로서 건강을 위해 채식을 하라는 이야기를 할 때는 꼭 이런저런 단서를 붙여야 했다. '건강한 채식'이란 의미를 온전히 전달할 수 있는 새로운 용어의 필요성이 절실했다. '고기만 아니면 된다'가 아니라 '건강한 식물성 식품만 먹는다'는 의미를 전달할 수 있는 용어가 말이다. 이런 고민 끝에 '자연식물식'이라는 용어를 선택했다. 통곡물에 신선한 채소, 과일 그리고 약간의 콩류와 견과류를 곁들여 먹되 설탕과 식용유, 소금을 최대한 배제하는 식단. 자연 상태의 다양한 식물성 식품만으로 구성된 식단의 이름으로. 물론 새로운 용어이기 때문에 처음엔 '자연식물식' 혹은 '식물식'이라는 표현이 생소할 수 있다. 하지만 미국에서 'plant-based(PB)'라는 표현이 점차 'vegan'이라는 표현을 대체하고 있듯이 한국에서도 『당신이 병드는 이유』를 계기로 '자연식물식'이라는 표현이 '채식'이라는 표현을 대체해 나가길 기대한다. '자연식물식'이 일상용어가 될수록 한국의 식생활도 더욱 건강해질 것이다.

한편, 이 책에서 반복적으로 언급될 환원론과 총체론을 간략하게 살펴보면 다음과 같다. 환원론은 어떤 현상의 원인을 좀 더 세부적인 요인에서 찾는 태도를 뜻한다. 반면 총체론은 다양한 요인이 한데 어우러져 어떤 현상을 일으키는 큰 그림을 조망하면서 원인을 파악하는 태도를 뜻한다. 가령 육류 소비량이 증가하면서 대장암과 유방암이 증가하는 엄연한 현실을 두고 환원론은 고기의 포화지방이나 조리 및 가공 과정에서 발생하는 일부 발암물질이 암 발생의 원인이라고 주장하는 반면, 총체론은 육류 섭취 자체가 문제라고 주장한다. 그래서 두 입장의 암 예방 대안도 다르다. 환원론은 육류에서 지방을 걷어내고 화학첨가물이 첨가되지 않은 육류를 먹을 것을 제시하고, 총체론은 육류 자체를 먹지 말거나 최소한으로 줄일 것을 제시한다. 마찬가지로 토마토를 많이 먹는 사람들이 전립선암 발생이 적다는 사실을 두고 총체론은 토마토를 많이 먹을 것을 권하지만, 환원론은 라이코펜이 토마토의 전립선암 예방 효과의 핵심이라며 라이코펜 흡수율을 높이기 위해 토마토를 먹을 땐 지방을 함께 먹으라고 조언하거나 라이코펜 영양제 복용을 권한다.

『당신이 병드는 이유』에는 이외에도 환원론과 총체론의 다양한 예가 나온다. 그리고 얄팍한 주장들이 이윤을 위한 환원론적 시스템에 의해 어떻게 진실인양 위세를 떨칠 수 있게 되는지 상세하게 제시한다. 독자들은 이런 사례를 보면서 넘치는 정보 속에서 건강의 지혜를 가려낼 수 있게 될 것이다.

이제 새로운 눈을 뜰 때가 됐다. 우리가 직면한 심각한 건강문제와 환경문제의 원인을 직시하고 해결책을 찾기 위해서 말이다. 한국은 지난 50년 사이 엄청난 변화를 겪었다. 사람도 변했고, 땅과 강과 바다도 변했다. 1960년대까지 국내엔 거의 없었던 유방암과 대장암이 매년 6~7%씩 증가하고, 심혈관 질환도 급격히 증가하고 있다. 체중 100kg 이상 고도비만 젊은이들이 늘어나면서 각종 염증성 질환도 늘고 있다. 대표적으로 장이 만성염증으로 파열되는 크론병은 100배 이상 증가했다. 또 성조숙증과 자궁내막증, 요도하열, 잠복고환 등 생식기계 이상도 증가 추세다. 지금도 불임과 난임으로 고통 받는 부부가 많은데, 우리 자녀 세대의 미래는 어떻게 될지 걱정이 앞선다. 만약 이런 변화의 원인을 제대로 살피지 않은 채 또 다시 50년이 흐르면 어떻게 될까?

우리가 살아갈 환경도 마찬가지다. 우리의 환경은 우리가 무엇을 먹느냐에 따라 달라진다. 동물성 식품 섭취가 10배 이상 늘어나면서 땅과 강물, 지하수는 가축분뇨와 축산농장에서 사용한 항생제로 오염되어 점차 생명력을 잃고 있다. 4대강의 녹조 현상은 4대강 사업만의 문제가 아니다. 2012년 바다에 가축분뇨를 버리는 게 전면 금지되면서 땅과 강물로 스며드는 분뇨의 양이 4~5배 늘고, 가축들에서 발생한 메탄가스로 온난화가 가속된 것이 4대강 녹조를 증폭시킨 또 다른 원인이다.

이제 잠시 멈춰 우리 자신과 주변을 둘러볼 때가 됐다. 건강이 나빠진 원인은 무엇인지, 땅과 강물이 가축들의 똥과 오줌으로 뒤덮인 이유가 무엇인지 살펴야 한다. 지금까지 해온 익숙한 방식으로는 답을 찾을 수 없다. 새로운 미래는 새로운 관점에서만 얻을 수 있다. 『당신이 병드는 이유』는 우리 자신과 우리의 환경이 병드는 이유에 대한 새로운 관점을 제시한다. 희망적인 미래를 꿈꾸는 당신이 이 책을 읽어야 하는 이유다.

• 들어가며 •

1965년 학자로서 나의 미래는 유망해보였다. 매사추세츠 공대MIT에서 4년간의 연구원 생활을 마친 후 버지니아 공대의 생화학 및 영양학과에 연구실을 얻게 됐다. 마침내 진짜 교수가 된 것이다. 나는 양질의 단백질을 더 많이 공급할 수 있는 방법을 찾아내 가난한 나라의 유아 영양실조를 없애는 것을 연구하고 있었는데, 미 국무부 국제개발처의 두둑한 지원금 덕분에 필리핀에서 연구활동을 할 수 있었다. 이 연구의 첫 번째 과제는 지역에서 생산되는 저렴한 단백질 식품을 찾는 것이었다(영양실조는 대부분 충분한 칼로리를 섭취하지 못해 생기는 것이었지만, 1960년대 중반에는 단백질이 뭔가 더 특별하다고 생각했다). 두 번째 과제는 엄마들이 이렇게 공급되는 단백질로 아이들을 영양실조 없이 길러낼 수 있는 '자립센터'를 전국적으로 설립하는 것이었다. 우리 연구팀은 단백질이 풍부하고, 다양한 조건에서도 잘 자랄 수 있는 땅콩을 선택했다.

비슷한 시기에 학과장 찰리 엥겔Charlie Engel의 요청으로 다른 프로젝트도 진행하고 있었다. 찰리 엥겔이 '아스페르길루스 플라부스Aspergillus flavus'라는 곰팡이에서 만들어지는 '아플라톡신afatoxin'이라는 발암물질에 대한 농무부 연구자금을 확보했고, 나는 이 곰팡이가 여러 식품에서 나는 것을 막기 위해 어떻게 자라는지 알아내야 했다. 이 곰팡이가 실험쥐에게 간암을 일으켰다는 증거가 상당했기 때문에 이 임무는 무척 중요한 프로젝트였다. 그 당시 쥐나 생쥐에게 암을 유발하는 물질이 인간에게도 암을 일으킬 수 있다는 기본적인 가정이 있었는데 지금도 변함없다. 그런데 아스페르길루스 플라부스가 잘 자라는 주요 식품 중 하나가 땅콩이었다. 이 우연의 일치로 두 개의 연구와 완전히 다른 맥락에서 땅콩에 대한 연구를 하게 됐다.

필리핀 빈곤층 어린이들의 단백질 결핍과 아스페르길루스 플라부스가 자라는 조건이라는 서로 상관없어 보이는 주제를 깊이 연구하면서 발견한 사실들은 내 인생을 뒤흔들기 시작했다. 그리고 나를 포함한 대부분의 영양학자가 연구의 기본 가정으로 삼고 있는 사실에 의문을 품게 만들었다. 내 세계관과 인생을 완전히 바꿔버린 결정적인 발견은 단백질을 가장 많이 섭취한 아이들이 간암에 걸릴 가능성이 가장 높다는 것이었다. 다른 아이들에 비해 더 부유하고 의료시설과 깨끗한 물 등 어린이 건강과 관련된 모든 것에 더 쉽게 접근할 수 있음에도 말이다.

나는 이 발견이 이끄는 대로 가기로 결심했고, 궁극적으로 두 가지 사실을 알게 됐다. 첫째, 영양은 인간의 건강에 있어서 핵심 열쇠다. 둘째, 대부분의 사람들이 적절한 영양으로 생각하는 것들이 실제로는 부적절한 것들이다.

당신이 평생 암, 심장질환, 당뇨병 없이 살 수 있을지 없을지는 당신 손과 나이프, 포크에 달려 있다. 지난 반세기 동안 과학이 좇았던 '기적의 치료법'은 수십 년의 실험 후에 개발한 신비의 명약, 정교한 수술도

구나 레이저, 또는 나노기술을 활용한 기술이나 우리를 불멸의 신으로 만들어줄 DNA 변환(유전자 치료)도 아니었다. 건강의 비결은 언제나 우리 곁에 있어 아주 단순하고 고루하게 들릴 수도 있는 단어인 영양이다. 건강에 관한 비장의 카드는 우리가 매일 입에 넣는 음식이라는 것이다. 하지만 슬프게도 의과대학, 병원, 정부 보건기관 들은 건강에 있어 영양의 역할을 매우 하찮게 여겼다. 의학 및 과학 연구기관들은 이런 사실들을 받아들이기보다는 체계적으로 무시하고 심지어 알려지는 것을 막아버리기도 했다.

우리가 선택하는 음식이 그들이 처방하는 약보다 훨씬 더 효과적으로 질병을 막을 수 있다는 것을 알고 있는 의학 전문가들은 거의 없다. 식단을 바꿈으로써 건강을 되찾고 질병을 예방할 수 있다는 명백한 사실을 보도하는 건강 전문 기자는 거의 없다. 한 방울의 자료들을 꼼꼼히 들여다보도록 특화하는 대신에 의미 있는 지혜의 물줄기들을 포괄적으로 이해할 수 있는 '큰 그림'을 보도록 훈련된 과학자들은 거의 없다. 그리고 제약산업과 식품산업은 그들에게 돈을 쥐어주며 결정권을 행사한다. 그들은 일부 식물 성분들과 인공적인 성분들로 만들어진 영양제나 영양성분 강화 식품 예를 들어, 칼슘 강화 우유 등에서 구원받을 수 있다고 설득한다. 이러한 진실. 당신이 어떻게 그리고 왜 진실을 알지 못했는지에 대한 답이 바로 이 책의 내용이다.

왜 또 다른 책인가?

당신이 『무엇을 먹을 것인가』를 읽었다면 이런 내용을 알고 있을 것이다. 2005년 『무엇을 먹을 것인가』가 출간된 이후 수백만 명이 읽고 핵심 내용을 친구, 이웃, 동료 그리고 사랑하는 사람과 공유했다. 가공하지 않은 식물성 식품이 갖고 있는 치유력에 감사하는 후기가 하루도 빠짐없이 올라왔다. 각각의 후기는 한낱 일화에 불과하지만 모아서 보면 시사하는 바가 상당하다. 그동안 우리의 무지로부터 돈을 버는 강력한 이해관계자들 때문에 겪은 문제들과 장애물들이 이 후기들로 보상되기에 충분했다.

2005년 이후 진행된 많은 연구는 인체의 다양한 체계에 작용하는 좋은 식생활의 효과를 더욱 확실하게 입증했다. 아직도 개인 및 사회의 건강을 위한 자연식물식whole food, plant-based diet의 중요성을 부정하거나 폄하하는 과학자나 의사, 언론인, 정책결정자가 있다면 그들은 이 사실들을 제대로 보려고 하지 않는 것이다. 자연식물식의 효과를 모른다고 핑계를 대기엔 이미 그 증거가 너무나 많기 때문이다.

변화는 여전히 미미하다. 대부분의 사람들은 여전히 건강과 장수의 열쇠가 자신의 손에 달려 있다는 것을 모르고 있다. 악의적이든 단지 모르기 때문이든, 서구문화의 주류는 기를 쓰고 우리가 무엇을 먹어야 하는지에 대한 진실을 무시하고 부정하고 어떤 경우에는 열성적으로 왜곡까지 하고 있다. 평생 속아왔다는 것을 믿기 어려울 만큼 말이다.

우리는 조작, 침묵, 왜곡이 일어나고 있는 건 아닌지 고민하기보다 들은 대로 받아들이는 것을 더 편하게 생각한다. 이런 인식과 싸울 수 있는 유일한 방법은 이런 일이 어떻게 그리고 왜 벌어졌는지 보여주는 것이다. 바로 이 책이 필요한 이유다. 『무엇을 먹을 것인가』는 자연식물식이 가장 건강한 식사법이라는 증거에 초점을 맞췄다. 이 책은 이런 증거들이 빛을 보지 못하는 이유와 진정한 변화가 일어나기 위해 필요한 것은 무엇인지에 초점을 맞춘다.

전체: 각 부분의 합

이 책은 세 부분으로 나뉜다.

1부는 자연식물식에 대한 나와 다른 이들의 연구들, 『무엇을 먹을 것인가』 출간 이후 자연식물식 연구가 받은 주요 비판들에 대한 나의 견해들, 그리고 이 책의 바탕 철학들이 어디에서 시작되었는지 이해하기 위한 맥락으로서 나 자신의 배경과 경험을 좀 더 자세하게 다룬다.

2부는 이 연구가 건강에 대해 갖는 의미를 많은 사람들이 받아들이기는커녕 알아차리지도 못하는 이유를 살펴본다. 서양 과학과 의학은 외부에 존재하는 분명한 사실을 보지 못하게 하는 정신적 감옥과 패러다임들 속에서 작동한다. 우리는 현재 큰 그림은 전적으로 무시하면서 가장 작은 요인에서 진실을 찾으려는 패러다임 속에 살고 있다. 문제가 나무나 숲보다 더 심각하다는 것만 빼면 "나무를 보느라 숲을 보지 못한다"는 말은 이 상황을 잘 표현한다. 현대 과학은 세부 요인에 집착하며 식물의 관다발이나 그와 비슷한 것들을 보느라 숲을 보지 못한다. 세부 요인을 보는 게 잘못됐다는 말이 아니다. 하지만 문제는 큰 그림이 있다는 것을 거부하고, 편견과 단편적인 경험에 영향 받기 쉬운, 편협한 사실들이 전부라고 완고하게 주장하기 시작할 때 발생한다.

환원론은 이런 세부 사항에 대한 강박을 멋지게 포장한 단어다. 환원론은 고유의 매력적인 논리가 있어서 그 마력에 빠져 있는 사람들은 세계를 보는 다른 시각이 있다는 것을 미처 알지 못한다. 환원론자들은 다른 모든 세계관은 비과학적이고 엉성한 미신이며 관심을 가질 가치도 없다고 생각한다. 비환원론적 방법들로 수집된 모든 증거는 무시되거나 발표가 금지된다.

3부는 이 방정식의 다른 측면인 경제 세력을 살핀다. 이들은 금전적 성공을 추구하기 때문에 자신의 이윤을 위해 이 패러다임을 강화하고 악용한다. 건강과 영양에 대한 대중의 논의를 그들의 최종 결산에 맞게 완벽하게 조작한다. 우리는 당신, 즉 대중이 듣거나 듣지 못하는 것들에 영향을 미치고 그로 인해 대중의 건강과 영양에 대한 믿음에도 강력한 영향력을 행사하게 되는 수천 가지의 작은 결정들이 얼마나 다양하게 돈에 좌우되는지 보게 될 것이다.

마지막으로 4부에서 문제들을 전체적으로 살피고, 변화를 위해 필요한 것은 무엇인지 검토할 것이다.

진실은 우리 모두의 것이다

이 이야기를 납세자인 당신에게 하고 싶었다. 이 이야기는 당신에게 빚을 지고 있다. 연구, 교육, 정책 수립 등 내가 수행한 일련의 활동은 당신이 낸 세금으로 이루어졌기 때문이다. 나는 친구와 가족들을 포함해 너무나 많은 사람들의 건강이 악화되는 것을 목격했다. 단지 그들의 세금 덕분에 내가 알게 된 사실들을 알지 못해서 말이다. 당신은 당신의 돈이 어떤 연구에 쓰이고, 그것을 통해 어떤 이득을 얻을 수 있는지 권리가 있다.

당신이 나를 믿는다고 해도 나는 금전적인 이득을 보지 않는다. 나는 건강보조식품이나 건강강좌를 팔지 않는다. 나는 79세로 오랜 기간 보람 있는 경력을 쌓았고, 돈을 벌기 위해 이 책을 쓰지도 않았다.

이 이야기를 하는 것은 쉽지 않았다. 식물성 식품으로만 구성된 식단이 많은 사람들에게 정신 나간 생각처럼 들린다는 것을 잘 안다. 그러나 상황이 변하기 시작했다. 이 발상은 시간이 지날수록 점점 더 힘을 얻는다. 현재의 시스템은 지속 불가능하다. 남은 문제는 우리가 이 시스템과 함께 무너지기 전에 우리 스스로를 해방시킬 수 있는지, 아니면 스스로의 경제적 무게와 생물학적 논리에 의해 붕괴될 때까지 이 시스템의 오물들로 우리의 몸과 마음 그리고 우리의 행성을 오염시킬 것인지의 선택이다.

이전 세대에게 우리가 먹는 방식은 개인적이고 사적인 문제로 보였다. 우리의 음식 선택은 농불과 식물의 삶, 그리고 지구의 수용 능력은 고사하고 다른 사람들의 안녕과 고통에 어떤 방식으로든 크게 기여하는 것처럼 보이지 않았다. 과거에 이것이 사실이었더라도 이제는 더 이상 사실이 아니다. 우리가 먹는 것은 개인적으로나 집단적으로나 우리의 허리둘레와 혈압 수치를 훨씬 넘어서 영향을 미친다. 하나의 종種으로서 우리의 미래는 위기에 처해 있다.

선택은 우리의 것이다. 당신의 건강, 다음 세대, 그리고 지구를 위한 현명한 선택을 하는 데 이 책이 큰 힘이 되기를 희망한다.

2012년 11월

뉴욕 랜싱에서

T. 콜린 캠벨

차례

제1부

시스템의 노예

1

현대 건강관리의 신화

가장 실력 있는 의사는 질병을 치료한다.
그러나 가장 안전한 의사는 질병을 예방한다.
토마스 풀러 Thomas Fuller

참 살기 좋은 시대다. 현대의학은 역사 이래 인류를 괴롭혔던 천형인 질병, 쇠약, 노화가 분자생물학, 유전학, 약리학, 식품과학의 발전 덕에 곧 사라질 것이라고 약속한다. 암의 완치도 코앞이다. DNA 재조합 기술이 자멸하거나 손상된 유전자를 건강한 유전자로 완벽하게 바꿀 것이다. 매주 기적의 신약이 나온다. 식품의 유전자변형 기술과 진화한 가공 기술은 머잖아 토마토나 당근, 쿠키 한 개를 완벽한 한 끼 식사로 변신시킬 것이다. 언젠가 우리는 음식을 먹을 필요가 없을지도 모른다. 필요한 영양소들이 포함된 알약 하나만 삼키면 될 테니 말이다.

다만 이런 장밋빛 청사진에는 딱 한 가지 문제가 있다. 이 모든 게 완전한 거짓이라는 사실이다. 환상적으로 들리는 이 약속들 중 그 어떤 것도 실현 가능성이 없기 때문이다.

우리는 위험하고 효과도 없는 치료법 개발을 위해 매년 수십억 달러를 쏟아붓고 있다. 수백만 년에 걸쳐 진화한 우리 몸속 유전자가 제 역할을 못한다는 듯 새로운 유전자를 찾는 데 열중한다. 우리는 스스로를 독성 혼합물로 치료하는데, 그중 소수만 질병을 치료하기 위해 쓰일 뿐 나머지는 먼저 사용한 약물들의 부작용을 치료하는 데 쓰인다. 우리는 건강관리시스템에 대해서 이야기하지만, 이름이 잘못되었다. 실제로는 질병관리시스템이다.

질병관리시스템

미국은 지구상 어떤 나라보다도 '건강'을 위해 많은 돈을 쓴다. 그러나 건강 수준은 다른 선진국들과 비교했을 때 바닥 수준이다.

국가 단위로 봤을 때 미국은 상당히 병들었다. 건강에 그렇게 많은 돈을 지출함에도 불구하고, 미국인들은 그리 건강하지 않다. 사실 비만, 당뇨병, 고혈압 등 여러 만성질환은 지속적으로 증가했을 뿐만 아니라 앞으로 더욱 증가할 것으로 예상된다. 1962년 미국의 비만률(과체중 포함)은 13%였으나, 2008년에는 34%로 증가했다.[1] 미국질병관리본부CDC에 따르면 제2형 당뇨병 발병률은 1980년에서 2010년까지 2.5%에서 6.9%로 두 배 이상 증가했고,[2] 성인 고혈압 인구수는 1997년과 2009년 사이에 30% 증가했다.[3]

이렇게 증가하는 위험요인들에도 불구하고 약물과 수술의 발전 덕분에 사망률은 거의 일정 수준으로 유지되고 있다. 다만 당뇨병은 예외인데, 2007년부터 2010년까지 북아메리카에서 당뇨병 사망률은 29%나 증가했다.[4] 이 모든 데이터는 우리가 이룩한 의학 발전 중 그 어느 것도 질병의 1차 예방에 기여하거나, 건강 상태를 근본적으로 개선시키지 않았다는 것을 명확하게 보여준다. 또한 사망률을 감소시키지도 않았다. 그럼에도 불구하고 우리가 이런 의학 발전에 지불하는 비용은 가파르게 증가했다.

지난 수년간 처방약의 비용은 물가상승률보다 빠르게 증가하고 있다. 우리가 쓴 약값이 그만큼의 가치가 있다고 생각하는가? 다시 생각해보라.

미국에서는 의사 처방 약물에 의한 부작용이 심장질환, 암의 뒤를 잇는 세 번째 사망 원인이다. 그렇다. 의사가 처방한 약들이 교통사고보다 더 많은 사람을 죽인다. 2000년 《미국의사협회저널JAMA》에 실린 바바라 스타필드Barbara Starfield의 논문에 의하면 "약물 치료의 부작용"으로 연간 106,000명의 사망자가 발생한다.[5] 이 논문은 정확하게 처방받고 복용했을 때의 부작용만을 대상으로 했고, 우연이나 실수에 의한 과다복용은 포함하지 않았다.

여기에 연간 7천 명의 병원 내 약물 관련 실수로 인한 사망자, 약물과 무관한 실수(잘못된 수술과 기계 조작 오류 및 오작동)로 인한 사망자 2만 명, 병원 내 감염으로 인한 사망자 8만 명, 불필요한 수술로 인한 사망자 2천 명을 더하고 보면 타이어 긁히는 소리를 내며 달리는 구급차 안에 있을 때가 병원과 관련된 모든 경험 중에서 가장 안전한 것처럼 보이기 시작한다.[6]

그러나 미국 정부는 이런 사실을 부인한다. 미국질병관리본부 홈페이지에 공개된 주요 사망 원인 순위는 심장마비, 암, 만성 하기도 질환, 뇌졸중, 교통사고, 알츠하이머 등이다. 뭔가 이상하지 않은가? 세 번째 사망 원인인 의료 시스템의 부작용은 코빼기도 보이지 않는다. 미국 정부는 의료계의 경제적 이익에만 신경 쓰고 있는 것이다.

인류의 이상적인 식단

우리가 의료에 쏟아 부은 수조 달러는 우리의 건강을 지켜주지 않는다. 획기적인 미래의 청사진은 항상 10년 뒤의 이야기이고, 그만큼 시간이 지나면 또다시 10년 후의 이야기가 된다. 유전자 연구는 악몽 같은 사생활 침해뿐만 아니라 엄마가 딸의 유방을 미리 절제하게 만드는 비극적 오해를 불러오기도 한다. 일부 유전학자들이 딸의 혈액을 채취해 DNA검사를 한 후, 미래 유방암 발생 위험이 높다며 잔뜩 겁을 주기 때문이다.

모두 우울한 소식이다. 하지만 좋은 소식도 있다. 우리가 건강을 지키는 데 어떤 획기적인 의학의 발전이나 유전자 조작 기술도 필요하지 않다는 것이다. 지난 50년간 나와 다른 연구자들이 수행한 연구들은 다음과 같은 사실을 분명히 알려준다.

- 당신의 건강을 결정하는 데 있어 훨씬 중요한 것은 유전자나 주변 환경에 숨어 있는 위험한 화학물질이 아니라 당신이 매일 먹는 음식이다.

- 당신이 먹는 음식들이 가장 비싼 처방약보다 더 빨리 더 확실하게, 그리고 가장 극단적인 수술보다 더 극적으로 당신을 치유할 수 있다.
- 어떤 음식을 선택하느냐에 따라 암, 심장질환, 제2형 당뇨병, 뇌졸중, 황반변성, 편두통, 발기부전, 관절염 등을 예방할 수 있다. 이것은 단지 짧은 목록에 불과하다.
- 건강하게 먹는 것은 언제 시작하더라도 늦지 않다. 건강한 식단은 많은 질병을 물리친다.

정리하자면, 먹는 것을 바꾸면 당신은 더욱 건강해질 수 있다.

그런데 무슨 이유에서인지 '건강한 음식'은 맛도 없고 즐겁지도 않다는 인식이 퍼져 있다. 어쩌면 당신은 인류의 건강을 위한 기적의 식단이 우리가 상상할 수 있는 가장 맛없는 음식이라고 생각할지도 모르겠다. 그러나 다행스럽게도 그렇지 않다. 고맙게도 진화는 인류가 건강을 지키는 음식을 찾아내고 즐기도록 설정했다. 우리가 할 일은 단지 우리가 먹던 음식들로 되돌아가면 되는 것이다.

가장 이상적인 식사는 다음과 같다.

- 가능한 한 자연 상태의 식물성 식품을 그대로 섭취하라.
- 다양한 채소, 과일, 열을 가하지 않은 견과류와 씨앗류, 콩류, 도정하지 않은 곡류를 먹어라.
- 가공식품과 동물성 식품은 피하라.
- 소금, 기름, 설탕을 첨가하는 것을 멀리하라.
- 총 칼로리 섭취량의 80%는 탄수화물, 10%는 지방, 나머지 10%는 단

백질에서 얻는 것을 목표로 하라.

나는 이런 식단을 자연식물식自然植物食 식단whole food, plant-based diet, WFPB diet, 때론 자연식물식 생활습관WFPB lifestyle이라고 한다.

자연식물식이 약이라면?

어떤 제약회사가 자연식물식 식단의 모든 효과를 보여줄 수 있는 새로운 약을 개발했다고 가정해보자. 이 제약회사는 '유뉴트리아Eunutria'라고 불리는 새로운 약을 소개하는 기자회견을 열고 다음과 같이 과학적으로 입증된 효과를 발표한다.

- 환경요인으로 발생하는 암을 포함하여 모든 암의 95%를 예방한다.
- 거의 모든 심장마비와 뇌졸중을 예방한다.
- 심각하게 진행된 심장질환까지 회복시킨다.
- 제2형 당뇨병을 예방하고 회복시킨다. 효과가 아주 빠르기 때문에 이 약을 복용한 3일 후에도 인슐린을 계속 사용한다면 오히려 위험해진다.

혹시 이 약에 부작용은 없는지 궁금한가? 물론 다음과 같은 부작용이 있다.

- 건강하고 지속 가능한 방법으로 이상적인 체중을 얻게 된다.
- 대부분의 편두통, 여드름, 감기 및 독감, 만성통증, 소화불량이 사라진다.
- 에너지가 넘친다.
- 발기부전이 사라진다(아마 이것만으로도 이 약은 불티나게 팔릴 것이다!).

이것뿐만이 아니다. 환경에 미치는 영향은 다음과 같다.

- 지구온난화의 속도를 늦추고, 어쩌면 회복시킬 수도 있다.
- 지하수 오염이 감소한다.
- 산림 파괴의 필요성이 사라진다.
- 공장식 축산이 사라진다.
- 전 세계 가난한 사람들의 영양실조와 혼란이 감소한다.

자연식물식 식단은 얼마나 건강한 것인가? 이것보다 더 건강한 다른 어떤 것을 상상하기란 어렵고, 이 식단은 현재 우리에게 닥친 건강 문제를 해결하는 데 가장 효과적이다. 지금까지 연구된 가장 건강한 식단일 뿐만 아니라 약물, 수술, 비타민 및 허브 영양제, 유전자 조작 등 그 어떤 방법보다도 훨씬 더 효과적으로 건강을 지키고 질병을 예방한다.

만약 이 식단을 하나의 약으로 만들 수 있다면, 개발자는 전 세계를 통틀어 최고의 부자가 될 것이다. 그러나 이 식단은 약이 아니기 때문에 어떤 자본의 힘도 작용하지 않는다. 대중매체는 광고하지 않으며, 어떤 보험에서도 치료로 생각하지 않기 때문에 보험금을 지불하지 않는다. 약이 아닐뿐더러 그 누구도 이것을 이용하여 부자가 될 수 없기 때문에 이러한 진실은 절반의 진실, 확인되지 않은 주장, 명백한 거짓말에 완전히 묻혔다. 진실을 무시하고 폄하하고 감추고자 하는 강력한 이익집단들의 일치된 노력이 지금까지 통한 것이다.

자연식물식은 왜 효과적인가?

나는 지난 수십 년간 자연식물식 식단의 효과를 연구했다. 전적으로 연구결과에 근거해서 판단하면 이 식단의 효과는 확실하다. 그렇다면 왜 이 식단은 인간이 할 수 있는 가장 건강한 식사일까? 생화학 지식에 근거해 보면 바로 항산화 효과 때문이다.

산화는 원자와 분자들이 또 다른 원자와 분자들과 접촉하면서 전자를 잃는 과정이다. 가장 기본적인 화학반응 중 하나이다. 사과를 자르면 사과 단면이 공기와 접촉하면서 색깔이 변하는데 이것이 우리가 직접 눈으로 볼 수 있는 산화 작용이다. 산화는 우리 몸 안에서도 일어난다. 우리 몸은 산화 작용으로 에너지를 전달한다. 또한 산화 작용은 몸 안에 들어오는 해로운 화학물질을 수용성으로 만들어 소변으로 배출할 수 있게 한다. 그러나 조절 불가능한 과도한 산화는 사과가 썩는 것처럼 인간의 건강과 수명을 깎아먹는다. 산화 과정에서 생성된 '자유라디칼'은 노화를 촉진하고 암을 일으키며, 뇌졸중과 심근경색의 원인이 된다.

고단백 식사는 조직 손상을 촉진하는 자유라디칼 생성을 증가시킬 수 있다. 그러나 자연식물식 식단은 사실상 고단백 식사가 불가능하다. 하루 종일 콩류와 견과류를 먹는다고 해도 단백질에서 취할 수 있는 칼로리는 총 칼로리의 12~15%도 넘기 힘들다. 식물은 광합성을 하는 동안 자유라디칼이 생성되는데, 이에 대한 방어기제로 매우 다양한 물질을 만들어낸다. 이 물질들이 자유라디칼에 결합하거나 중화함으로써 산화로 인한 손상을 방지한다. 이것이 바로 잘 알려져 있는 항산화 물질이다. 인간과 포유동물이 식물을 먹는다는 것은 식물의 항산화 물질까지 먹는다는 것을 의미한다. 식물의 항산화 물질은 식물을 보호하는 것처럼 사람도 자유라디칼로부터 보호하여 세포의 노화를 늦춘다. 이러한 항산화 물질은 앞서 말한 우리 인체에 유용한 산화 과정에는 아무런 효과가 없다. 단지 과도한 산화로 발생한 유해물질만 중화할 뿐이다.

역사적으로 인간의 주요 식품 공급원은 식물이었기 때문에 우리 몸이 항산화 물질을 얻는 데 어려움은 없었다고 가정해도 좋다. 그런데 동물성 식품과 가공식품을 주로 섭취하면서부터 우리 몸은 산화가 잘되는 방향으로 바뀌어버렸다. 과도한 단백질 섭취는 과도한 산화를 촉진하고, 우리는 더 이상 산화 손상을 방지하고 중화해주는 항산화 물질이 있는 식물을 충분히 섭취하지 않는다.

하지만 이것은 단지 이론일 뿐이다. 가장 중요한 것은 자연식물식이 왜 효과가 있는지가 아니라 그 이유가 무엇이든지간에 효과가 있다는 사실이다.

자주 하는 질문들

강연을 할 때마다 숫자에 관련된 질문을 많이 받는다. 많은 사람들이 정확한 공식과 규칙을 원한다. 하루에 녹색 잎채소는 몇 그램 정도 먹어야 하나요? 지방, 단백질, 탄수화물의 비율은 어떻게 맞춰야 하나요? 하루에 필요한 비타민 C와 마그네슘의 양은 얼마인가요? 특정 음식을 다른 음식과 같이 먹어도 되나요? 먹어도 된다면 어느 정도의 비율로 먹는 게 좋은가요? 그리고 가장 많은 질문은 반드시 100% 식물성 식품을 먹어야만 하나요, 였다.

나는 숫자에 관해서는 어떠한 구체적인 답변도 하지 않는다. 그 이유는 다음과 같다. 첫째, 이러한 질문들에 대답해 줄 수 있는 과학적 증거들이 아직 부족하다. 둘째, 생명체를 다루는 학문 분야는 우리가 믿고 있는 것처럼 그렇게 정확하고 정밀하지 않다. 셋째, 이 시점에서 우리가 알고 있는 증거들은 자연식물식을 선택하면 이렇게 세세한 것에 신경 쓰지 않아도 된다고 말한다. 그저 다양한 종류의 식물성 식품을 많이 먹으면 된다. 그러면 당신의 몸이 스스로 이 모든 수학식을 풀 것이다.

누가 식물성 식품을 95~98% 정도가 아니라 100%로 먹으려고 노력하는 것이 정말 의미가 있냐고 물어본다면 나는 이렇게 답할 것이다. 대부분의 경우, 이런 미묘한 차이가 어떤 결과를 가져오는지에 대하여 신뢰할 만한 과학적 증거는 아직 없습니다. 하지만 암, 심장질환, 그 외 다른 치명적인 질병을 가진 환자들은 약간의 차이로도 악화되거나 재발할 수 있습니다.

그러나 나는 최소한 사람들이 자연식물식 식단을 가까이 하면 할수록 더 건강해진다고 믿는다. 이 식단이 우리의 미각에도 영향을 주기 때문이다. 자연식물식에 완벽히 적응하면 건강에 더 적합한 맛을 새롭게 익히기 시작하기 때문에 미각이 변하고 이 변화된 상태를 유지하게 된다. 예를 들어, 하루에 두 갑씩 담배를 피우던 사람에게 금연을 하라며 하루 한 개비만 피우라고 조언하지는 않을 것이다. 100% 변하는 것이 99% 변하는 것보다 더 쉽고 장기적으로 봤을 때 성공할 확률이 더 높다.

어떤 사람들은 가끔 자연식물식 식단을 베지테리언vegetarian 혹은 비건vegan으로 볼 수 있냐는 질문을 한다. 나는 자연식물식을 설명할 때 채식 혹은 'V'가 들어간 단어들을 피한다. 대부분의 베지테리언은 여전히 유제품·계란·식용유·정제된 탄수화물·가공식품을, 비건들은 모든 동물성 식품을 배제하지만 지방(식용유 포함)·정제된 탄수화물(설탕, 밀가루)·소금·가공식품을 섭취하기 때문이다.

'자연식물식'이라는 용어는 1978년부터 1980년까지 국립보건원 암연구보조금검토위원회에서 일할 때 동료들에게 이 식단의 중요성을 소개하려고 의도적으로 사용했던 단어이다. 그들도 나처럼 베지테리언과 비건이란 단어의 사용을 꺼리거나, 베지테리언과 비건의 이념에 어떤 특별한 가치를 부여하는 데 부정적이었다. 나는 자연식물식 식단에 어떤 대단한 철학적인 의미를 부여하는 것보다는 오로지 과학적 증거에 근거하여 이 식단이 건강에 얼마나 중요한가를 알리는데 궁극적인 관심이 있다.

자연식물식, 이제 시간이 되었다

나는 50년 이상 식품과 영양이 건강에 어떠한 영향을 미치는지에 대하여 강의하고 연구하는 한편 350편 이상의 논문을 발표했다. 그중 약 40년을 실험실에서 보내면서 유명 과학저널들의 편집위원으로도 일했다. 그리고 그중 약 20년 동안 미국의 식품 및 건강과 관련된 정책을 평가 · 고안하거나 어떤 연구들이 필요한지를 결정짓는 전문위원회에 속해 있었다. 그곳에서 내 의견은 빈번히 소수파에 속했고, 내가 바람직하다고 생각하는 정책은 채택되지 못한 경우가 많았다. 사실 이것이 학교를 떠나서 대중을 위한 책을 쓰기 시작한 이유 중 하나이기도 하다.

아들 톰과 함께 공동 집필했던 『무엇을 먹을 것인가』에서 자연식물식이 인간에게 가장 이상적인 식단이라는 것을 입증하는 연구 결과를 제시했다. 과학적 증거가 너무나 명백했기에 2005년 초 이 책이 베스트셀러가 됐을 때 비로소 미국인의 식습관이 변할 수 있을 거라고 기대했다. 이 뚜렷한 진실이 정부의 정책과 식품 관련 사업을 변화시키고 음식에 대한 대중의 논쟁을 종식시킬 수 있을 거라고 믿었다. 그러나 나는 너무 순진했다.

어느 정도까지는 예상했던 일들이 일어났다. 일부 유명 정치인들(전직 대통령 빌 클린턴을 포함해서)이 『무엇을 먹을 것인가』와 자연식물식을 추천했다. 구글이나 페이스북 같이 진보적이고 영향력 있는 회사들은 구내 식당에 자연식물식 식단을 제공하고 있다. 슈퍼마켓, 식당 혹은 인터넷에서 자연식물식 식사나 간식거리를 구입하는 것 역시 그 어느 때보다 쉬워졌다. 그리고 여전히 과학적 논쟁이 격렬한 '글루텐 프리gluten-free'

열풍으로 사람들은 고도로 가공된 빵, 쿠키, 파스타에서 멀어지고 좀 더 자연 상태에 가까운 덜 정제된 음식을 선택하게 되었다.

그러나 식물성 식품을 먹는 것은 여전히 변방의 일이다. 정부는 여전히 잘못된 식단을 가르치고 지원하는 데 우리가 낸 세금을 사용한다. 식품산업은 흰 밀가루, 백설탕, 호르몬과 항생제가 포함된 육류, 유제품, 인공색소, 향신료, 보존제로 구성된 미국 표준 식단(The Standard American Diet, 축약해서 SAD, 즉 '슬픈' 식단)을 기반으로 한다. 그리고 '저탄수화물low-carb'을 지지하는 사람들은 과도한 양의 동물성 단백질과 지방이 포함된 식단을 선호한다. 이 책은 이러한 문제점들에 대하여 답하고자 하는 나의 시도 중 하나이다.

자연식물식에 관한 과학적인 증거가 그렇게 확실한데도 불구하고 세상은 왜 받아들이지 않는가? 왜 소수의 사람들만이 알고 있는가? 이 책은 영양 분야에서의 오랜 경험을 근거로 이런 질문에 대한 설득력 있는 설명을 하기 위해 쓴 것이다. 내가 하는 설명은 식품 선택과 건강관리시스템에 국한되는 것이 아니라 민주주의와 인간이라는 하나의 종으로서의 미래까지 그 의미를 발전시킬 수 있다. 그러나 이 설명을 하기 전에 먼저 당신이 자연식물식에 대한 증거를 잘 알고 있기를 바란다. 따라서 다음 장에서는 자연식물식의 과학적 증거를 직접 보여주고 건강을 지키기 위한 여러 가지 방법의 효능을 어떻게 평가할 수 있는지에 대하여 설명하겠다.

2

총체적 진실

역사는 교육과 파국 사이의 경주다.
H.G. 웰스 H.G Wells

1장에서 우리가 먹는 것이 우리의 건강에 다른 어느 것보다 큰 영향을 미칠 수 있다는 것을 언급했다. 나와 다른 연구자들이 수년간 축적한 증거들은 자연식물식이 인류에게 최적의 식사법이라는 것을 말해준다. 물론 세상의 모든 사람들이, 모든 증거들에도 불구하고, 자연식물식을 우리의 건강과 지구를 위한 최선의 식사법이라고 믿지는 않는다. 언론에는 흥미 위주의 아주 파편화된 방법으로 나의 주장을 반박하는 전문가들이 넘쳐난다. 사실 비평가들이 맥락에서 벗어난 개별 자료들로 내 주장을 반박하는 것은 매우 쉬운 일이다. 하지만 어떻게 생화학, 심장학, 역학 그리고 맥락 파악에 필요한 수많은 다른 전문분야를 전공하지도 않고 근거들을 평가할 수 있단 말인가?

자연식물식의 더 넓은 확산을 방해하는 것에 대해 논의하기 전에 식이와 건강에 대한 연구를 평가하는 나의 모델을 설명하면서 이러한 비판자와 비판들에 대해 말하고자 한다. 일단 '금주의 유행통신'류의 보도에 '예방접종'이 된다면, 당신은 건강과 관련된 보도에 더 많은 분별력과 확신을 가지고 옥석을 가릴 수 있을 것이다. 더 나아가 자연식물식을 뒷받침하는 근거들을 스스로 분별할 수 있게 될 것이다.

건강 정보에 대한 평가

TV 뉴스에서는 매주 획기적인 신약, 새로운 유전자 치료, 첨단 장비, 식품, 비타민, 효소 및 기타 소량 영양소 등 수많은 정보를 보도한다. 그러나 보도과정에서 연구의 맥락이 무시되고 과장된 것이 대부분인 이 '획기적인 발견들' 중 자연식물식의 효과에 근접한 것은 없다.

일반적으로 정보를 평가하는 방법에 대해서 살펴보자. 그렇지 않으면 우리는 "누가 그러더라"라며 목소리 큰 사람이 이기는, 혹은 지원금을 두둑이 받은 사람이 이기는 경기의 덫에 빠지게 된다. 건강정보를 접했을 때 던지는 질문은 3가지이다. 진실인가? 총체적으로 진실인가? 실제로 의미 있는가?

진실인가? 건강정보 평가의 첫 단계는 근거가 되는 연구가 적절히 수행되었는지 판단하는 것이다. 다시 말해 연구가 잘 설계되어 전문가에 의해 수행됐고 정확하게 보고되어서 진실의 한 측면을 드러내기에 충분한지 판단하는 것이다. 불행하게도 일부 연구는 설계와 진행이 너무 부실해서 결론이 무의미한 경우도 있다. 특히 연구를 지원하는 조직이 연구결과에 따라 경제적 이익을 취할 수 있는 입장에 있을 때 이런 가능성은 극적으로 증가한다. 신뢰할 만한 이상적인 연구결과는 경제적 이익을 따지지 않는 조직이 지원하고, 다른 연구자들에 의해 수행된 반복실험에서 동일한 결과가 나오는 경우이다.

총체적으로 진실인가? 건강정보들이 말하지 않는 잠재적인 부작용과 별개의 의도치 않은 결과들을 보는 것도 중요하다. 자연계의 모든 것은 서로 연결되어 있다. 그리고 우리 몸도 자연의 산물이다. 만약 당신이 두통 때문에 약을 먹는다면, 그 약은 두통을 잠재우는 것을 넘어서 당신의 몸에 무수히 많은 영향을 끼친다. 혈압을 낮추는 환상적인 약에 대한 이야기를 들을 때 우리는 반드시 그 약의 '부작용'도 궁금해 해야 한다. 하지만 사실 세상에 부작용이란 없다. 단지 효과와 부작용 모두를 포함하는 약의 전체 효과가 있을 뿐이다.

실제로 의미 있는가? 이 책에서 내내 보게 되겠지만, 수많은 '혁신적인 치료법'은 대체로 그들의 광고 문구만큼 혁신적이지 않다. 판매량을 늘리기 위해 그럴 듯하게 숫자를 늘어놓는 것은 좋은 사업 수완이 될 수 있을지 모르지만, 좋은 과학은 아니다. 노골적으로 거짓말은 하지 않으면서 이렇게 할 수 있는 방법 중 하나는 사소한 것을 골라 그 의미를 실제보다 더 크게 부풀려 제시하는 것이다. 예를 들면, 콜레스테롤 저하제는 혈중 콜레스테롤 수치를 낮추지만 심장발작과 뇌졸중 발생률에는 아무런 영향도 미치지 못한다. 사람들은 콜레스테롤이 낮을수록 심장이 더 건강해진다고 생각한다. 이 상황에서 콜레스테롤을 떨어뜨리는 것을 과장하고, 낮은 콜레스테롤은 낮은 심혈관질환 발생률과 관련되어 있다고 언급한 광고를 내보낸다. 이 약이 그만큼 위험을 줄이지 못하는 사실은 생략한 채 말이다. 실제로 이 약의 콜레스테롤 저하 능력은 복용자의 수명과 삶의 질 측면에서는 아무 의미가 없다.

현실적으로 앞의 두 질문(진실인가? 총체적으로 진실인가?)에 따라 건강정보를 평가하려면 연구의 진행 과정에 대한 세부사항을 알 수 있어야 하고, 과학적인 연구방법론에 대한 실무지식도 필요하다. 그러나 과학자가 아니더라도 실망할 필요는 없다. 잡지에서 약 광고를 봤다면, 다음 페이지에 깨알같이 쓰여 있는 부작용과 주의사항을 보면 된다. 아니면 전문가 – 사독 저널들peer-reviewed journals을 찾아볼 수도 있다. 사독査讀은 논문을 게재하기 전에 전문가들이 연구결과가 검토하고 비평하는 과정이다. 이 과정은 전문가와 대중이 과학계에 연구결과에 대한 이의를 제기할 기회를 제공하고, 이를 통해 관찰 결과를 반복하고 확인하거나 반박할 수 있게 한다. 완벽한 시스템은 아니지만 최소한 객관성과 진실성을 권장한다. 그리고 독자들에게 연구결과에 대한 신뢰감을 준다. 그러나 새로운 건강정보의 내용이 의미 있는지에 대한 세 번째 질문에 대해서는 약간의 상식만 있다면 누구나 스스로 평가할 수 있다.

치료법의 효과에 대한 평가

치료법이 의미 있는지 판단할 때 나는 3가지 기본적인 기준을 적용한다. 중요성의 역순으로 나열하자면 다음과 같다.

- 신속성: 얼마나 빨리 작용하는가?
- 범위: 얼마나 많은 건강 문제를 해결하는가?
- 깊이: 얼마나 많이 건강이 향상되는가?

지금부터 각각 살펴보자.

신속성

영양소, 약물, 유전자 조작 혹은 그 무엇이든 체내에서 실질적인 기능을 발휘하는 데 시간이 얼마나 걸리는가? 어떤 물질이 혈액으로 흡수돼서 조직세포로 이동하는 데 걸리는 시간을 말하는 게 아니다. 활력이 생기거나 병세가 호전되는 등 의미 있는 효과가 나타날 때까지 얼마나 시간이 걸리는지를 묻는 것이다.

자연식물식으로 전환했을 때 영양학적 효과가 나타나는 속도는 믿기 어려울 정도다. 자연식물식을 시작한 당뇨 환자들은 첫날부터 약을 줄여야 할 정도로 빠른 효과가 나타나기 때문에 세심한 관찰이 필요할 정도다. 그렇지 않으면 혈당이 너무 떨어져 저혈당 쇼크에 빠질 위험이 있다.

영양가 없는 음식 역시 정말 신속하게 반대 방향으로 작용한다. 예를 들면, 지방이 많은 맥도날드 메뉴(에그 맥머핀, 소시지 맥머핀, 해쉬포테이토 2개, 탄산음료)를 먹으면 한 시간에서 네 시간 이내에 중성지방이 솟구치고(심장질환과 당뇨병 발생 위험 증가), 동맥이 뻣뻣해진다(혈압 상승). 다시 정상적인 혈액 상태가 되려면 몇 시간이 걸린다. 그러나 곡류와 과일로 된 저지방 식사 후에는 이런 일이 생기지 않는다.[1]

1985년, 외과의사 콜드웰 에셀스틴Caldwell Esselstyn은 더 이상 손쓸 수 없을 정도로 진행된 심장질환을 식단 개선으로 회복시키는 연구를 시작했다. 그는 자연식물식을 시작하면 가슴의 만성통증(협심증)이 1주에서 2주 사이에 사라지는 것을 발견했다. 이를 2006년 미국 식약청의 인증을 받은 협심증 치료제 라넥사Ranexa의 효과와 비교해보자.[2] 한 임상실험에서 라넥사 투약군은 6주간에 걸쳐 협심증이 "통계적으로 유의하게 감소"했다. 대단한 결과처럼 들린다. 하지만 실제 결과는 일주일에 4.5회 있던 흉통이 3.5회로 감소했다는 것이다. 게다가 현기증, 두통, 변비, 메스꺼움 같은 부작용도 따른다고 한다. 물론 이런 부작용이 얼마나 빨리 발생하는지에 대한 언급은 없다. 비싼데다가, 효과는 제한적이고, 잠재적인 부작용은 많은 약물이 자연식물식과 비교되는 서양의학이 가진 최선의 해결책이다.

어떤 사람들은 약물이 질병의 원인이 아니라 증상을 조절하는 것이므로 자연식물식과 비교하는 것은 불공평하다고 생각할지도 모른다. 그런데 이런 약물이 자랑할 수 있는 장점은 효과의 신속성이다. 사실 약물의 유용한 기능은 생활습관과 식이 요법의 효과를 기다릴 수 없는 환자들에 대한 '시간 벌기'이다. 심장마비나 뇌졸중으로 응급실에 실려 온 환자에게 혈전 용해제를 투여하는 것이 정맥으로 케일 스무디를 주입하는 것보다 현명한 선택이다. 그러나 이런 응급 상태가 아니라면 효과의 신속성에 있어서 자연식물식은 어떤 약물보다 우월하고 어떤 부작용도 없다.

범위

동식물의 과학적 명명법 선구자인 칼 린네Carl Linne는 전통 중의학에서 여러 용도로 쓰이는 인삼의 학명을 'Panax'(만병통치를 뜻하는 라틴어—옮긴이)로 명명했다. 중국인들은 다양한 처방에 인삼을 사용했는데, 아메리카 원주민들도 다양한 용도로 인삼을 사용했다.

체로키족은 복통, 경련, 이질, 두통을 완화하는 데 인삼을 사용했고 다른 인디언들은 소화불량, 식욕 부진, 탈진, 목감기, 생리통, 쇼크 등에 사용했다.[3] 이것이 바로 '범위'다!

하지만 서양의학은 근본적인 원인보다는 개별적인 증상에 초점을 맞추고, 개별 증상에 진단명을 붙인다. 큰 그림을 본다면 하나의 단순한 조치로 모두 해결할 수 있는 수많은 증상을 수천 개의 질병으로 만들고 각각의 치료법을 판매하는 것이다. 치료법을 판매하는 것은 사업으로서는 좋은 모델이지만, 좋은 의학은 아니다. 반면, 좋은 영양은 암, 심혈관 질환(심장마비, 뇌졸중, 죽상동맥경화증), 비만, 신경계 질환, 당뇨병, 다양한 자가면역 질환, 뼈 질환 등 여러 질병의 원인을 치료한다. 『무엇을 먹을 것인가』를 출간한 이후 독자들로부터 자연식물식으로 호전되는 다양한 질병의 소식도 듣게 됐다. 편두통을 포함한 두통, 위장관 장애, 눈과 귀 질환, 스트레스 질환, 감기와 독감, 여드름, 발기 부전, 만성 통증 등 대부분 비교적 가벼운 질병이었다. 물론 전문가들의 연구로 이런 효과의 기전이 규명되어야 하지만 이처럼 영양 섭취로 조절되는 질병의 범위는 예상을 뛰어넘을 만큼 넓다.

자연식물식을 시작함과 동시에 이런 건강문제들이 해결됐다는 개인과 의사들의 경험담이 늘어나는 것을 보면서 자연식물식은 대부분의 사람들에게 바로 그 시점에서 치료 효과를 발휘한다는 확신이 들었다. 나도 젊은 시절 편두통과 관절통을 앓았지만 자연식물식을 시작하면서 모두 사라졌다.

누군가 만성질환을 앓고 있고, 당신이 의사로서 그들에게 두 가지 치료법을 알려준다고 상상해 보자. 첫 번째 치료법은 그 질병의 증상들 중 하나만 다소 완화시킬 뿐 완치나 생명 연장에 이르지 못하고 다양한 부작용을 동반한다. 물론 의사는 부작용을 줄이려고 추가로 약을 처방할 수 있지만, 약의 개수가 늘어날수록 약들의 상호작용으로 부작용도 늘어난다. 두 번째 치료법은 질병의 근본 원인을 빠른 속도로 해결한다. 모든 증상을 없애며, 수명을 늘리고, 삶의 질을 향상시킨다. 아울러 이상적인 체중 달성, 에너지 충전, 안색과 몸 상태가 좋아지는 느낌 등 부수적인 효과도 따라오고, 환경보호와 지구 온난화를 늦추는 데도 기여한다.

당신이라면 어떤 치료를 권하겠는가? 의료계에 이런 고민은 아무 의미가 없다. 대부분의 의학 연구는 특정 증상이나 기관에 대한 약물, 비타민, 미네랄 혹은 수술 같은 특정 요인 하나의 효과에만 주목한다. 생활습관이나 식습관 같은 것은 다양한 요인이 복합적으로 얽혀 있어서 이 중 무엇이 결정적으로 중요한지 제대로 평가하기 어렵기 때문에 신뢰할 수 없다고 생각한다.

깊이

자, 지금까지 영양이 얼마나 빨리 몸 전체의 기능에(신속성), 얼마나 많은 기관에(범위) 영향을 미치는지 확인했다. 치료법의 효과를 평가하기 위한 마지막 핵심 요인인 효과의 크기 혹은 중요성만 남았다. 다른 말로 깊이라고 표현할 수도 있다. 모든 조건이 똑같다면 당신은 건강이 약간 좋아지는 치료를 받을 것인가 아니면 크게 좋아질 치료를 받을 것인가?

자연식물식은 엄청난 크기의 효과를 발휘한다. 이런 엄청난 효과를 인도에서 진행된 실험에서 처음 알게 되었고, 이후 코넬 대학에서도 직접 확인했다. 강력한 발암물질에 실험쥐를 노출시키고, 한 집단은 동물성 단백질을 20%, 다른 집단은 5% 먹였다. 그랬더니 20%의 단백질을 섭취한 모든 쥐들은 암이나 암 전단계 병변이 발생했고, 5%를 섭취한 쥐들은 한 마리도 병변이 발생하지 않았다. 100%대 0%! 결과에 영향을 미칠 수 있는 혼란변수가 많은 생물학 연구에서는 이런 결과는 거의 볼 수 없다. 그런데 이런 결과가 나왔다. 믿을 수 없어서 몇 차례 다른 방식으로 실험을 반복했지만 결과는 같았다. 아마 이보다 더 확연한 결과는 없을 것이다.

아마 당신은 이런 생각을 하고 있을지도 모른다. 쥐의 암에 그런 효과가 있다고 해서 사람에게도 똑같은 효과가 있다는 건 아니지 않은가? 그건 동물실험일 뿐이고 정말 아픈 사람들이 식습관을 급격하게 바꾼 연구결과는 어떤가? 영양 개입이 인간에게 동물실험에서만큼 엄청난 효과를 발휘할까?

심장전문의인 레스터 모리슨Lester Morrison과 존 고프맨John Gofman은 이미 1940년대와 1950년대에 환자들에게 식이가 심장질환에 미치는 효과를 평가하기 위한 연구를 진행했다.[4] 심장마비를 경험한 환자들에게 지방, 콜레스테롤, 동물성 식품 섭취를 줄이게 했더니 심장질환 재발이 극적으로 감소했다. 나단 프리티킨Nathan Pritikin은 1960년대와 1970년대에 같은 연구를 했다.[5] 1980년대와 1990년대에는 에셀스틴[6]과 딘 오니시Dean Ounish[7]가 보다 상세한 연구를 시작했다. 둘은 각자 연구를 진행했지만, 결론은 같았다. 식물성 식품 위주의 고탄수화물 식단이 심각하게 진행된 심장질환을 조절하고 심지어 회복에 이르게 한 것이다.

에셀스틴의 심장질환 회복 연구

1985년, 에셀스틴은 식이를 통해 심장질환이 이전 상태로 복구될 수 있는지 확인하는 연구를 시작했다.[8] 연구 대상자는 제법 심각한 심장질환을 앓고 있지만 당장 생명이 위독한 상태는 아닌 환자들로 선별했다. 에셀스틴은 참가자들의 심장질환 경과 상태를 확인하려고 혈관 촬영을 했는데, 관상동맥이 심하게 좁아진 걸 확인했다. 그가 이 연구에 참여한 사람들에게 요구한 단 한 가지는 자연식물식으로 식습관을 바꿀 의지였다.

에셀스틴은 연구결과를 5년과 12년이 경과한 시점에 발표했다.[9] 18명의 환자들은 연구에 참여하기 전 8년간 모두 49건의 관상동맥 사건(심장마비, 혈관성형술, 우회로수술)을 경험했다. 그러나 자연식물식을 시작한 후에는 12년간 단 1건의 사건만 있었다. 이 사건도 참여자 한 명이 규칙에서 벗어난 식사를 했을 때 발생했다. 참여자들은 26년간 5명을 제외하고 모두 생존해 있고, 사망한 5명의 사망 원인 또한 심장 문제가 아닌 다른 것이었다. 1985년 참여자들의 평균 연령이 56세였고, 2012년엔 83세였다는 것을 감안하면 5명의 사망은 예상치 못할 일은 아니다. 생존자들은 지금까지 심장 관련 증상이 없다. 자연식물식 이전 96개월간 49번 일어난 심혈관 사건이 자연식물식 이후 312개월간 단 한 번도 일어나지 않은 것이다. 이 생사가 걸린 연구결과는 통상적인 의학에서는 범접할 수 없을 정도의 확실한 건강 개선 효과를 보여준다.

심장질환 및 다른 원인에 의한 사망을 줄이는 측면에서, 앞서 살펴본 치료제 라넥사의 연구결과와 비교해보자. 라넥사를 복용한 6,500명의 환자를 추적 관찰한 대규모 연구에서 숫자상 일부 사소한 개선 효과가 관찰됐지만, 전체 판정은 미국의사협회저널에 보고된 바와 같이 "위약(모양은 같지만 유효성분은 없는 약—옮긴이)과 비교했을 때 전체 사망률의 차이가 없었다."[10]

통계적 유의성 vs 실질적 유의성

이 효과의 깊이는 이를 경험하는 개인에게만 중요한 것이 아니다. 실험연구에서 관찰될 것으로 예측되는 효과의 깊이는 연구 참여자 수도 결정한다. 예를 들어, 두 상태(실험군과 대조군, A치료와 B치료)의 차이가 작으면 이 차이가 우연에 의한 결과가 아니라는 것을 보여주기 위해서 더 많은 연구 참여자가 필요하다. 주당 흉통 횟수가 4.5회에서 3.5회로 감소한 라넥사의 경우, 이 결과가 우연에 의한 것이 아니라 "통계적으로 유의하다"는 것을 보여주기 위해서는 수백 명의 연구 참가자가 필요하다.

그렇다면 에셀스틴의 연구는 어떨까? 18명은 통계적으로 유의성 여부를 평가하는 데 너무 적은 숫자는 아닌가? 위의 예와 비교하자면 대조군인 B치료군은 여전히 일주일에 4~5번 흉통을 경험했다. 새로운 치료를 받은 A치료군은 흉통을 겪지 않았다. 전혀! 효과가 그렇게 크다면 수백 명의 연구 참여자는 더 이상 필요하지 않다. 그렇게 확연하고 일관된 결과들이 우연에 의해 발생할 확률은 거의 제로에 가깝다.[11]

과학 연구에서 통계적 유의성은 매우 유용하다. 불충분한 자료에 의한 결론을 피할 수 있게 도와주기 때문이다. 하지만 문제는 많은 연구자들이 실질적 유의성을 버리고 통계적 유의성을 경배한다는 것이다. 실질적으로 중요한 것은 '누구에게, 어떻게 의미가 있는가?'이다. 주중 흉통 횟수가 4.5회에서 3.5회로 줄어든 것이 그렇게 흥분할 만한 결과인가? 심장질환 환자들의 증상을 줄이거나, 상태를 유지하고 관리하는 데 그치는 것이 아닌, 그들의 삶 자체를 나아지게 할 치료법을 찾고 평가하는 데 시간과 돈을 투자할 수는 없는가?

더 나은 건강 해법을 위하여

앞에서 소개한 증거들을 본다면, 아마 최고의 의과대학들이 자연식물식을 우선적인 치료법으로 대우할 것이란 생각이 들 것이다. 의과대학과 국립보건원은 환자들이 식습관을 개선할 수 있는 최고의 상담 방법을 찾아내고, 그들이 보다 건강하게 먹을 수 있는 환경을 조성하는 데 초점을 맞춰 수련을 시키고 연구 기금을 지원해야 한다. 하지만 이런 일은 일어나지 않았다.

"건강한 식습관"(대중적 논의에서는 아무 의미가 없는 의도적으로 모호한 용어)은 의료계의 입에 발린 말에 불과하다. 의료계는 실질적으로 식이를 질병의 치료와 예방을 위한 일차적이고 우선적인 방법으로 생각하지 않는다. 자연 상태의 식물성 식품, 특히 항산화 성분과 식이섬유가 풍부한 식물성 식품 섭취는 대체의학, 예방의학계에서만 인정받을 뿐이다. 영양이 암 같은 심각한 질병에 영향을 미칠 수 있다는 생각은 의학계 내에서 그저 '미친 생각'으로 취급된다. 영양의 가능성을 무시하는 대부분의 전문가들은 영양에 대한 어떤 수련도 받지 않았음에도 말이다.

연구결과들은 자연식물식이 질병을 치료하는 데 최선의 방법이라는 것을 보여준다. 암, 뇌졸중, 심장질환, 다발성 경화증 등 다양한 '전쟁'에서 약물 처방, 수술 혹은 의료계가 보유하고 있는 어떠한 최신 무기들보다도 말이다. 이제 독한 약물과 위험한 수술을 동원한 우리 자신에 대한 선전포고를 중단하고 평화를 찾아야 할 시간이 온 것 같다. 건강하고 활기찬 사람들과 문화를 키우고 유지시키는 음식들을 먹으면서 말이다.

우리에겐 건강 및 의료에 대한 새로운 개념이 필요하다. 건강은 "좋은 음식을 먹어라" "음주는 적당히" 혹은 "엘리베이터 대신 계단을" 같은 피상적인 표현 이상의 것이다. 물론, 이런 표현도 장점은 있으나 대부분 진정한 변화를 위한 핵심은 빠져 있다. 이런 표현은 특정 대상을 비껴가기 때문에 정치적으로는 올바를지 모른다. 하지만 아무것도 이루지 못하는 그럴싸한 권고 대신 영양을 건강관리시스템의 핵심요소로 만들 필요가 있다. 또한 과도하고 지속 가능하지 않은 전력질주와 같은 '다이어트' 심리와도 멀어져야 한다. '다이어트' 대신 건강을 증진하는 식습관을 포함한 생활습관을 바꿔야 한다.

자연식물식을 시작한 사람들은 그들의 건강문제 대부분이 자연스럽고 빠르게 해결되는 것을 경험한다. 망치로 자신의 머리를 매일 세 번씩 때리면서 두통 치료법을 찾지 못하던 사람이 망치를 내려놓자 두통이 사라진 것과 같은 격이다.

나는 순진하게도 의료계 및 연구 종사자들이 내가 발견한 사실들을 알게 되면 교훈을 얻을 것이라고 믿었다. 그러나 영양이 의료 시스템의 핵심이 되어야 한다는 나의 신념을 분명하게 밝혔을 때, 내 예상이 얼마나 잘못되었는지 알게 됐다. 가장 눈에 띄는 현상 중 하나는 내 연구결과와 그 의미를 공격하는 포악성이었다. 때로 이런 공격에 의료인들과 연구 전문가들까지도 가세했다.

바보같이 이런 생각들이 나를 이단으로 낙인찍고, 나의 연구에 대한 지원과 연구 경력을 위협할 것이라는 생각을 하지 못했다. 다행히도 결과적으로 이런 공격들은 성공하지 못했다. 이런 공격들을 추동하는 요인들에 대한 방대한 쟁점을 논하기 전에 나의 이단적인 인생행로에 대해 말하고 싶다. 결국 내 50년 연구 인생은 이런 생각에서 시작됐다.

3

이단아

우리가 어떤 시스템 안에서 살고 있을 때
우리는 그 시스템에 흡수되고
그 시스템 안에서 생각하게 된다.
제임스 W. 더글라스 James W. Douglass

영양학 분야에서 연구생활을 시작했을 때 나는 순진한 연구자였다. 목초와 젖소로 둘러싸인 곳에서 자라 지금처럼 탐욕, 옹졸함, 노골적인 부정과 냉소주의로 가득찬 '과학'의 어두운 면을 전혀 알지 못했다.

나는 과학적 접근법이 가진 투명함과 진실성을 사랑했다. 개인의 의견과 편견은 실제 증거의 장엄함 앞에서 사라져 버렸다. 잘 설계된 실험은 잘 차려진 저녁식사에 진실이라는 손님을 초대하는 것과 같았다. 진실에 대하여 질문하는 것은 무지를 내치고 더 나은 세상을 창조하는 것이다.

그러나 내가 발견한 과학은 연구자들이 '정상적인' 과학의 범위를 넘어서 정치적으로 옳지 못한 생각을 추구하지 않을 때만 가능한 것이었다. 연구비를 제공하는 이익집단과 편견에 의해 미리 정해진 선을 넘지 않는다면 당신은 원하는 무엇이든 궁금해하고 질문하고 연구할 수 있다.

정상적인 과학. 이상한 표현이다. 그렇지 않은가? 정상적인 과학은 현재의 패러다임에 도전하지 않는 과학을 의미한다. 여기서 '정상적인' 이란 의미는 '좋음' 또는 '더 나음'을 의미하지 않는다. 이미 알려졌고 더 이상 논쟁의 대상이 되지 않는 것으로 인정된 답에 문제제기를 삼가야 한다는 것을 의미할 뿐이다. 내 연구 인생의 상당 기간 이 보이지 않는 과학 패러다임과 충돌하는 나 자신을 발견했다. 몇십 년이 지나서야 마침내 이 패러다임에 공개적으로 맞서 싸우기로 결심했다. 경계를 제대로 알기 위해서는 때로 그 경계선을 넘어야만 한다.

연구생활을 시작했을 때 내가 믿었던 이상적인 과학적 방법론은 기존 패러다임의 한계가 드러났을 때 새로운 근거들에 의해 그 패러다임을 간단하게 기각하는 것이었다. 그러나 기존 패러다임으로 자신의 업적을 쌓는 사람들은 위험에 직면한 독재자처럼 행동할 수 있다. 그들은 어떠한 방법으로든 그 힘에 집착하고 도전을 받을수록 점점 더 비열해지고 위험해진다. 더구나 그 패러다임이 강력한 경제적 이익집단을 떠받치고 있다면 이런 현상은 두 배로 강해진다.

나는 패러다임을 벗어난 연구 덕분에 많은 동료들에게 이단아로 낙인찍혔다. 나의 이단적 행보는 '아웃라이어 관찰'에 대한 호기심과 이를 고집스럽게 파고든 결과였다. 아웃라이어란 다른 관찰값들과 어울리지 않는, 즉 그 수치가 지나치게 높거나 낮은 이상한 값들을 말한다. 만약 우리가 이 값들에 대해 솔직했다면 이 이상값들은 현재 우리의 지식체계에 대한 문제제기로 이어질 수 있었을 것이다.

흔히 이상 관찰들은 단위가 바뀌거나 실험관이 뒤바뀌는 것과 같은 단순한 실수들이다. 그러나 가끔은 연구자들이 명예나 부를 추구하기 위해 저지른 고의적인 사기의 결과일 수도 있다. 따라서 과학은 어떤 이유든지 현재의 패러다임에 반하는 것처럼 보이는 결과에는 당연히 의문을 가져야 한다. 세상에 대한 이해가 매 측정 때마다 뒤틀리고 흔들리게 놔둘 수는 없다.

아웃라이어에 대한 과학적 태도란 다음과 같이 말하는 것이다. "그것이 단순히 우연, 실수, 거짓말이 아니었다는 것을 증명하라." 다시 말해 결과를 재연해 보라는 것이다. 다른 사람들이 재연할 수 있을 만큼 자세히 실험과정을 기술하고 그들도 같은 아웃라이어를 얻는지 지켜보는 것이다. 만약 아웃라이어가 이러한 과정을 통해서 계속 관찰된다면 그 값은 우리의 지식체계로 들어오고, 현재의 패러다임을 바꿀 수 있을 것이다.

불행하게도 과학자들도 인간인지라 항상 최선의 과학적인 방법을 대변하지는 않는다. 그들이 일생을 바친 업적의 정당성을 위협하는 어떤 발견과 마주할 때, 그들은 비이성적이고 방어적으로 변한다. 그리고 새로운 증거들이 그들의 연구와 연구비를 위협할 때, 그들은 아주 비열하게 변할 수도 있다. 이런 일이 벌어지고 있다는 것은 그들이 연구결과에 대한 논쟁을 중단하고 욕설을 내뱉기 시작하는 것으로 알 수 있다.

동물성 단백질은 좋은 것이라는 영양학의 뿌리 깊은 믿음 중 하나에 의문을 제기하는 아웃라이어를 발견했을 때, 나는 이단아로서의 첫 걸음을 내딛게 됐다.

단백질, 그렇게 완벽하지 않은 영양소

이단으로 향한 나의 발걸음은 앞서 소개한, 1970년대 후반에 관찰한 놀랍고도 이해하기 힘든 결과와 함께 시작됐다. 단백질을 많이 섭취한 필리핀 아이들이 간암에 가장 잘 걸린다는 사실은 너무 생소하고, 그 당시 내가 믿고 생각했던 모든 것과 정반대의 결과였다. 그래서 즉시 이와 비슷한 결과를 관찰한 연구자들이 있는지 논문을 찾아보았다.

놀랍게도 인도의 연구자들이 단백질이라는 단일요인이 암 발생에 미치는 영향에 대해 '표준적인' 임상 실험을 진행했었다.[1] 이 대조 실험에서 연구자들은 아플라톡신이라는 강력한 발암물질을 두 그룹의 실험쥐에게 먹였다. 한 그룹은 동물성 단백질(우유 단백질인 카제인)이 전체 칼로리의 20%가 되도록 먹이고, 다른 그룹은 5%만 먹여 단백질을 결핍시켰다. 그 결과 20%의 단백질을 먹은 쥐들은 모두 간암이나 전암병변(암이 되기 쉬운 병변 – 옮긴이)이 발생했고, 5%의 단백질을 먹은 쥐들은 한 마리도 이런 병변이 없었다.

장밋빛 미래를 생각했다면 이런 결과를 보았을 때 독한 술 몇 잔을 마시고 한숨 잔 후 다시는 떠올리지 말았어야 했다. 이렇게 논쟁적인 주제에 뛰어드는 것은 생각했던 것보다 훨씬 더 위험한 일이었다.

몇 년 동안 비판자들의 레이더망 아래에서 주의 깊게 연구를 진행했다. 우리 연구팀만이 과도한 단백질, 즉 동물성 단백질의 과다 섭취가 암 발생 및 성장을 촉진한다는 사실을 천천히 그러나 의심의 여지없이 분명히 증명했다. 그리고 우리가 한 동물실험 결과들은 동물성 단백질 섭취와 암 발생 사이의 확실한 관련성을 보여주는 사람들을 대상으로

한 연구결과들과도 일치했다.

'단백질' 하면 어떤 음식을 떠올리는가? 아마 칼로리당 단백질이 순살 소고기의 2배인 시금치와 케일을 떠올리지는 않을 것이다. 대부분의 미국인에게 단백질은 고기, 우유, 달걀을 의미한다. 인류의 단백질에 대한 애정은 역사가 깊다. 단백질protein은 그리스어로 '가장 중요한'이라는 뜻을 가진 proteios이라는 단어에서 유래했다. 이는 우리가 얼마나 단백질을 숭배하는지 보여준다. 단백질 중에서 '정말 좋은 종류'는 동물성 식품에서 발견한 것들이었다. 1839년 게르하드 멀더Gerardus Mulder가 처음 단백질을 발견[2]한 직후, 유명한 화학자인 유스투스 폰 리비히Justus von Liebig는 "양질"의 동물성 단백질이 "생명 활동의 핵심 성분"이라고 주장했다. 동물성 단백질로 구성된 우리 몸은 식물성 단백질에 비해 동물성 단백질을 훨씬 더 효율적으로 대사할 수 있으니 "양질"이라는 이름표는 생화학적인 관점에서도 타당했다.

이런 상황에서 우리가 식물성 단백질이 아닌 동물성 단백질이 암을 일으키는 주범이라는 사실을 확인했을 때 받았을 충격을 한번 상상해보라. 쥐에게 전체 칼로리의 20%가 되게 먹였을 때 거의 예외없이 암을 유발한 가장 중요한 발암물질은 바로 카제인(우유 단백질)이었다. 밀과 콩에서 나온 식물성 단백질은 아무리 섭취량이 많아도 암 발생에 아무런 영향을 미치지 않았다.[3]

1983년 코넬대학에서 연구한 실험 결과는 쥐가 섭취하는 단백질의 양을 조절함으로써 초기 암 병변의 성장을 켰다 껐다 할 수 있다는 것을 보여줬다. 또한 놀랍게도 저단백 식이로 비교적 오랫동안 성장이 멈췄던 암 병변이 고단백 식이를 시작하면 다시 성장했다.[4] 단백질의 효과는 놀라웠다. 단백질에 의해 성장 스위치가 켜지면 암세포는 아주 활발하게 성장했고, 스위치가 꺼지면 완전히 멈췄다. 암 발생에 있어서 중요한 변화는 긍정적이든 부정적이든 단백질 섭취라는 작은 변화로 촉발됐다.

바로 우리 손 안에 아웃라이어 연구가 있었다! 우리가 발견한 중요한 결과 중 하나는 비교적 낮은 수준의 동물성 단백질 섭취만으로도 암이 발병한다는 것이었다. 대부분의 발암물질(식용색소, 질산염, 다이옥신 등) 실험에서는 사람들이 일상적으로 노출될 수 있는 양의 수백에서 수천 배 많은 양을 실험동물에게 투여한다. 반면 동물성 단백질은 사람들이 통상적으로 섭취하는 수준에서, 그것도 정부와 전문가들이 권장하는 섭취 수준에서 아주 강력한 발암효과를 발휘한 것이다.

당시에 나는 우리의 연구가 도발적이라는 것을 알고 있었다. 그래서 우리는 과학적 연구가 지켜야 할 기준에 따라서 매우 주의 깊게 연구를 수행해야만 했다. 덕분에 매우 도발적인 주제임에도 국립보건원으로부터 27년간 연구비를 지원받을 수 있었다.

연구 초창기에 피터 매기Peter Magee의 초청으로 템플대학교 의과대학에서 강의를 했다. 매기는 종양학 분야의 최고 저널인 《암연구Cancer Research》의 편집장이었다. 강의가 끝난 후 저녁을 먹으면서 당시 우리 연구팀이 계획하고 있던 아주 도발적인 연구에 대해 이야기했다. 나는 동물성 단백질이 암 성장에 미치는 놀라운 효과를 누구나 인정하는 정말 강력한 발암물질의 발암성과 비교하고 싶었고, 동물성 단백질의 발암성이 훨씬 더 강력할지도 모른다고 예상했다. 그는, 권위 있는 저널의 편집자라면 충분히 그럴 수 있는, 매우 회의적인 반응을 보였다.

현재의 패러다임을 공격할 때 입증 책임은 당연하게도 공격하는 쪽에 떨어진다. 현재 우리의 패러다임은 환경 중의 나쁜 무엇인가에 의해 암이 유발되고, 이 나쁜 무엇에 대한 노출을 줄이는 것이 암과의 전쟁에서 이기는 더 현명한 방법이라고 한다. 이 패러다임이 말하지 않는 것은 우리가 먹는 음식이 어떤 환경 독소보다 더 강력한 암 발생의 결정 인자라는 것이다.

나는 완만한 영양소 섭취 변화가 어떤 강력한 발암물질의 섭취보다도 암 발생과 더욱 관련이 있을 것이라 말하며, 만약 우리가 실제로 그런 연구결과를 얻게 되면 저널의 표지를 장식하는 주요 논문으로 실어줄 것을 요청했다. 매기는 실제로 그런 결과를 얻을 수 있을지에 대하여 매우 회의적이었다. 당시 거의 모든 암 전문가들과 마찬가지로 그 역시 암은 경미한 영양소 섭취의 변화가 아닌 발암화학물질, 바이러스, 유전자 때문에 발생한다고 '알고' 있었다. 그러나 매기는 만약 내가 그를 만족시킬 만큼 나의 가설을 증명할 수 있다면, 그 결과를 받아들이고 우리 연구를 싣겠다고 약속했다.

우리가 실제로 이 실험을 했을 때, 결과는 내가 예상했던 것보다 더 분명하게 우리의 기존 발견들을 증명했다.[5] 동물성 단백질은 발암물질보다 훨씬 더 암 발생을 촉진했다. 나는 이 흥미로운 연구결과가 《암연구》 저널의 표지를 장식하길 원했지만 단번에 거절당했다. 게재를 약속했던 편집장 매기는 은퇴했고, 새 편집장과 편집위원회는 정책을 바꿨다. 그들은 우리의 논문을 새로운 저널인 《암 역학, 표지자 및 예방Cancer Epidemiology, Biomarkers & Prevention》으로 넘겼다. 영양과 관련된 연구결과는 2등급 수준이라는 것이다. 그들은 논문이 더욱 "지적으로 자극적"이길 원했다. 예를 들어 암이 분자 수준에서 화학물질, 유전자, 바이러스와 관련해서 어떻게 작용하는지에 대한 논문처럼 말이다. 그들은 영양이 암 성장에 미치는 영향에 대안 연구는 과학으로 보지 않았다.

그즈음 한국의 서울에서 열린 세계영양회의에서 동물성 단백질이 암 발생에 끼치는 놀라운 효과에 대해 주제발표를 하게 됐다. 질의응답 시간에 더 많은 단백질 섭취를 지지하는 예전 동료가 일어나 말했다. "콜린, 당신은 지금 좋은 음식에 대해 이야기하고 있어! 제발 이 음식을 뺏어 가지 마!" 그는 연구결과의 타당성에 대해서는 어떠한 질문도 하지 않았다. 그의 눈에는 내가 동물성 단백질에 대한 그의 개인적인 사랑을 위태롭게 하는 것처럼 보일 뿐이었다. 비극적인 일이지만 그는 너무 이른 나이에 세상을 떠났다. 동물성 단백질로 촉발되는 심장병을 앓고 있었기 때문이다.

그 후 우리의 연구가 사람들의 강한 적대감을 불러일으킨다는 것을 알게 됐다. 이성적이고, 자료에 근거하는 과학자들까지도 좋아하는 음식이 자신을 죽일 수도 있다는 증거가 제시되었을 때는 아주 신경질적인 반응을 보였다.

우리는 소위 양질의 단백질이 우리가 생각하듯이 질이 높은 것이 아닐 수도 있다는 이단적인 연구결과를 계속 발표했다. 단백질 같은 귀중한 영양소를 암처럼 무시무시한 질병의 발생과 연관시키는 것은 명백하게 이단적인 발상이다. 우리가 가장 숭배하는 영양소가 우리가 가장 두려워하는 질병을 일으킨다니!

진전 없는 암 치료법

1980년대 후반, 캐나다에서 손꼽히는 의학 교육 프로그램을 가지고 있는 맥길대학교 의대 교수들을 대상으로 강연을 했다. 그때는 중국연구the China Study의 결과가 발표되기 전이었기 때문에 단백질에 대한 우리의 연구결과와 다른 연구자들의 논문에 기초해 영양 불균형과 암 발생 사이의 잠재적인 관련성에 대해 발표했다. 단백질 섭취량을 줄이면 암이 줄어드는 놀라운 연구결과를 좀 더 자세히 보여주었고, 언젠가 암 치료에 영양학적인 전략을 사용할 날이 올 것이라고 예측했다.

강연이 끝나고 수술, 화학요법(항암제 치료), 방사선요법의 부서장들과 저녁식사를 했다. 그들은 한결같이 자신의 환자에게 영양 치료를 허락할 수 없다고 주장하며 각자 자신의 전문분야가 암 치료에 더 효과적이라고 주장했다. 그때 세 가지 흥미로운 사실을 알게 되었다.

첫째, 이 의료 권위자들은 수술, 화학요법, 방사선요법 중 어떤 것이 유방암 치료에 가장 최선인가에 대하여 서로 다른 의견을 가지고 있었다.

둘째, 영양 치료가 사람에게 효과적이라는 증거가 없으므로 그들은 영양 치료를 허용하지 않는다.

셋째, 그들은 암 치료의 한 방법으로써 영양을 사용할 수 있는지에 대한 연구에 전혀 관심이 없다.

20년이 지난 지금도 논의는 여전히 제자리걸음이다. 대부분의 종양학자는 여전히 세 가지 '전통적인' 치료 방법들 중 하나를 숭배하고, 영양 치료에는 전혀 관심이 없다. 새로운 수술, 화학 칵테일 또는 방사선 프로토콜이 아니라면 암 산업은 사지 않는다.

중국연구가 가르쳐준 것들

내게 동의하지 않는 사람들은 모두 독선적이고 편협한 사람이라고 말하는 게 아니다. 나는 과학자이고, 다른 연구자들이 내가 발견한 결과들에 도전하기를 바란다.

그러나 연구결과를 공격하고 무시하는 것은 일반적인 과학적 발견 과정으로 보기 힘들다. 내게도 이런 공격의 진짜 이유는 현재 위세를 떨치고 있는 연구 및 의학의 패러다임을 위협하는 질문을 했기 때문이다. 나와 다른 연구자들이 지난 몇 년간 던진 질문은 편협한 과학이 쳐 놓은 경계선 밖에 있었다.

- 실험실에서 밝힌 적절한 양의 우유 단백질 섭취가 암 성장을 확연히 촉진한다는 사실은 현재 영양 패러다임 밖에 있다.
- 동물성 단백질 섭취를 현실적인 수준(섭취 칼로리의 5~20%) 내에서 늘리거나 줄이면 암 성장의 스위치를 켜거나 끌 수 있으며, 암이 영양으로 치료될 수 있다는 사실은 암 치료 패러다임 밖에 있다.
- 이러한 효과들이 다양한 기전들의 조화로 나타난다는 사실은 현재 의학 패러다임 밖에 있다.
- 암 성장이 유전자보다 영양에 의해 조절된다는 사실은 현재 과학 패러다임 밖에 있다.

- 식품의 영양소 구성이 발암물질보다 더 중요한 암 발생의 결정요인이라는 사실은 발암물질 시험과 규제기관 패러다임 밖에 있다.
- 포화지방(그리고 더 중요하게는 총 지방과 콜레스테롤)이 아니라 동물성 단백질이 심장질환을 유발하는 주원인이라는 사실은 심장학 패러다임 밖에 있다.

이런 예는 끝도 없다. 단지 이단으로 몰리면 감금당하거나 화형당하던 시대에 살고 있지 않음에 감사할 따름이다!

이런 사실들은 일반인들에게는 그다지 큰 의미가 아닐 수도 있지만 의학 연구를 하는 사람들에게는 예상치 못한, 심지어는 믿기 어려운 현상임이 분명하다. 대부분 일부 우연히 발견된 것도 있지만, 우유 단백질인 카제인을 많이 먹으면 암의 성장이 유발된다는 믿을 수 없는 결과들이 계속해서 관찰됐다. 이런 사실들이 쌓이면서 나는 점점 더 정상적인 과학의 패러다임에서 벗어나 방황했다.

중국에서의 연구는 더욱더 패러다임에서 벗어나 방황하게 만들었다. 1980년대 중반에 진행했던 중국연구에서 중국의 농촌 지역 성인들의 평균 혈중 콜레스테롤 농도는 127mg/dL이었고, 개별 마을의 평균치 범위는 88~165mg/dL이었다.[6] 그 당시 127mg/dL은 위험할 정도로 낮은 수준으로 여겨졌다. 당시 미국의 '정상' 혈중 콜레스테롤 범위는 155~274mg/dL이었고, 평균은 212mg/dL이었다. 당시 서구인들을 대상으로 한 연구에서 총 콜레스테롤이 160mg/dL 이하가 되면 자살, 사고, 폭력[7], 대장암[8] 발생이 증가한다는 일부 놀라운 연구결과들이 있었다. 그렇다면 실제로 모든 중국 농촌 지역에서 자살, 사고, 폭력, 대장

암 발생 위험이 높았을까? 우리는 이와 관련된 어떤 조짐도 찾을 수 없었다. 대신 평균 혈중 콜레스테롤이 127mg/dL인 중국 농촌 주민들이 소위 정상 수준의 혈중 콜레스테롤을 가진 미국 사람들보다 훨씬 더 건강하다는 사실을 발견했다.

처음 이 결과를 보았을 때 콜레스테롤 분석 방법이 잘못되었을 거라고 생각했다. 자신의 가설을 반증해보라는 원칙에 따라 다른 분석 방법으로 세 지역(코넬대학교, 베이징, 런던)의 실험실에서 반복 분석을 하며 나의 가설이 잘못되었다는 것을 확인하려 했다. 그러나 모든 연구결과에서 동일하게 낮은 콜레스테롤이 보고되었다. 우리는 가장 건강한 중국인들이 미국에서는 위험하다고 여겨지는 낮은 콜레스테롤 수준을 보이는 이 분명한 역설을 설명해야만 했다.

추가 연구에서 콜레스테롤 수준이 88~165mg/dL인 중국인들에게서 콜레스테롤 수치가 낮을수록 몇몇 암과 심각한 질병의 발병률이 낮아진다는 사실을 발견했다. 이러한 결과는 미국에서는 관찰되지 않는데, 이렇게 콜레스테롤이 낮은 미국인이 거의 없기 때문이다. 중국에서는 88mg/dL의 콜레스테롤이 155mg/dL보다 더 건강할 수도 있다는, 미국인들을 대상으로 한 연구에서는 관찰할 수 없는 사실에 눈을 뜨게 해주었다.

'인증된 지혜'로부터 멀어지게 한 또 다른 아웃라이어 사례는 수십 년간 가장 질 높은 단백질로 추앙된 카제인(우유 단백질)이 드라마틱하게 암을 촉진한다는 연구결과였다. 카제인이 지금까지 밝혀진 어떤 것보다도 가장 강력한 발암물질이라는 사실은 너무나 이단적이어서 오늘날까지 아무도 이 명백한 사실을 언급하지 않는다. 이 이단적인 결과는 중국 농촌 지역의 극히 낮은 혈중 콜레스테롤과 마찬가지로 영양과 건강 사이의 관련성에 대한 새로운 이해를 도왔다.

흥미롭게도 암에 대한 카제인의 영향은 너무 이단적이어서 실험에서 이런 현상을 처음 관찰한 인도 연구자들조차도 자신들의 연구결과를 절대 인정하려 하지 않았다.[9] 그들은 암의 개시에 대한 카제인의 장기 영향에 집중하기보다는 그와 정반대로 보이는 대량의 일회성 발암물질 노출에 의한 독성 영향을 신속히 감소시키는 카제인의 영향에 집중하길 원했다.[10](이 두 가지 결과에 대해서는 2부에서 좀 더 자세히 논의할 것이다.) 다시 말해서 그들은 의미 없는 세부사항에 초점을 맞추며 자신들의 발견이 갖고 있는 막대한 함의로부터 도망쳤다.

나는 내가 도망치지 않은 것이 기쁘다. 무시되거나 폄하될 수 있는 예상하지 못한 결과에 관심을 기울일 때, 특히 계속해서 설명하려 노력할 때 흔치 않은 보상이 뒤따를 수 있기 때문이다. 이단아로 살아가는 것은 이단 취급을 받는 것을 보상할 정도로 신나는 경험일 수도 있다. 덕분에 나는 세상을 바라보는 관점을 변화시킬 대안적 패러다임을 얻게 되었다.

최후의 패러다임 개척자: 환원주의

역사적으로 많은 철학의 탄생은 숨어 있는 진실을 발견하기 위해 수행된 연구 속에서 비롯됐다. 우리는 규칙을 만들어 우리의 생각을 이끌고, 이러한 규칙은 과학을 비롯해 세상에 대한 이해를 표현하고 공유하는 데에 도움이 된다. 하지만 우리는 이 규칙들이 억압적일 수도 있다는 것은 보지 못한다.

우리는 가설을 세우고, 그것을 '증명하기' 위한 증거를 만들거나 찾는다. 유명한 과학 철학자 칼 포퍼Karl Popper가 제안한 진실을 찾아가는 또 다른 방법은 우리의 가설을 부정하기 위해 노력하는 것이다.

나는 지금까지 견고한 패러다임들과 계속해서 충돌했다.

현재를 지배하고 있는 과학 및 의학 패러다임, 그리고 과학적 방법론 그 자체의 메커니즘에 대해 질문하기 시작했을 때, 나는 비로소 가장 크고, 가장 제한적이고, 가장 은밀한 패러다임, 즉 환원주의로부터 걸어 나올 수 있었다.

제2부

패러다임이라는 감옥

1부에서 건강에 대한 중요한 정보가 원천봉쇄되고, 이런 정보의 부족이 비싸기만 하고 효과는 끔찍이도 없는 건강관리 체계의 원인이라는 생각을 소개했다. 지금부터 이런 원천봉쇄에 기여하는 두 개의 요인 중 첫 번째 요인인 환원론적 패러다임을 다룰 것이다.

4장은 환원론과 그 반대의 세계관인 총체론을 철학적·역사적 맥락에서 소개할 것이다. 어떤 면에서 이 두 렌즈는 정치 및 사회적 관점과 종교적 성향을 포함한 근대 사회의 다른 어떤 것보다도 더 근본적인 의식의 분열을 상징한다.

5장에서 12장에 걸쳐서는 환원론이 영양과 건강에 대한 우리의 사고방식에 어떻게 영향을 미쳤는지 살펴볼 것이다. 연구결과를 해석하는 방법뿐만 아니라 일차적으로 어떤 종류의 연구가 진행되는지에 대해서도 검토할 것이다. 질병 규명에 있어 많은 제한점이 있음에도 불구하고 유전학이 과학계에서 주도권을 쥐게 된 과정, 환경 독소와 암 사이의 관련에 대한 사고방식에 환원론이 어떻게 영향을 미쳤는지 살필 것이다. 또 환원론이 가장 근본적인 신조와 건강 관련 제품 및 서비스를 감염시킴으로써 어떻게 강력한 연구기관들을 진정한 좀비로 만들었는지도 보게 될 것이다. 마지막으로 식습관에 대한 환원론의 영향이 개인이나 집단의 건강뿐만 아니라 인류의 기아, 동물 학대, 환경 파괴 등 다양한 영역에서 어떤 결과를 초래하는지 살펴 시야를 넓힐 것이다.

이 책을 읽으면서 어떤 패러다임을 받아들이냐에 따라 '결정적 증거'들이 매우 다르게 보일 수 있다는 것을 알게 될 것이다. 또한 식이와 건강에 대한 대부분의 연구가 왜 이랬다 저랬다 상충되고, 혼란스러운지도 알게 될 것이다. 그리고 영양을 침몰시키는 시대에 뒤떨어진 과학과 사회정책의 역류에서 영양을 구해내는 것이 왜 중요한지에 대해서도 알게 될 것이다.

4

환원론의 승리

우리는 사물을 있는 그대로 보지 않고,
우리의 모습대로 본다.
탈무드 Talmud

6명의 맹인이 코끼리에 대한 이야기를 나누고 있다. 그들은 각자 코끼리의 다른 부위를 만졌다. 다리, 이빨, 코, 꼬리, 귀 그리고 몸통. 예상대로 그들의 이야기는 매우 달랐다. 기둥, 파이프, 나뭇가지, 로프, 부채, 벽. 그들은 필사적으로 논쟁했고, 각자 자신의 경험만이 정확한 것이라고 확신했다.

오늘날 과학 연구의 큰 문제점을 지적할 때 이보다 더 좋은 비유는 없다. 6명의 맹인이 아닌 6만 명의 현대 과학자들이 각자 다른 시점으로 코끼리를 시험하고 있다는 것이 다를 뿐이다. 물론 그 자체로는 아무 문제가 없다. 6명의 맹인이 각자 개별 부위에 집중하고 그 결과를 함께 모으는 것이 한 사람이 전체적으로 보는 것보다 더 풍부하고 세밀하게 코끼리를 묘사한다고 주장할 수 있다. 마찬가지로 6만 명의 연구자들이 세부적인 구성 요인에 집중했을 때 차곡차곡 쌓이는 세부적인 구성 요인에 대해서도 생각할 수 있다.

문제는 위의 우화처럼 개별 관점이 전체적인 진실인양 잘못 인식될 때 발생한다. 레이저 포인트 같은 작은 점이 전체적인 그림처럼 잘못 인식될 때, 6명의 맹인 혹은 6만 명의 연구자들이 서로 의견을 주고받지 않거나 코끼리를 전체로서 인식하고 평가하는 궁극적인 목적을 인정하지 않을 때, 그들이 자신의 견해에 의문을 제기하는 다른 어떤 관점도 간단하게 틀렸다고 가정할 때처럼 말이다.

지금부터 우리는 과학과 의학계에서 경쟁하는 두 개의 패러다임, 환원론과 총체론을 살펴볼 것이다. 지난 수백 년간 지속된 총체론에 대한 환원론의 승리는 세계를 이해하는 우리의 능력을 심각하게 왜곡시켰다.

환원론 vs 총체론

당신이 환원론자라면 세상의 모든 것은 그것의 각 구성요소를 이해하면 이해할 수 있다고 생각할 것이다. 반대로 총체론자라면 전체는 부분의 합 이상이라고 생각할 것이다. 간단히 말하자면, 이것이 논쟁의 전부다. 그러나 이것은 고대부터 철학자, 신학자, 과학자들 사이에서 격렬한 논쟁거리였다. 그리고 이것은 결코 현학적인 논쟁이 아니다. 앞으로 보겠지만 어떤 패러다임을 선택하느냐에 따라 과학·의학·상업·정치·삶 자체에 대한 접근법이 매우 달라진다.

이런 접근법의 차이가 어떻게 영양에 대한 이해에 영향을 미치는지에 대해서는 5장에서 설명하겠다. 지금은 총체론과 환원론 사이의 전쟁을 대략적으로 알아보고 어떻게 환원론이 승리하게 됐는지 살펴보자.

논의에 앞서 이런 전쟁은 사실 필요하지 않다는 것을 언급하지 않을 수 없다. 환원론적 과학기술과 총체론적 조망 사이에는 내재적인 갈등이 없다. 환원주의는 그 자체로는 나쁜 것이 아니다. 사실, 환원론적 연구는 지난 수 세기 동안의 가장 심오하고 획기적인 발전들에 기여했다. 해부학에서 물리학, 지질학, 생물학, 천문학에 이르기까지 우리는 환원론적 실험으로 세상을 보다 상세히 이해하게 됐다.

총체론은 환원론을 반대하지 않는다. 그보다는 전체가 부분을 아우르듯이 환원론을 아우른다. 2천년의 과학적 진보를 뒤집고, 자연을 이해하기보다는 숭배하려는 시대로 돌아갈 필요는 없다. 6명의 맹인이 코끼리를 둘러싸고 했던 행동은 위대하다. 그저 누군가 그들에게 코끼리의 전체 모습에 대한 단서를 주길 바랄 뿐이다.

환원론의 역사

고대 그리스에서 과학과 신학의 철학은 서로 밀접하게 얽혀 있었고, 공통점도 많았다. 둘 다 인간의 존재 의미와 자연의 신비 같은 시대를 초월한 큰 문제들을 다뤘다. 과학은 관찰이라는 재료를 제공하고, 신학은 이 재료로 우주에 대한 포괄적인 이론이나 큰 이야기를 만들었다.

그러나 어느 시점에선가 과학과 신학은 분리됐고 둘 다 수준이 떨어졌다. 교회 당국은 우주에 대한 특정한 이해에 엄격한 교리를 갖다 붙였고, 그 결과 그 이해에 대한 어떤 의문도 이단으로 간주했다. 서양에서 과학은 후퇴하기 시작했다. 이제 현실에 대한 직접적인 관찰은 위험한 행위로 간주됐다. 자칫하면 신학을 반박하는 무언가를 발견할 수 있기 때문이다.

과학은 13세기가 되어서야 겨우 다시 모습을 드러냈다. 르네상스의 개막과 함께. 학자들은 그리스 고전을 재발견하고, 신앙에 근거한 결론에 대한 집착 대신 자신의 관찰 방법을 추구하게 되었다. 코페르니쿠스(1473~1543)는 지구가 아니라 태양이 우주의 중심이라고 주장하면서 신학적 교리에 도전했다. 갈릴레오(1564~1642)는 망원경을 발명했으며, 코페르니쿠스가 옳다는 것을 관찰했다.

다음 300년 동안(1600~1900) 용기 있는 학자들과 과학자들이 신학적 믿음보다 과학적 사실들이 우월하다는 것을 입증했다. 인간 중심의 합리적 관찰과 사고, 즉 휴머니즘이 번성했고 스스로 계몽적이고 유용하다는 것을 입증했다.

그러나 교조적인 교회에 대항하면서 어렵게 사회적 지위를 얻어낸 이 새로운 휴머니즘은 고대 그리스의 선조보다 신학에 덜 관대했다. 과학자들은 신학을 파트너로 받아들이기보다는 '미신'으로 여겨 점점 더 거리를 두었다. 이들은 종교뿐만 아니라 '과학적 관점', 즉 세계를 여러 작은 부분들로 분해해야지만 진실을 찾을 수 있다는 생각을 따르지 않는 그 어떤 생각들도 다 미신으로 취급했다. 이것이 바로 환원론이다.

지난 200년은 우리 삶의 모든 영역에서 환원론이 확고하게 주도권을 장악해간 역사였다. 과학에서부터 영양, 교육(서로 구분되는 모든 '과목'), 경제(거시경제와 미시경제), 심지어 인간의 영혼까지도(뇌의 신경세포와 그것들의 네트워크 지도로의 환원).

다빈치 모드

오늘날의 과학은 르네상스 이후 종교와 관련된 총체론적 세계관에 대한 거부의 결과다. 그러나 르네상스 이전의 과학과 신학 사이 분업으로 돌아가는 것도 답이 아니다. 오늘날 우리에게 유용한 모델은 총체론적 구조 속에서 환원론적 방법론을 배치하는 모델이고, 이를 찾기 위해서는 르네상스 자체로 돌아가야 한다.

과학과 총체론의 통합을 상징하는 업적을 남긴 인물로 르네상스를 대표하는 레오나르도 다빈치(1452~1519)만한 이도 없다. 다빈치의 독보적인 명성은 그의 뛰어난 예술적 재능뿐만 아니라 그가 탁월한 과학적 업적에서 나온 것이다. 그의 관심 영역은 생물학(해부학, 동물학, 식물학)부터 물리학(지질학, 광학, 역학, 유체역학)까지 아주 광범위했다. 다빈치의 업적은 현대의 기준으로 볼 때도 500년 전에 이룩한 것이라고는 믿기지 않을 정도로 매우 특별하다!

하지만 예술, 인문학, 과학에 이르는 그의 박학다식한 업적들보다 더 중요한 것은 전체와 부분을 종합하는 새로운 사고방식을 발전시킨 학문관이다. 그는 과학으로 새롭게 알게 된 사실에 주목하면서 동시에 모든 부분들, 인간이 아는 것과 모르는 것들이 교향곡처럼 어울려 전체가 되는 것을 이해함으로써 사고의 깊이와 폭을 포용했다.

그는 총체론은 발전을 위해 환원론이 필요하고, 환원론은 관련성을 유지하기 위해 총체론이 필요하다는 것을 이해했다. 맥락에서 벗어나 더 자세하게 연구하거나 더 정확하게 측정하는 것이 얻는 것보다 더 많은 지혜를 잃을 위험이 있다는 것을 깨달았던 것이다.

총체론에서의 '총체'

총체론holism이라는 용어를 만든 남아프리카의 정치가이자 철학자인 얀 스뮈츠Jan Smuts는 현실은 "자연계 총체의 작은 중심"으로 구성된 "큰 총체"들로 구성된다고 주장했다. 나에게 있어 몸은 큰 총체이고, 음식을 소화하는 과정은 몸속 총체의 좀 더 작은 중심이다. 이런 개념은 인류를 지구 생명권이라는 총체의 작은 중심으로 혹은 미토콘드리아, DNA 및 다른 소기관들을 인간 세포라는 큰 총체의 작은 중심으로 보는 견해에도 적용된다. 양쪽의 방향으로 지금까지의 관찰을 계속할 수 있으며, 어떤 상상도 이런 관점이 적용가능하다. 거대우주에서부터 미세우주까지, 철학적으로 말하자면, 스스로 총체이기도 한 부분들을 포괄하는 총체들의 위계인 것이다.

이 책에서는 유전자 발현, 세포 내 대사 및 영양 등 특정 생물학 분야에 초점을 맞출 것이다. 이들 각각은 그 자체로 무한히 복잡한 시스템이다. 그러나 생물학을 각각의 영역으로 나누는 것은 다소 불편하다. 실제로 이 경계는 모호하고 임의적이다. 인체의 장기는 물리적인 경계가 있지만 신경과 호르몬을 통해 다른 장기들과 의사소통한다. 인체의 물리적 혹은 대사적 개체 각각은 총체이기도 하고 부분이기도 하다. 우리는 효율적으로 논의하기 위해 총체를 부분으로 나누지만, 설사 그렇게 나눈다 하더라도, 이런 분할은 다소 임의적이라는 것을 염두에 둬야 한다.

사실 우리의 분류 시스템이 현실의 완벽한 분류라고 생각하는 것은 잠재적으로 위험한 발상이다. 예를 들면, 서양 의학은 인체를 위치와 부위별로 바라본다. 반면, 중국 의학은 인체를 에너지의 네트워크로 본다.

환원론 승리의 지적 손해(대가, 비용)

나는 신앙에 기반해 현실을 교조적으로 받아들이는 것을 옹호하지 않는다. 오히려 과학계에서 덜 교조적이면서, 더 열린 마음으로 세상을 관찰하고 기술하기를 바란다. 세상을 바라보는 여타 관점들과 다른 과학만의 핵심적인 원칙은 반박 가능성이다. 이론이 반박 가능하다는 것은 그것을 반박하기 위한 증거가 제시될 수 있다는 것을 뜻한다. 그 반대 입장인 교조(도그마)는 정의상 반박 가능성이 없다.

환원론적 패러다임은 이미 교조가 되었다. 환원론적 접근이 현실을 이해하고 평가하는 최선이 아닐 수도 있다는 생각을 거부한다. 그리고 현대 과학, 특히 생물학과 건강과 관련된 과학은 상식과 공정성을 배제하는 환원론적 교조를 받아들였다. 사회에서 가장 존경받고 교육받은 사람들은 배타적으로 이 교조의 범위 내에서 훈련받는다. 앞서 언급한 비유로 돌아가자면, 이런 사람들은 코끼리 같은 동물의 존재를 인식하지 못하고 코끼리의 세부사항에 대해서만 연구하고 기술한다. 비극은 이것이 현재 우리가 진실을 찾기 위해 임무를 맡긴 시스템이라는 것이고, 그 결과물들이 공공정책과 개인의 선택을 결정한다는 것이다.

5

환원론, 영양학을 침범하다

남자나 여자, 우리 모두에게 가장 중요한 문제는,
배우지 않는 것이 아니라 배운 것을 잊는 것이다.
글로리아 스타이넘 Gloria Steinem

내가 읽는 신문을 보면 정치·경제·스포츠·연예는 고정 지면을 가지고 있지만, 식품과 관련된 정책을 다루는 고정 지면은 없다. 음식에 대한 기사를 쓰는 기자들은 보통 식당을 평가하거나 조리법을 소개한다. 게다가 이런 기사는 헤어스타일, 패션, 인테리어와 같은 면에 실린다. 그러나 음식은 신문지상의 주제들 중 가장 중요한 주제다. 음식이 없으면 문명도 사라지고 인류도 사라진다. 음식은 결코 취향의 문제가 아닌 인류의 생존과 직결된 문제다. 우리의 음식 선택은 단지 우리가 무엇을 어떻게 먹는지 뿐만 아니라 농경지를 어떻게 활용하고, 정부 보조금을 어디에 주고, 우리 아이들에게 무엇을 가르치고, 우리가 어떤 사회를 만들지를 결정한다.

하지만 대부분의 현대인들은 음식을 슈퍼마켓에서 구매하는 물건쯤으로 생각한다. 우리는 슈퍼마켓에서 가공식품, 유제품, 냉동 육류, 통조림, 간단조리 식품 등으로 장바구니를 채울 수 있다. 지역에서 생산된 것을 선택할 수도 있고, 남미의 대형 공장에서 생산된 것을 선택할 수도 있다. 패스트푸드 음식점에서 외식을 하거나 집에서 직접 요리해 먹을 수도 있다. 그리고 우리가 먹는 음식들 때문에 체중이 늘면 수천 가지 다이어트 요법 중 하나를 선택한다. 이 모든 개인적인 선택이 모여 국가의 '식품 시스템'에 영향을 미친다. 이 식품 시스템은 다시 개인의 선택에 강력한 영향을 미친다. 그리고 이들은 모두 영양에 대한 우리의 믿음에 크게 영향을 받는다.

영양이 별 볼일 없는 것이라면 왜 식품 포장지의 그렇게 많은 부분을 영양성분표가 차지하고 있을까? 정부가 식품군, 식품피라미드, 일일권장량, 일일 최소 요구량을 만드는 데 그렇게나 많은 돈과 시간을 들이는 이유는 무엇일까? FDA가 식품, 약, 그리고 영양제 제조사들이 따라야 할 규정을 만드는 이유는 무엇일까?

뉴스에 자주 등장하지는 않지만 식품 및 식품에 대한 국가정책은 우리 사회의 많은 부분을 결정한다. 그리고 우리 사회가 믿고 있는 영양에 대한 거의 모든 것이 환원론의 지배를 받고 있다. 지금부터 어떻게 환원론적 패러다임이 형편없는 영양정책을 만들고, 소비자들을 혼란에 빠트리는지 살펴볼 것이다. 그리고 영양이 우리 사회의 환원론적 모델에 얼마나 적합하지 않은지, 그 이유는 무엇인지도 살펴볼 것이다.

환원론적 영양학

영양을 정의하는 데 정말 많이 고민했다. 학계에 있었던 50년 동안 우리 영양학자들은 이 단어가 진정으로 의미하는 바가 무엇인지를 이해하려고 세미나를 하는 등 무던히 노력했지만 성과는 만족스럽지 않았고, 시중 사전의 정의와 비슷한 결론을 내렸다.

예를 들어, 옥스포드 영어사전에는 "건강과 성장에 필요한 식품을 제공하거나 얻는 과정"이라고 정의되어 있고, 웹스터 사전에는 "영양을 주거나 영양을 받는 행동 혹은 과정. 특히 동물이나 식물이 음식의 성분을 섭취하고 이용하는 과정의 합"이라고 정의되어 있다. 나는 이 두 가지 정의 모두 좋아하지 않는다.

웹스터의 정의는 '영양'이라는 단어를 정의하는 데 '영양'이라는 단어를 사용한다. 웹스터 사전의 근본적인 문제점은 '합'이라는 단어다. 우리는 두 숫자를 더해 세 번째 숫자를 얻는다. 우리가 '합'이라고 부르는 세 번째 숫자는 첫 번째와 두 번째 숫자를 더한 것보다 많지도 않고 적지도 않다. 이것이 바로 환원론의 핵심 관점이다. 각 부분을 안다면 그 '합(혹은 전체)'를 완벽하게 알 수 있다는 것이다.

옥스퍼드와 웹스터 둘 다 '과정'이라는 단어를 사용했다. 옥스포드는, 식품을 제공하거나 얻는 과정이라는, 신체 밖에서 일어나는 것에 초점을 맞춘다. 체내에서 발생하는 복잡한 생물학적 과정으로서의 영양은 전혀 고려하지 않았다. 환원론자들에게 영양은 단지 각 영양소들의 합으로 이루어지는 산수의 덧셈에 불과하다. 가장 유명한 두 개의 영어사전이 내린 영양에 대한 잘못된 정의는 환원론적 개념이 우리 문화에 얼마나 깊이 뿌리내리고 있는지 보여준다.

만약 당신이 "칼슘은 뼈를 튼튼하게 해준다" "비타민A는 시력을 위해 필요하다" "비타민E는 항암효과를 가진 항산화제다" 같은 지식을 알고 있다면 환원론적으로 영양을 배운 것이다. 당신이 칼로리를 계산하거나, 포장된 식품의 영양표시 수치에 주의를 기울이거나, 충분한 단백질을 섭취하고 있는지 궁금해하거나, 토마토에 라이코펜이 많다는 것을 들었기 때문에 감자튀김에 케첩을 듬뿍 바르기 시작했다면 이 역시 모두 환원론적 행동이다.

이러한 믿음은 식품을 구성하는 부분들, 즉 개별 영양소를 규명하고 각 영양소가 체내에서 하는 역할과 우리에게 필요한 양은 얼마인지 정확히 알아내려는 환원론적 패러다임에서만 말이 된다. 나는 이런 방법으로 영양을 배웠고, 같은 방법으로 학생들을 가르쳤다. 우리는 영양소들이 마치 완벽한 기계적인 방식으로 홀로 작용하는 것처럼 개별 영양소에 대해 얘기했다. 다시 말해, 영양을 가르친다는 것은 전체 맥락을 생각하도록 하지 않은 채, 학생들이 시험에 통과할 수 있도록 개별 영양소들에 대한 여러 사실과 계산식 그리고 화학적 경로를 외우게 만드는 것을 의미했다.

연구도 교육과 마찬가지다. 연구비를 잘 받고 유명한 저널에 잘 게재될 표준적인 영양학 연구는 단일 영양소의 효과와 그것의 기전에 초점을 맞추는 것이다. 내가 한 실험연구들도 마찬가지였다. 각각의 원인, 반응, 효소, 그리고 영향에 초점을 맞췄으며 종종 이러한 연구들은 신체의 전체적인 맥락과는 관계없는 것들이었다. 이는 부분적으로는 이런 방법으로[1] 사고하도록 배웠을 뿐만 아니라, 연구비를 얻기 위해서는

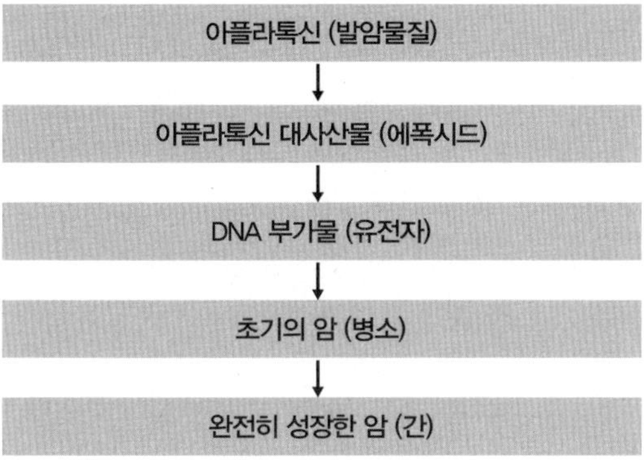

● 그림 5-1 ● 아플라톡신에 의한 암 유발 선형모델

연구가설과 실험목적이 측정 가능한 결과에 초점을 맞춰야 했기 때문이다. 이런 연구들은 쉽게 찾아볼 수 있다. 그중 아플라톡신과 간암에 대한 초기 실험연구를 예로 들어 환원론적 연구과정을 설명하겠다.

아플라톡신은 땅콩 곰팡이균에 의해 생성되는 발암물질이다. 그림 5-1은 연구 과정을 요약한 것인데, 우리는 20%의 카제인 또는 우유 단백질 식단을 사용했다.

이러한 초기단계 연구는 환원론적 규칙에 완벽하게 부합했다. 우리는 한 종류의 암인 간암(간세포암)을 유발하는 하나의 발암물질인 아플라톡신에 초점을 맞췄다. 복합기능산화효소MFO, Mixed-Function Oxidase라는 효소는 아플라톡신을 대사시켜 반응성이 매우 높은 아플라톡신 에폭시드epoxide로 만들고, 이 아플라톡신 에폭시드라는 대사산물은 유전자에 단단히 결합해 유전자 손상을 야기하는 하나의 생화학적 반응을 일으킨다. 각각의 단계는 내적으로 일관성 있고, 생물학적으로도 그럴 듯해

보였다. 그리고 우리는 DNA에 결합하는 발암물질의 양이 많을수록 더 많은 암이 발생한다는 사실도 발견했다.[2] 그렇다! 이것은 단백질이 암에 미치는 영향에 대한 완벽한 설명이다! 이런 설명은 전문용어와 빈틈없어 보이는 일련의 반응을 나열하고 있어 매우 설득력 있게 보인다. 하지만 이런 선형적인 인과관계는 복잡하고 혼란스러운 현실을 배제할 때만 가능하다.

우리는 수 년간 이런 연구를 성실하게 수행하면서 매우 중요한 결과를 얻었고, 그 결과를 많은 논문으로 발표했지만 여전히 답을 할 수 없는 질문이 남아 있었다.

동물성 단백질이 그렇게 위험할 수 있다는 것인가? 그렇게 많지 않은 양의 우유가 인간에게 암을 일으킬까? 다른 질병들은 어떨까? 다른 동물성 단백질도 같은 효과가 있을까?

수십 년 동안 환원론적 방법으로 이러한 질문들의 답을 찾으려 노력하면서, 점차 이런 질문들은 환원론적 과학으로는 답을 찾을 수 없다는 것을 깨닫기 시작했다.

환원론적 연구는 실제와는 정반대의 효과가 있는 것처럼 포장할 수 있는 실험을 너무 쉽게 할 수 있다는 문제점이 있다. 예를 들면, "우유는 암을 예방한다", "생선기름은 뇌를 보호한다", "많은 양의 동물성 단백질과 지방은 혈당을 정상 수준으로 유지하고 비만과 당뇨를 예방한다"고 결론내릴 수 있는 것처럼 보이는 실험들 말이다.

현미경으로 뭔가를 보면 큰 그림은 볼 수 없다. 당신이 볼 수 있는 모든 것은 전체 문맥에서 완전히 벗어난, 아주 거대한 진실의 작은 조각일 뿐이다. 이런 상황에서는 가장 큰 확성기를 가진 사람이 가장 큰 영향력을 갖게 된다. 우유와 고기는 건강을 위해 반드시 필요하다고 큰 소리로 외치는 사람들의 확성기는 친절하게도 육류와 유제품업계에서 제공한 것이다.

충분한 시간과 돈이 주어진다면 나는 콜라, 튀긴 스니커즈 바, 심지어 아플라톡신까지도[3] 건강에 도움이 된다는 연구결과를 제시할 수 있다. 물론 연구 설계를 잘해야 한다. 말하자면, 사하라 사막에서 목말라 죽어가는 사람에게 콜라가 미치는 영향, 새벽 2시 지친 운전자의 사망률에 튀긴 스니커즈 바가 미치는 영향 등을 연구해볼 수 있다.

이것이 우리가 언론에서 자주 서로 모순되는 연구결과를 보게 되는 이유다. 환원론적 연구 체계에서는 이러한 충돌이 있을 수밖에 없고, 이로 인해 우리 사회의 영양에 대한 모순과 혼란이 발생할 수밖에 없다.

슈퍼마켓과 가정에서의 환원론적 영양학

환원론의 시작은 실험실이었다. 그러나 점차 학문적인 사고뿐만 아니라 공공의 상상력을 지배하게 되었다. 과학자들과 연구자들은 '전문가'로 여겨지기 때문에, 이들의 세계관은 사회가 영양을 이해하는 모든 과정에 스며든다.

초등학교나 중고등학교 교과서를 펼쳐보면 잘 알려진 영양소의 목록을 볼 수 있다. 12가지 비타민과 무기질, 20~22개의 아미노산, 그리고 3대 영양소인 지방, 탄수화물, 단백질에 대한 내용이 있을 것이다. 각각의 영양소를 충분히(과도하지 않게) 섭취하면 건강할 것이다. 우리는 오랫동안 그렇게 배웠다. 우리에게 필요한 개별 성분의 관점에서 음식을 생각하도록 길러졌다. 비타민A를 위해 당근을 먹고, 비타민C를 위해 오렌지를 먹고, 칼슘과 비타민D를 위해 우유를 마신다는 것이다.

음식을 먹는 것은 단지 그 음식의 영양소를 먹는 것이고, 우리가 어떤 음식을 싫어한다면 그 음식에 들어 있는 영양소를 영양제로 섭취하면 된다는 생각을 하게 됐다. 환원론적 세계관 덕분에 우리는 더 이상 음식 그 자체가 중요하지 않고, 단지 그 음식 안의 영양소만 중요하다고 믿게 된 것이다. 영양에 대한 환원론적 관점은 식품의 영양표시에 단적으로 드러난다.

Nutrition Facts

Serving Size 2/3 cup (55g)
Servings Per Container About 8

Amount Per Serving	
Calories 230	Calories from Fat 40
	% Daily Value*
Total Fat 8g	**12%**
Saturated Fat 1g	**5%**
Trans Fat 0g	
Cholesterol 0mg	**0%**
Sodium 160mg	**7%**
Total Carbohydrate 37g	**12%**
Dietary Fiber 4g	**16%**
Sugars 1g	
Protein 3g	
Vitamin A	10%
Vitamin C	8%
Calcium	20%
Iron	45%

* Percent Daily Values are based on a 2,000 calorie diet. Your daily value may be higher or lower depending on your calorie needs.

	Calories:	2,000	2,500
Total Fat	Less than	65g	80g
Sat Fat	Less than	20g	25g
Cholesterol	Less than	300mg	300mg
Sodium	Less than	2,400mg	2,400mg
Total Carbohydrate		300g	375g
Dietary Fiber		25g	30g

● 그림 5-2 ● 식품 영양성분표의 전형적인 예[4]

나는 이런 영양성분표의 형식을 표준화하기 위한 전문가 위원회의 일원이었다. 이 위원회에는 두 가지 학파가 있었다. 수많은 영양소가 각각 얼마 만큼 있는지 표시하는 라벨을 선호하는 쪽과 영양소의 양에 대한 정보 최소화를 선호하는 쪽이었다. 대중에게는 영양소보다는 원재료 같은 일반적인 정보만 제공하는 것이 더 적절하다고 생각해 정보 최소화를 지지했지만, 나의 주장은 받아들여지지 않았다.

식품의 원재료는 중요하다. 알레르기 성분을 피하기 위해서만 그런 것은 아니다. 아마 당신은 한 번에 발음하기 어려운 첨가물이 길게 나열된 식품을 먹고 싶지 않을 것이다. 그리고 아침용 시리얼에 고과당 옥수수시럽이 대량으로 들어 있는지 알고 싶을 것이다. 그러나 라벨에 나이아신 몇 마이크로그램과 같은 자세한 정보를 넣는 것은 대중을 잘못된 식품 선택으로 이끄는 두 가지 해악을 일으킨다.

첫째, 이런 영양 표시는 소비자들을 질리게 만들어 라벨에 적힌 내용을 전적으로 무시하게 만든다.

둘째, 영양 표시에 포함된 영양소들은 전체 영양소의 극히 일부에 불과한데, 이 영양소만 중요하다거나 그 식품에 이 영양소만 존재한다는 인상을 준다.

정부가 환원론적 영양학을 지지하고 장려하는 예는 영양성분표만이 아니다. 미국 농무부는 1960년대 초부터 각 식품의 수많은 영양소 목록과 구체적인 양에 대한 거대한 데이터베이스를 만들었고, 정부 소속 과학자들은 이에 발 맞춰 각 영양소별 권장 섭취량을 만들었다.

정부의 권고와 엄청난 양의 영양 데이터베이스로 무장한 소비자들은 이제 자신의 일일권장섭취량을 확인하고, 데이터베이스를 검색해 적절한 영양소 섭취를 위해 어떤 식품을 더하거나 뺄지 결정할 수 있다. 일일권장섭취량을 고안한 사람들은 어떻게 우리의 조상들이 인터넷 접속 없이 생존과 번식에 충분할 정도로 잘 먹을 수 있었는지 감탄해야 할 것이다!

물론, 누구도 영양 데이터베이스와 일일권장섭취량을 따지면서 식단을 선택하지는 않는다. 그러나 이런 방식으로 식품의 양을 따지는 것이야말로 이런 방식이 영양을 이해하기 위한 최고의 방법이라는 그릇된 인식을 강화하고, 동시에 이 영양소들의 일일권장량을 섭취하지 못하는 많은 사람들을 불안에 빠지게 한다. 그래서 미국인들은 2007년에만 250~300억 달러를 영양제에 소비했다.[5] 많은 사람들이 영양제 복용이 현대 영양학의 핵심이라고 생각한다. 비슷하게 철분, 셀레늄, 칼슘, 비타민D, 요오드 같은 특정 영양소를 첨가한 가공식품들은 '영양 강화식품'으로 포장되기 시작했다. 특정 지역이나 일부 인구집단에서 이 영양소 결핍에 시달리기 때문이다. 그러나 너무 많은 음식과 너무 많은 파편화된 정보에 시달리고 있는 대부분의 미국인들에게 이러한 접근법은 옳지 않다. 이런 접근법은 우리를 숨 막히게 하고, 사소한 일에 목을 매게 한다.

환원론 모델의 3가지 왜곡

우리 모두, 전문가와 비전문가 마찬가지로, 특정 영양소와 특정한 양을 가지고 영양에 대해 이야기하고 연구하고 판매하고 실천한다. 우리는 양에 집착한다. 비타민, 미네랄, 지방산, 그리고 가장 크게는 칼로리에 말이다.

우리는 건강이 부분적으로는 이런 영양소들을 정확히 적당량 섭취하는 것에 달려 있다고 배웠다. 하지만 불행히도 사실이 아니다. 영양이란 2와 2를 더하면 4가 되는 수학 방정식이 아니다. 우리가 입에 넣는 음식이 우리의 영양을 전적으로 조절하는 것은 아니다. 우리 몸이 그 음식들과 함께 조절하는 것이다.

첫 번째 왜곡: 우리 몸의 지혜

식사 때 섭취한 영양소의 양과 우리 몸에서 실제 사용되는(작용하는 주요 위치까지 도달하는) 양, 즉 생체이용률bioavailability은 직접적인 관련성이 거의 없다. 예를 들어, 비타민C를 첫 번째 식사에서는 100mg, 두 번째 식사에서는 500mg을 섭취했다고 해도 두 번째 식사 후에 비타민C가 5배 더 사용되는 것은 아니라는 것이다. 이것은 정확히 얼마만큼의 영양소를 섭취해야 하는지 절대 알 수 없다는 것을 뜻한다. 섭취한 영양소가 얼마만큼 이용될지 알 수 없기 때문이다.

영양소의 흡수와 이용을 예측할 수 없는 이유는 일정 범위 내에서 매순간 인체의 필요에 따라 결정되기 때문이다. 놀랍지 않은가? 좀 더 과학적인 용어로 표현하자면, 얼마만큼의 분량으로 영양소가 소화·흡수되고, 조직과 그 조직의 세포들에 공급될지는 그 순간 필요로 하는 양에 따라 결정된다. 이러한 필요량은 몸에서 상시적으로 '감지'되어 영양소 섭취에서 최종 이용에 이르기까지 다양한 '경로'의 다양한 단계에서 작동하는 각기 다른 메커니즘에 의해 조절된다. 몸은 어떤 영양소를 사용하고 어떤 영양소를 대사시키지 않고 버릴지를 선택하는 데 최고의 통제력을 발휘한다.

하나의 영양소가 작용하는 경로는 환원론이 제시하는 단순한 모형보다 훨씬 더 복잡하고, 예측 불가능한 수많은 반응의 미로로 이루어져 있다. 예를 들어, 베타카로틴이 주요 대사산물인 레티놀(비타민A)로 전환되는 비율은 상황에 따라 8배 정도 차이가 난다. 레티놀로 전환되는 양은 베타카로틴 섭취량 증가에 따라 감소해서 흡수되는 레티놀의 절대적인 양을 비슷하게 유지하는 것이다. 칼슘의 흡수율도 최소한 2배 이상 차이 난다. 칼슘 섭취량이 증가하면 혈액으로의 흡수율을 낮춤으로써 인체에 적정한 칼슘 수준을 유지한다. 철분의 생체이용률은 3배에서 19배까지 차이가 날 수 있다. 사실상 모든 영양소와 관련 화학물질들에서도 같은 현상이 발생한다.

간단히 말해, 모든 영양소에 있어서 섭취하는 양과 이용되는 양 사이의 관련성은 직선적이지 않다. 이것은 영양 데이터베이스가 그리 유용하지 않다는 것을 의미한다. 또한 개별 영양소들을 대용량으로 보충하는 환원론적 보충법이 이 영양소들의 효과를 보장하지 않는다는 것을 뜻한다. 사실 우리의 소화과정은 매우 복잡하고 역동적이어서 특정 영양소의 과다 섭취는 다른 영양소와의 불균형만 초래한다.

두 번째 왜곡: 식품의 가변성

섭취한 영양소 중 얼마가 인체에서 이용되는지 모른다는 것은 우리의 불확실성 일부에 불과하다. 우리가 먹는 식품들의 영양소 구성 또한 우리가 알고 있는 것보다 훨씬 더 다양하다. 예를 들어, 항산화 비타민으로 알려진 베타카로틴에 대한 연구결과를 보자. 같은 음식이라도 표본에 따라 베타카로틴의 양이 3배에서 19배까지 차이가 나고, 복숭아의 경우 그 차이가 40배 이상인 것으로 보고됐다. 복숭아에 포함된 베타카로틴의 양은 재배한 계절, 토양, 저장, 가공, 심지어 복숭아가 나무의 어떤 위치에 있었느냐에 따라 40배 이상 차이가 날 수 있다. 베타카로틴은 단지 하나의 예일 뿐이다. 종류가 다른 4가지 콩의 칼슘 함량은 컵당 46mg에서 126mg으로 2.7배 차이가 난다.

식품에 포함된 영양소의 가변성과 인체에 의한 영양소 흡수 및 이용의 가변성은 복잡하게 상호작용한다. 예를 들어, 당근의 베타카로틴 양이 4배 차이가 나고 인체에 흡수되는 양은 2배가 차이가 난다면, 이론적으로 당근에서 혈류에 도달하는 베타카로틴의 양은 8배까지 차이가 날 수 있다.

2배가 됐든 40배가 됐든 불확실성의 의미는 분명하다. 특정한 순간에 특정한 음식을 섭취했을 때 어떤 영양소가 얼마나 우리 몸에 실제로 흡수되고 실제로 이용되는지 정확하게 예측할 수 없다는 것이다.

세 번째 왜곡: 영양소 상호작용의 복잡성

그러나 이보다 더한 불확실성이 있다. 앞서 언급한 세 가지 영양소는 서로의 활성에 영향을 준다. 칼슘은 철분의 생체이용률을 400% 감소시키고, 베타카로틴 같은 카로티노이드들은 철분의 흡수를 300% 증가시킨다. 이론적으로 고칼슘, 저카로티노이드 식단과 저칼슘, 고카로티노이드 식단을 비교하면 철분의 흡수는 800~1,200% 차이가 난다. 설사 이러한 이론적 가변성이 단지 100~200%일지라도 여전히 그 차이는 대단히 크다. 어떤 영양소들의 경우 조직 농도가 10~20%정도만 변해도 심각한 부작용이 발생할 수 있다.

식품에서 각 영양소들 사이의 상호작용은 항상 존재하며 역동적이고 중요한 의미를 가지고 있다. 텍사스A&M대학교의 연구자들은 수많은 영양소가 면역체계에 미치는 영향에 대해 발표한 기존 연구결과들을 정리하여 발표한 바 있다.[6] 이에 따르면 짝을 이루는 영양소들은 서로 영향을 주면서 면역체계의 구성요소에도 영향을 미친다. 비타민E와 셀레늄, 비타민E와 비타민C, 비타민A와 비타민E, 비타민A와 비타민D 등이 그렇다. 또한 마그네슘은 철분, 망간, 비타민E, 칼륨, 칼슘, 인, 나트륨의 효과에 영향을 미치며 이들이 관여된 수백 종의 효소 활성에도 영향을 미친다. 구리는 철분, 아연, 몰리브덴, 셀레늄과 상호작용하여 면역체계에 영향을 미치고, 식이 단백질은 아연에 다른 영향을 미치고, 비타민A와 식이 지방은 암의 발생에 영향을 미치는 서로의 능력에 영향을 미친다.

심지어 동일한 계통에 포함되는 영양성분들도 서로에게 큰 영향을 미칠 수 있다. 예를 들어, 식물성 기름에 많이 포함된 다중불포화지방산이 유방암에 미치는 영향은 총 지방량과 포화지방의 양에 따라 크게 달라진다.

마그네슘이 최소한 300가지 이상의 효소에 필수 요소라는 사실은 영양소의 상호작용이 거의 무제한적이라는 것을 의미한다. 또한 약물 대사효소와 면역체계에 대한 상호작용 효과는 호르몬계, 산-염기 균형, 신경계와 같은 다른 복잡한 인체시스템에도 동일하게 적용된다.[7]

여기에 인용한 증거들은 우리 몸에서 매순간 작동하는 수많은 상호작용 중 극히 일부일 뿐이다. 이렇게 복잡한 상호작용을 고려하지 않은 채 단일 영양소나 약물의 효과를 평가할 수 있다는 보편적인 믿음은 분명 어리석다. 또한 이러한 증거들을 감안하면 자연식품에서 추출한 영양소들의 '고용량' 복용을 극도로 주의해야 한다. 인체는 자연식품을 먹도록 진화했기에 이러한 식품들에 포함된 다양한 영양소의 상호작용과 복합작용을 처리할 수 있다. 그러나 우리 몸에 비타민C를 10,000mg 주게 되면 모든 것은 엉망이 된다.

영양소의 농도를 조절하는 인체

당신은 앞서 이야기한 영양소 흡수의 가변성이 여전히 환원론적인 관점이라는 것을 눈치 챘을 것이다. 우리가 본 바와 같이 두 가지 영양소를 동시에 섭취하면 서로 영향을 끼친다. 그러나 이러한 현상은 수많은 영양소를 동시에 섭취하는 상황, 즉 '음식 먹기' 같은 상황에서는 훨씬 더 복잡하고 예측 불가능한 결과로 나타난다. 지금 우리는 단지 3개 정도의 서로 다른 영양소의 상호작용 및 인체 시스템에 미치는 다양한 영향을 이야기하는 것이 아니라, 자연식품의 모든 활성 성분에 대해 이야기하고 있다. 우리가 먹는 음식 한 입 혹은 한 끼 식사에 섭취하는 화학물질이 얼마나 많은지 알 수 없다. 십만? 백만? 이러한 복잡성은 사실상 한계가 없다.

만약 우리가 무엇을, 얼마나, 어떤 조합으로 먹을지 결정하는 것을 우리의 뇌에 의존해야 했다면 인류는 오래전에 멸종했을 것이다. 다행스럽게도 우리가 해야 할 일은 매우 단순했다. 올바른 음식을 과하지 않게 만족할 양만큼 먹으면, 우리 몸은 자연스럽게 음식에 포함된 영양소들을 주어진 순간에 필요한 양만큼 대사하여 제공한다.

우리 몸은 영양소와 그 대사산물의 농도를 매우 조심스럽게 조절해서 특정 작용부위에 존재하는 양을 매우 제한된 범위 내에서 일정하게 유지한다. 일부 영양소의 경우 심각한 건강 문제와 사망을 피하기 위해 그 농도가 이 한계 내에 머물러야 한다.

요약하자면, 우리 몸은 필요한 것과 과도한 것을 선별해서 매우 다양한 농도의 식품 내 영양소를 우리 인체 조직에 훨씬 더 안정적인 농도로 조절한다.

인체의 이러한 조절 능력은 혈액 내 몇몇 영양소들의 '참고' 범위를 보

영양소	참고범위	상한/하한 비율
나트륨	135~145mmol/L	1.07
칼륨	3.5~5.0mmol/L	1.43
염소	340~370mg/dL	1.09
칼슘(이온화)	1.03mmol/L	1.23
철	9~21μmol/L	2.33
구리	11~24μmol/L	2.18
마그네슘	0.6~0.8mmol/L	1.33
총 단백질	60~78g/L	1.3
비타민A(레티놀)	30~65μg/dL	2.17

● 표 3 ● 혈액 검사의 참고범위[8]

면 한번에 알 수 있다(표 3 참고). 식품에 포함된 영양소의 차이가 최소 5배에서 10배 이상인 것과 비교하면, 혈액 내 농도의 범위는 하한에 대한 상한의 비율이 1.1배에서 2.3배에 불과할 정도로 매우 좁다는 것을 알 수 있다.

요약하자면, 인체는 음식을 통해 들어오는 영양소들의 엄청난 변이성을 건강에 필요한 좁은 범위로 유지하기 위해 영양소들의 농도를 상시적으로 감시하고 조절하고 있다.

공을 잡는다는 것

누군가가 던진 공을 잡는 것 같은 단순한 행동을 생각해 보자. 얼마나 복잡한 과정인지 상상이나 되는가? 우선 당신의 눈이 그 물체를 보고 공인지, 벌떼인지, 아니면 바셀린으로 채워진 풍선인지를 확인해야 한다. 그리고 공의 크기와 속도를 판단하는 데 도움을 얻기 위해 당신의 뇌로 어지러운 배열의 데이터를 전송하기 시작한다. 비록 당신이 고등학교 때 기하학 시험에 낙제했다 하더라도 당신의 뇌는 공이 그리게 될 포물선 경로를 계산한다. 그리고 당신이 물리학 시험에 낙제했다 하더라도 당신의 뇌는 공의 질량, 가속도, 힘을 계산한다. 뇌는 이 모든 정보를 처리하는 동시에 팔과 손을 조절하는 신경과 교신하면서 등, 목, 다리의 근육을 안정시키고, 다가오는 발사체를 처음 본 후의 긴장을 완화하기 위해 부교감 신경계를 활성화시킨다.

우리의 인체가 이처럼 무수히 많은 입력정보를 잘 조절하여 적절한 시점에 완벽하게 반응할 수 있다는 게 참으로 놀랍다. 당신은 본능적으로 팔을 뻗고 공을 잡는다. 그러나 만약 누군가 공을 잡는 방법을 배우기 위한 가장 올바른 방법은 수학과 물리학을 이용하여 공의 속도, 포물선 궤도, 풍속 등등을 계산해야 한다고 해보자. '잡기'와 관련된 학교 교육과정은 급증하고, 교육자들은 이를 가르치는 방법에 대해 수없이 논쟁할 것이다. 약 1%의 학생들은 이런 방법론에 뛰어나겠지만, 나머지 학생들은 공을 잡는 법조차 배우지 못할 것이다. 어떤 지역에서 모든 사람이 공을 잡을 수 있다는 것을 목격하면 연구자들은 어떻게 해서 그 지역의 모든 사람이 공을 잡을 수 있는지에 대한 수수께끼를 풀기 위해, 공을 놓치는 것을 '치료'하기 위해, 그들의 생리학적인 특성과 공의 재료와 공 잡기를 둘러싼 공공정책을 연구할 것이다.

개별 영양소, 그들의 특성, 식품 속에 포함된 종류와 양, 조직 내 농도, 생물학적인 기전에 초점을 맞추는 것은 공을 잡는 방법을 익히려고 수학과 물리학을 사용하는 것과 같다. 이것은 자연이 진화한 방법이 아니다. 그리고 이러한 관점은 적절한 영양을 실제보다 더욱 어려운 것으로 만든다. 우리 인체는 어떠한 데이터베이스의 도움 없이도 건강에 부합하는 조직 내 영양소 농도를 유지하고, 이를 위해 수없이 많은 기전을 전략적으로 이용하여 영양소의 소화, 흡수, 운반, 대사과정을 조절할 수 있다. 그러나 환원론이 연구와 영양학을 주도하도록 방치한다면 건강을 유지하는 것은 요원할 것이다.

6

환원론적 연구

크게 한 걸음 내딛는 것을 두려워 말라.
작은 두 걸음으로는 협곡을 건널 수 없다.
데이비드 로이드 조지 David Lloyd George

지금까지 과학과 정부가 얼마나 강하게 환원론적 패러다임에 뿌리를 두고 영양을 이해하고 있었는지, 이것이 어떻게 대중들의 영양에 대한 관점에 영향을 끼치는지 지켜봤다.

또한 세심하게 들여다보면 영양은 환원론적 틀 안에서는 결코 이해될 수 없을 정도로 총체적인 현상이라는 것을 알게 되었다. 영양은 셀 수 없을 만큼 변수가 많고 무척 복잡한 현상이다.

지금부터 환원론적 연구와 총체론적 연구의 차이를 좀 더 가까이 들여다보고, 인체라는 놀라울 정도로 복잡한 시스템을 이해하고 다루는 데 환원론적 세계관이 필연적으로 실패할 수밖에 없는 다양한 이유를 살펴보자.

환원론적 과학과 인과론

5장에서 살펴본 바와 같이 환원론은 과학을 수학 방정식처럼 다룬다. 원인과 효과를 찾아 A가 B를 유발한다는 공식을 만들려고 한다. 일단 이런 공식이 성립되면 B(예를 들어, 간암)를 줄이거나 없애려고 할 때 단순히 A(예를 들어 아플라톡신)를 줄이거나 없애면 된다. 아니면 A에서 B로 가는 과정을 차단하는 방법을 찾으면 된다.

환원론으로 빚어진 과학은 세상을 단순 인과관계, 즉 선형적인 방식으로 작동한다고 가정한다. 이것이 뜻하는 바는 A가 B의 원인이라 증명되는 고전적 조건을 보면 알 수 있다.

1. A는 항상 B에 선행한다.
2. B는 항상 A 뒤를 따른다.
3. B를 초래할 수 있는 또 다른 요인 C는 없다.

여기엔 해석의 여지가 별로 없다. 애매함, 예측 불가능, 복잡한 상호작용의 여지는 없다. 어떤 종류의 불확실성도 발붙일 여지가 없다. 이것이 담배회사가 과학자들로 하여금 흡연이 폐암의 원인이 아니라고 말할 수 있게 하는 이유다. 모든 흡연자가 폐암에 걸리지 않으며, 모든 폐암이 흡연 때문에 발생하는 것은 아니다. "흡연은 폐암을 유발하지 않는다"는 결론은 환원론적 세계에서 완벽하게 정확하다. 그러나 담배가 폐암에 미치는 영향이 심각한 상황에서 이런 주장은 심각하게 부적절하다.

환원론적 단순 인과관계의 관점에서 우주는 궁극적으로 시계처럼 기계적이다. 일부 환원론적 과학철학자들은 자유의지 같은 것은 존재하지 않는다고 주장하는 데까지 갔다. 우리의 생각, 감정, 충동은 화학반응의 단순 결과이고, 이 반응들 자체는 또 다른 화학반응에서 촉발되고, 결국 빅뱅 그 자체로까지 거슬러 올라간다고 생각하기 때문이다.

심리학자 에이브러햄 매슬로Abraham Maslow는 "당신이 망치만 갖고 있다면, 당신은 모든 문제를 못으로 보게 된다"고 말했다. 마찬가지로 당신이 세상이 단순 인과방식으로 작동한다는 관점만 갖고 있다면, 당신은 어디에서나 이 단순 인과관계를 볼 수 있을 것이다. 심지어 그것이 존재하지 않는 곳에서도. 우리는 있는 그대로가 아니라 우리가 생각하는 대로 세상을 본다. 환원론적 연구는 자연스럽게 환원론적 관찰결과를 내놓는다. 그리고 그 반대도 마찬가지다. 환원론적 연구는 세상이 단순 인과관계로 작동한다고 가정하기 때문에 만약 연구에서 단순 인과관계가 발견되지 않으면 단지 제대로 연구를 하지 못했거나 그것을 발견할 만한 충분한 도구가 없다는 것을 의미할 뿐이다. 자연의 불가사의한 복잡성을 볼 수 있는 유일한 방법은, 우리 스스로 계속해서 그렇게 하도록 허락하는 것밖에 없다.

그러나 복잡성을 찾는 것은 훨씬 더 힘든 작업이다. 단일 인자 인과성은 훨씬 더 평가하기 쉽고 매우 만족스러운 대답을 준다. 시스템이 아무리 복잡하고 실제로 상호작용이 있다 하더라도, 훌륭한 환원론적 과학자는 여전히 수백, 수천, 수십억 개의 요인 중 단 하나만이 불가결한 최종 결과를 초래한다고 가정한다. 흡연자가 폐암에 많이 걸리는가? 이는 예외 없이 암을 유발하는 단일 인자가 담배에서 추출될 때까지는 아무

것도 증명하지 못한다. 흡연의 효과가 생활습관, 영양 혹은 흡연의 유형(즐거운 막간 휴식인지 심각한 중독인지) 등에 따라 달라진다 해도 환원론적 연구는 이런 복잡성을 단호하게 무시해야 한다.

하지만 어떤 면에서는 복잡성을 찾는 것이 엄격한 인과관계를 찾는 것보다 더 쉽다. 환원론은 단순 인과모델에서는 작동하지만, 이 모델들은 가상의 조건을 가정하기 때문에 결국 복잡하고 혼란스러운, 그래서 어떨 때는 도저히 받아들일 수 없는 해결책을 제시한다. 반면, 총체론은 복잡 인과모델을 전제하지만 단순한 해결책을 제시한다.

낙농가에는 젖소로부터 충분한 우유를 얻지 못하는 농부에 대한 오래된 농담이 있다. 농부는 지역의 대학에 자문을 의뢰했고, 이론 물리학자가 이끄는 연구팀이 농장에 왔다. 몇 주간 집중적으로 조사하고 대학으로 돌아가 해결책을 고심했다. 마침내 물리학자가 해결책을 가지고 농장에 왔는데, 그는 "이 해결책은 진공 상태에 있는 구형球形의 소를 전제로 합니다"라는 단서를 달았다. 물리학자의 작업은, 특히 환원론자들이 영양을 다룰 때와 마찬가지로, 실제 세계에서는 작동하지 않는 해결책에 대한 수많은 학술적 작업에 불과하다.

우리가 아는 것을 어떻게 아는가?

과학자들은 철학을 주장할 수 있지만, 정작 중요한 것은 근거다. 무엇이 근거인가? 답을 찾는 방법이 좋은가 나쁜가? 탐구 주제에 적합한 방법은 무엇인가? 과학이 스스로를 객관적이고 가치중립적이라고 믿는다 하더라도 이 질문들에 대한 답은 그 자체로 매우 주관적이다. 답은 질문의 내용뿐만 아니라 답을 찾아가는 방법에 큰 영향을 받는다.

인간의 건강과 질병의 원인을 연구하는 역학자들은 과학적 질문들을 탐구하는 방법을 '연구설계'라고 부른다. 연구설계는 연속체로서 아주 총체론적인 것부터 아주 환원론적인 것까지 다양하다. 지금부터 이 중 몇몇 방법을 살펴볼 것이다. 특히 영양과 관련해서 어떻게 두 연구설계가 다른지, 수집하는 증거의 종류와 연구결과에서 도출하는 결론도 달라지는지 자세히 살펴볼 것이다.

총체론적 연구 1: 생태연구(관찰연구)

근본주의적 환원론자를 제외한 모든 이들에게 매우 분명한 최적의 식단을 찾는 방법은 이미 존재하는 인구집단을 조사하고 비교하면서 그들이 먹는 것과 건강상태를 관찰하는 것이다. 역학자들은 이런 종류의 연구를 생태연구 혹은 관찰연구라고 한다. 이 연구의 특징은 관찰자의 개입 없이 식품 섭취와 질병 발생율 같은 요인을 관찰하는 것이다. 무엇이 어떤 것을 초래한다는 것을 증명하려는 시도도 없다. 대신 연구자들은 인구집단의 있는 그대로의 식이 및 질병 특징을 기록한다. 생태적인 조사 중 스냅사진처럼 특정 시점에 인구집단의 식이와 질병을 거의 동시에 관찰하여 분석하는 연구를 단면연구라 부른다.

생태연구의 결과는 특정 요인이 특정 결과를 초래한다는 증거보다는 변수들 사이의 관련성, 즉 상관성을 보여준다. 이런 연구에서 수집한 자료는 전체 인구의 평균이기 때문에 개인 차원에 그대로 적용할 수는 없다. 만약 이런 자료에서 인과성을 읽어내려 시도한다면, '생태학적 오류'

로 알려진 실수를 저지르게 된다. 예를 들어, 높은 자동차 보유율(부유한 사회의 지표)이 높은 유방암 위험(부유한 사회의 또 다른 지표)과 상관성이 있다고 하더라도, 자동차가 유방암을 유발한다고 결론내리거나 유방암을 걱정하는 여성들에게 자동차 운전을 피하라고 조언하는 것은 말이 되지 않는다. 대신 이런 상관성은 두 지표가 무언가를 공유하고 있으며 이에 대한 추가 연구가 필요하다는 점을 제시한다.

생태연구의 장점은 중요한 생활습관이나 요인을 찾아내서, 생활습관에 따른 건강상태의 차이를 비교할 수 있다는 것이다. 그러나 특정 원인에 대한 결론을 지을 수 없기 때문에 환원주의자들은 수준 낮은 연구방법으로 취급한다.

내가 이끈 연구팀의 중국연구는 바로 이런 단면적·생태적 연구였다. 다양한 종류의 근거를 이용해 동물성 식품을 더 많이 섭취하는 지역에서 여러 종류의 암과 심장질환, 뇌졸중 및 갖가지 질병의 발생률과 사망률이 높다는 것을 발견했다. 그러나 비판자들은 이런 결과가 질병발생률을 낮추는데 자연식물식 식단이 효과적이라는 근거가 되지 못한다고 목청 높인다. 우리의 연구방법론이 그런 주장을 하기에 적합하지 않다는 것이다.

어떤 면에선 그들이 맞지만, 다른 면에선 틀렸다. 환원론적 철학에 따르면, 자동차 운전이 유방암을 유발한다고 주장할 수 없는 것처럼 자연식물식 식단이 질병 위험을 낮춘다고 주장할 수 없다는 지적은 기술적으로 맞다. 하지만 자세히 따져보면 이런 비유는 적합하지 않다. 우리는 운전이라는 단일 요인과 유방암이라는 단일 결과를 비교하지 않았다. 그보다는 극도로 복잡한 대사과정과 상호작용의 세트인 영양을 관찰했다. 복잡한 영양을 하나의 요인으로 환원할 의미 있는 방법은 결코 없다.

중국연구는 건강에 대한 영양의 효과는 총체적이라는 가설을 바탕으로 구상했다. 비타민C를 많이 먹을수록 감기가 예방되는지에 관심이 있었던 것이 아니라, 총체론적 관점에서 특정 식단이 다른 것에 비해 훨씬 더 건강한 결과를 낳는지 알고 싶었던 것이다. 방법은 서구인들과 전혀 다르게 먹고 있는 중국 시골지역 사람들을 있는 그대로의 생태계 안에서 연구하는 것이다. 중국 시골지역 인구는 충분히 많고 생활습관 건강 질병도 다양해 큰 그림을 볼 수 있게 해주었다. 우리는 특정 종류의 음식들이 생화학적으로 비슷한 특성을 가지고 있는 특정 질병들과 관련이 있다는 가설을 검증할 수 있었다. 그리고 이 음식들에 질병을 초래하거나 혹은 예방 및 치료하는 무엇인가가 있는지도 연구할 수 있다.

총체론적 연구 2: 생체모방

인류의 '이상적인' 식단에 대한 통찰을 얻을 수 있는 또 다른 총체론적 방법은 인류의 가장 가까운 친척인 고릴라와 침팬지를 관찰하고 그들이 무엇을 먹는지 보는 것이다. 이른바 생체모방으로 알려진 전략이다. 유인원은 인간과 달리 지난 수만 년간 식단이 변하지 않았다. 그래서 유인원의 본능적인 음식 선택이 그들의 건강에 가장 적합할 것이라고 예상할 수 있다. 야생의 유인원은 패스트푸드 광고와 정부의 정책에 영향 받지 않았기 때문에 그들의 식단은 본성을 더 잘 반영한다고 볼 수 있다. 게다가 야생 유인원은 열악한 식단에서 비롯된 문제를 해결하려고 약을 먹거나 수술을 받지도 않는다. 그래서 일군의 유인원이 건강하지 않은 음식을 먹게 되면 그들은 너무 병들고 비만해져 생존이나 번식에 어려움을 겪는다.

『생체모방』의 저자 재닌 베니어스Janine Benyus에 따르면, 초기 인류는 독성 식물을 가리기 위해 총체론적인 연구전략을 이용했다.

결정적인 것은 아니지만, 동물 관찰은 우리 자신의 식단 탐험을 위한 출발점이 될 수 있다. 예를 들면, 자연식물식을 하는 침팬지와 고릴라의 뼈와 근육이 튼튼하다는 것을 아는 것만으로도 근육을 키우고 유지하는 데 많은 양의 동물성 단백질이 필요하다는 생각은 약해질 것이다. 코끼리와 하마처럼 세상에서 가장 큰 육상동물들만 봐도 100% 자연식물식이 그들을 체력적으로 약하게 하거나 야위게 하지 않는다는 것을 알 수 있다.

요약하자면, 생체모방은 영양과 관련된 주제에 있어서 인간을 여러 종 중 하나로 바라보게 한다. 우리를 닮은 동물을 관찰하는 것은 인류가 개발한 기술(농업, 냉장, 식품 가공 등)에 영향을 받은 인류의 식습관을 관찰하는 것으로는 얻을 수 없는 식단에 대한 통찰을 제공한다. 또한 새로운 환원론적 연구 영역을 제안할 뿐만 아니라 우리가 틀렸을 수도 있는 현재의 연구 영역을 식별하게 한다.

총체론적 연구 3: 진화생물학

세 번째 총체론적 방법은 진화생물학적 접근법이다. 이를 통해 우리의 생리현상을 검토하고, 우리 몸이 무엇을 소화하도록 진화했는지를 판단할 수 있다. 예를 들면 인간의 소화기관의 길이, 치아의 수와 모양, 직립자세, 턱 모양, 위의 산도pH 등의 특징을 육식동물 및 초식동물과 비교하는 것이다. 비교해보면 우리는 초식동물의 특징 대부분을 공유하고, 육식동물의 특징은 거의 갖고 있지 않다. 이런 방식으로 우리가 먹을 수 있는 종류의 음식들을 거꾸로 발견할 수 있다.

환원론적 연구1: 전향적 연구

전향적 연구는 정보를 실시간으로 기록하고 이후에 질병이 발생하는지를 관찰하는 방법이다. 환원론적 연구방법 중 가장 주목받고 있기에 지원금도 풍족하다. 가장 단순한 예는 한 집단(실험군)이 특정 치료를 받고, 다른 집단(대조군)은 그렇지 않는 것이다.

원론적 연구의 표준은 무작위 대조군 연구RCT, randomized controlled trial로 알려진 전향적 실험 유형이다. '무작위'는 연구대상이 실험군과 대조군으로 배정되는 방법을 뜻한다.

무작위 대조군 연구는 보통 이중맹검법으로 진행되므로 연구자와 연구 대상자 모두 누가 어떤 치료를 받는지 모른다. 약물실험을 예를 들면 연구 대상자와 연구자 모두 누가 진짜 치료제를 복용하는지 모르기 때문에 환자들이 단지 최신 치료제를 복용하고 있다는 생각만으로 좋아진다거나, 연구자들이 치료제 복용군과 위약 복용군을 차별적으로 대하는 것을 피할 수 있다.[1]

전향적 실험은 "깨끗"해 보인다. 세부 정보를 더 정확하게 확인하고, 현실 세계의 복잡함이나 "잡음"을 최소화하기 때문이다. 이런 실험은 신약의 안전성 및 효과 평가처럼 단일 요인의 영향을 평가하는 경우 매우 유용하다. 그러나 약물실험이라 하더라도 조작된 환경에서의 확실성과 복잡한 현실세계에서의 적용 사이엔 내재적인 모순이 있다. 실험조건이 완벽하게 조절될수록 현실과는 더욱 동떨어지게 된다.

특정한 단일 화학물질에 대한 연구는 깔끔한 결과를 제공할 수 있지만, 이런 연구방법은 복수의 원인과 결과의 복잡한 상호작용이 있는 실제 삶에서는 어떠한 설명도 주지 못한다.

환원론적 연구 2: 환자-대조군 연구

흔하게 쓰이는 연구방법론 중 환원론적 연구자들 사이에서는 전향적 실험에 비해 분별력이 떨어지는 것으로 평가되는 것으로 환자-대조군 연구가 있다. 연구자들은 질병이 있는 환자들과 성별, 연령대가 같고 질병이 없는 대조군의 생활습관을 비교함으로써 질병에 영향을 미칠 수 있는 요인을 찾는다. 환자-대조군 연구는 식습관, 생활습관, 독성물질 노출 등 실제로 혹은 윤리적으로 강제할 수 없는 요인들의 영향을 평가한다. 예를 들면, 연구 대상자들에게 모든 식사를 맥도날드에서 해결하도록 강제할 수는 없지만, 스스로 그렇게 하고 있는 사람들을 찾아서 그들에게 무슨 일이 벌어지는지를 볼 수는 있다.

환자-대조군 연구는 후향적일 수도 전향적일 수도 있다. 연구자들이 질병 발생의 원인을 찾기 위해 이전에 기록된 정보들을 사용하면 후향적 연구가 되고, 서로 다른 생활습관이나 식습관을 가진 사람들에서 어떤 일이 벌어지는지를 지켜보면 전향적 연구가 된다(코호트 연구). 둘 다 연구대상을 무작위로 특정 집단에 편성할 수 없기 때문에 어떤 요인이 질병의 원인이라고 증명할 수는 없다. 문제는 어떤 하나의 습관이 비슷한 사람들은 다른 습관도 비슷한 경향이 있다는 것이다. 이럴 경우 어떤 요인들이 질병의 원인인지 콕 집어서 말할 수 없다. 그래서 연구자들은 통계적 기법으로 이 문제를 해결하는데, 이를 '혼란변수 교정'이라고 한다. 예를 들어, 유방암과 식이 지방의 관련성을 연구할 때 환자군(유방암 환자)과 대조군(유방암을 진단받지 않은 사람)에게 식습관을 물어 지방을 얼마나 섭취하는지 조사한다. 그런데 유방암에 걸린 여성들은 체지방이 많다. 그럼 무엇이 원인인가? 식이 지방이 유방암의 원인인가? 아니면 비만이 되기 쉬운 여성이 유방암에도 잘 걸리는가?

질문을 던지면 던질수록 더 많은 상호작용을 고려하게 되고, 환원론자들은 더욱더 끔찍한 악몽에 시달린다. 어쩌면 유방암에 걸렸고 체지방이 많은 여성들은 유전적으로 비만과 유방암 모두에 취약할 수 있다. 그래서 이런 유전사가 없는 여성늘은 지방을 얼마나 섭취해야 할지 걱정하지 않아도 될지 모른다. 어쩌면 생각지도 못한 다른 변수가 있을 수도 있다. 비만 여성은 사회적 선입관 때문에 운동을 적게 하거나 더 우울할 수도 있는데, 이런 요인들이 유방암을 일으킬 수 있다. 아니면 그들이 우울해서 더 많이 먹고, 운동은 덜하기 때문에 살이 쪘을 수도 있다. 건강한 식습관에 대한 교육이 적어 살이 쪘을 수도 있는데, 이는 낮은 의료기관 접근성이나 낮은 소득, 신선한 음식에 대한 낮은 접근성, 환경독소 노출이 많은 환경 거주와도 관련이 있을 수 있다.

환원론자들은 이런 불확실성을 다루기 위해 통계적 기법을 사용한다. 하지만 이런 통계적 보정도 우리가 떠올릴 수 있고, 어떤 방식으로든 측정할 수 있는 혼란변수에만 가능하다. 어떤 연구도 시간과 재정의 제한에서 자유롭지 않기 때문에 언제나 통계적인 방법으로 보정할 수 없는 잠재적인 혼란변수가 있기 마련이다.

그러나 과학자들이 특정 질병을 둘러싼 여러 요인의 그물망을 풀어

헤치려 할수록 연구 '결과'의 유용성은 떨어진다. 유방암의 예를 보자. 우리가 생각할 수 있는 모든 다른 요인을 보정한 결과 유방암과 비만만 남게 되면, 비만 여성은 유방암에 더 잘 걸린다는 결론이 도출된다. 그러면 유방암 예방을 위한 처방은 바로 '체중 감소'로 환원되고, 체중을 감량시킨다고 광고하는 어떤 방법도 유방암 예방법이 된다. 비만과 유방암의 관련성에 대한 실제 기전과 상관없이 식사 대용 쉐이크, 저탄수화물 다이어트, 레몬주스 단식 등 모든 광기어린 방법이 유방암 예방법이 되는 것이다.

하지만 유방암과 비만의 증가는 동물성 식품이 주재료인 고도로 가공된 식품, 식물성 식품 섭취 부족과 관련 있다. '어떤 방법으로든 살만 빼면 유방암을 예방할 수 있다'는 메시지는 이런 체중 감량 처방을 따르는 여성들에게 암 발생 위험을 감소시키는 것이 아니라 증가시키는 식단을 따르게 만든다.

이는 행복한 사람들이 불행한 사람들보다 잘 웃는다는 사실을 바탕으로 얼굴 근육을 웃는 것처럼 당겨주는 기계가 우울증을 치료할 것이라고 주장하는 것과 같다. 웃음은 행복의 지표가 맞고, 웃음과 행복 사이에 관련성이 있는 것이 맞고, 스스로 더 웃도록 상기시키는 것이 기분에 영향을 미칠 수 있는 것도 맞다. 그러나 다른 모든 요인은 무시하고 웃음만이 행복과 우울증에 영향을 미친다는 생각은 명백하게 어처구니없는 생각이다.

이런 예시를 믿을 수 없다고 생각하는가? 이런 종류의 편협한 환원론적 연구가 현실에서 어떤 결과를 초래했는지에 대해서는 건강기능식품을 둘러싼 과대광고를 통해 11장에서 자세히 살펴볼 예정이다. 이 과대

광고에서 연구자들은 특정 영양소가 좋은 건강상태의 단순 지표가 아니라 원인인 것처럼 결론 내리기 위해 그 영양소를 둘러싼 수많은 요인을 큰 의미 없거나 존재하지 않는 것처럼 무시한다. 이런 오류는 비타민 복용자들의 돈을 낭비하는 것에 그치지 않고, 일부의 경우 심각한 질병이나 조기사망을 초래할 수 있다.

총체론적 연구 vs 환원론적 연구

총체론적 연구가 과학자들로부터 공격받는 이유는 부정확하거나 애매하게 보이기 때문이다. 총체론적 연구는—환원론적 연구가 하는 것처럼—모든 것을 실험실 상황으로 밀폐하고, 반복하고, 소수점 다섯째 자리까지 측정할 수 있게끔 원인과 결과를 단순화하지 않는다.

환원론은 정의상 모든 '혼란' 요인, 주 연구대상 이외에 추가적으로 결과에 영향을 미치는 모든 변수의 제거를 추구한다. 그러나 영양은 총체적 현상이다. 따라서 영양을 하나의 변수로 취급하는 연구는 어떤 경우에도 설명력이 떨어진다. 영양을 마치 단일 기능을 하는 하나의 알약처럼 취급하는 것은 영양의 복잡한 상호작용을 무시하는 것이다. 총체적인 현상을 현실과 진실의 희생 없이 환원론적 방법만으로 연구할 수는 없다.

새로운 영양 연구 패러다임

역학 연구의 최선은 다양한 연구방법으로 결론을 도출하는 것이다. 마치 맹인 코끼리 학자들이 각자 만진 부위에 대한 정보를 모아야 코끼리의 전체 모습에 대한 이해를 높일 수 있는 것처럼. 그러나 불행하게도 환원론적 연구만이 인정과 지원금을 받고 있어서 모든 역학 연구는 환원론적으로 치우쳐 있다.

코끼리를 연구하는 사람들에게는 전자현미경이 필요없다. 그저 관찰할 수 있으면 된다. 환원론자들은 단일 인자의 독립적인 영향을 입증하지 못하고, 개인적 수준에서 적용 가능한 결과를 제시하지 못한다며 중국연구를 비판한다. 이미 언급했듯이 이런 비판의 전제 자체가 잘못되었다. 우리는 단일 인자의 영향을 알 필요가 없다. 자연은 그런 방식으로 작용하지 않는다. 영양은 건강에 전체적으로 영향을 미친다. 영양소들의 개별적인 작용에만 초점을 맞추면 영양의 전체적인 작용을 놓치거나 잘못 해석할 수 있다. 중국연구는 총체론적 관점에서 바라볼 때 음식 섭취와 질병의 임상지표, 건강 상태 사이의 확연하게 드러나는 양상을 통해 식단과 질병 사이의 인과관계에 대한 근거를 제공한다.

약물 실험에서 가장 유용한 연구방법은 무작위 대조군 연구다. 그러나 영양에서 가장 유용한 연구방법은 총체론적 연구다. 간단한 식단 선택을 통해 상상할 수 없이 복잡한 상호작용들이 어떻게 영향을 받고, 눈부신 건강이 어떻게 찾아오는지 볼 수 있게 된다.

7

환원론적 생물학

설명은 항상 한 방향으로 복잡한 것에서부터 간단한 것으로,
특히 분명하게 덜 인간적인 방향으로 간다.
T.H. 존스 T. H. Jones

앞서 환원론적 연구자들이 어떻게 환원론적 해답들을 이끌어내고, 생물학적 복잡성의 실체를 배제했는지 살펴봤다. 이제 이 엄청난 복잡성이 영양과 관련해서 어떻게 나타나는지 살펴보자.

이런 복잡성을 보여주는 예로 나의 오랜 친구인 복합기능산화효소 MFO만한 것이 없다. 이 효소가 나를 환원론적 연구자에서 총체론적 연구자로 바꿔버렸다.[1] 이 놀라운 효소의 기능을 정확히 알게 되면 왜 환원론적 접근법으로는 영양과 건강의 관계를 제대로 알 수 없는지 정확하게 이해할 수 있다. MFO에 대해 살펴보기 전에 우선 영양소 대사와 효소의 일반적인 특성에 대해 살펴보는 것이 좋을 것 같다.

영양에 대한 생화학적 설명

영양소 대사에 대한 논의는 세포 내 유산소 호흡 과정을 매우 직선적인 과정으로 도식화한 크렙스 회로Krebs cycle를 바탕으로 한다. 이 그림을 보면 탄수화물, 지방, 단백질이 들어오면 인체의 세포는 예상대로 에너지를 추출하고, 무수히 많은 유용한 대사산물을 만들고, 마지막으로 이산화탄소와 물을 남긴다. 이 과정의 각 단계를 잇는 화살표는 기술된 모든 단계가 인체 내 모든 장소, 모든 시간, 모든 상황에서 언제나 정확하게 같은 방식으로 일어난다는 인상을 줄 만큼 권위 있어 보인다. 이 모델은 기본을 이해하는 데는 도움이 되지만, 현실을 정확하게 반영하지는 않는다. 영양은 이 정적인 그림이 암시하는 것보다 훨씬 더 복잡하다.

영양소는 일반적으로 우리 몸의 수십조에 이르는 세포에 들어간 후 하나의 예측 가능한 경로를 따르지 않는다. 대부분 직간접적으로 서로 영향을 미치는 매우 다양한 경로를 따라가고, 그 대사산물들은 다시 더 많은 세부 경로로 이어진다. 이런 경로들이 발현됨에 따라 영양소는 에너지의 이동이나 손상된 세포의 복구처럼 매우 다른 종류의 활성과 기능을 촉발하게 된다. 결국 영양소가 따르는 주된 경로는 우리가 건강을 즐길지, 병으로 고생할지를 결정하는 데 크나큰 영향을 미친다. 그러나 영양소 대사에 대한 이해는 단순히 영양소가 어떤 경로를 따르는가에 그치지 않는다. 경로는 계속해서 수많은 세부 경로로 분화하기 때문에 이들 간의 통합은 끝이 없다.

그림 7-1은 각 영양소의 대사과정을 좀 더 복잡하게 보여준다.

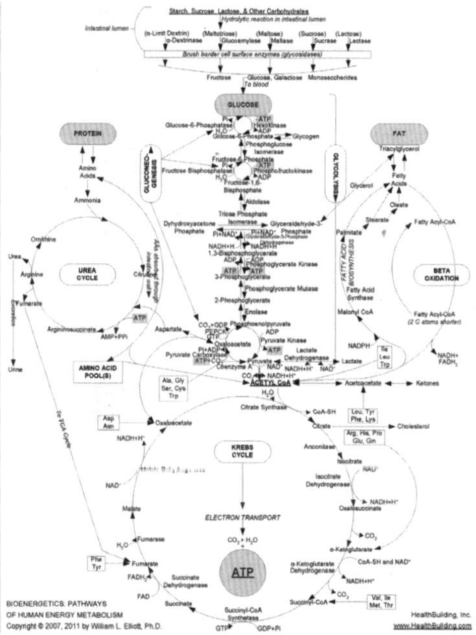

● 그림 7–1 ● 포도당 대사 경로의 '단순' 차트

대사과정을 차트로 만드는 사람들은 세포대사에 대한 지도책을 만들기 시작했다. 이러한 복잡한 차트는 어떻게 환원론이 점점 더 정보를 전문화시키고 세분화함으로써 전체를 보는 능력을 잃게 만드는지를 상징적으로 보여준다. 대부분의 연구자들은 이 복잡한 차트에 포함된 한두 개의 반응을 두고 몇 년 혹은 몇십 년 동안 연구한다. 세포 대사에 대한 우리의 지식이 더 깊어짐에 따라 점점 더 세부적인 내용들이 세포 대사 과정에 추가되고 또 추가됨으로써 결국은 전체 시스템이 의미하는 것을 볼 수 있는 능력은 퇴화하게 되었다.

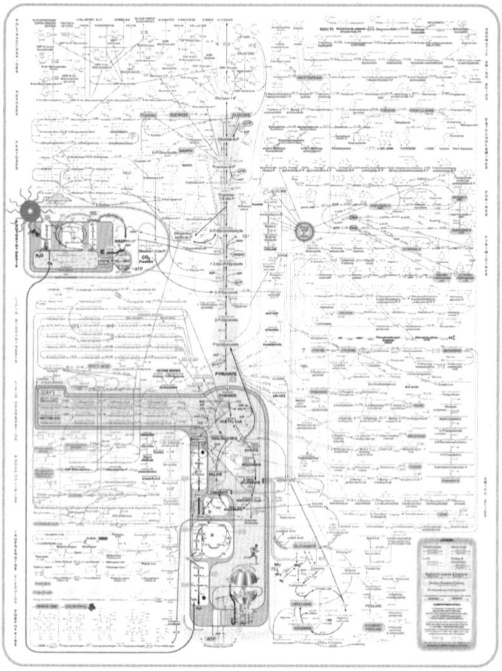

● 그림 7-2 ● 포도당 대사 경로의 '최신' 차트

그림 7-2는 포도당 대사 경로의 '최신' 버전이다. 과학자들은 더 자세한 이해를 위해 이보다 더 깊이 들어가고 있다. 그림 7-3은 그림 7-2의 아주 작은 일부분을 확대한 것으로 그 복잡성이 어느 정도인지를 보여준다.

그림 7-2조차 인체 내에 존재하는 100조개의 세포 안에서 이루어지고 있는 모든 반응들의 극히 일부분에 불과하다. 이러한 대사의 복잡성은 우리가 먹는 음식들 그리고 그 안에 포함된 영양소와 인체가 어떻게 반응하는지 완벽하게 이해하는 것은 불가능하다는 것을 의미한다. 우

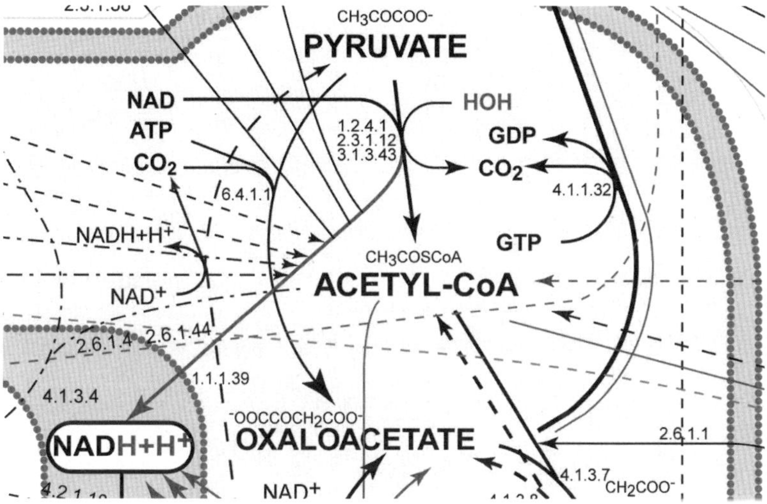

● 그림 7-3 ● 그림 7-2의 일부 확대도

리가 음식을 먹으면 그 안에 포함된 영양소들은 100조개의 세포 내에 존재하는 대사반응의 거대한 미로 속에서 서로 간에 그리고 음식에 포함된 다른 화학물질, 그 대사산물과 함께 복잡한 상호작용을 한다. 결코 단일 반응 또는 단일 기전으로 개별 영양소의 역할을 설명할 수 없다.

개별 영양소가 이렇게 복잡한 대사반응의 경로에 포함되어 있다는 사실은 각 영양소가 건강과 여러 가지 질병 발생에 관여할 수 있음을 시사한다. 환원론에 의해 대중적으로 알려진, 하나의 영양소를 하나의 질병과 연결하는 것은 한마디로 틀렸다. 또한 음식 속에 포함된 영양소 및 화학물질들이 이 복잡한 대사과정에 들어가면 복잡한 대사과정의 네트워크에 영향을 미치게 된다. 우리가 음식을 한 입 먹게 되면 수만 수십만의 화학물질이 동시에 이 대사과정 네트워크에 들어오게 된다.

대사와 효소

대사란 생명을 유지하기 위하여 우리 몸에서 일어나는 모든 화학적 반응을 말한다. 동시에 발생하는 수십억 개의 반응을 생각할 때 그 밖의 다른 일을 위한 에너지는 어떻게 얻을까 하는 궁금증이 생길 수 있다. 모든 화학반응은 에너지를 요구한다. 인체에서 사용 가능한 형태의 에너지 생산은 대사의 주요 결과 중 하나인데, 이때 대사과정에서 최종적으로 생산된 에너지의 양은 에너지를 생산하기 위하여 사용되는 에너지보다 훨씬 더 많아야 한다. 다행히 우리는 화학반응을 위하여 필요한 에너지의 양을 낮출 수 있도록 진화했다. 바로 효소라고 불리는 분자들이 이 일을 한다.

효소가 인체에서 하는 역할을 명확하게 이해하게 되면 왜 부분에서 발생하는 일을 통해 전체 시스템 내에서 발생하는 일을 이해한다는 것이 불가능한지 알 수 있다. 효소는 모든 세포 내에 존재하는 큰 단백질 분자로서 일련의 반응과정을 통하여 하나의 기질을 다른 형태의 생성물 혹은 대사산물로 바꾸는 역할을 한다. 즉, 설탕분자(기질)는 효소의 작용으로 향후 지방 합성에 사용되는 다른 형태의 포도당 관련 화학물질(생성물 혹은 대사산물)로 바뀔 수 있다. 효소를 자동화된 대형 공장으로 생각해보자. 작은 통나무(기질)를 거대한 공장 건물의 입구에 넣으면 출구에 멋지게 디자인된 샐러드 볼(생성물)이 나온다고 해보자. 물론 당신이 직접 통나무를 샐러드 볼로 바꿀 수도 있지만, 많은 시간과 노동이 요구된다. 공장은 이 과정의 효율성을 극대화시킨다. 효소는 세포 안에서 소량의 에너지를 사용하여 매우 빠르게 기질을 생성물로 바꾸는 역

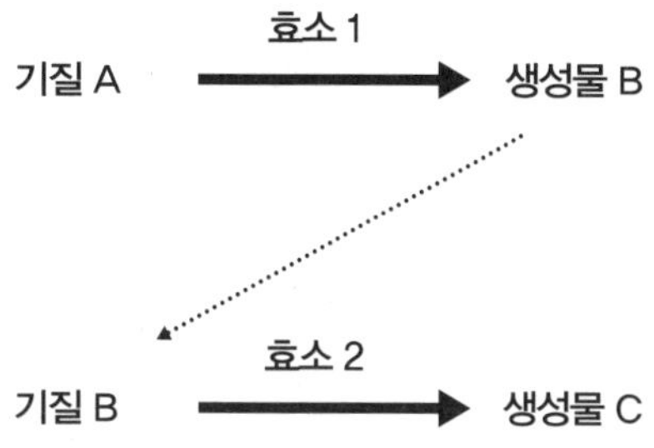

● 그림 7-4 ● 단순 효소반응

할을 한다(촉매반응). 효소가 관여하는 반응들은 효소의 도움 없이 일어나기는 매우 힘들다. 반응이 일어난다 하더라도 반응속도가 지극히 느리고, 매우 많은 에너지를 필요로 한다.

기질의 크기와 비교해보면 효소는 매우 크다. 한 효소분자는 기질분자 크기의 1만 배에서 2만 배 정도다. 공장과 통나무의 실제 크기와 비교될 만하다. 그림 7-4는 기질 A가 효소 1에 의해 생성물 B로 전환되는 것을 보여준다. 그러나 여기서 끝나는 것이 아니다. 생성물 B는 다시 다른 효소 2가 일으키는 반응의 기질이 되며 새로운 생성물 C가 만들어지는 반응이 꼬리를 물고 일어난다.

하나의 효소는 공급량(이용 가능한 기질의 양)과 요구량(세포에서 필요로 하는 양)에 따라 활성도가 달라진다. 공장에서 재료의 공급과 완성된 생산품의 요구량에 따라 조립 라인이 빠르게 혹은 천천히 움직이는 것처럼 효소는 기질을 생성물로 전환시키는 속도를 조절할 수 있다(효소의 활성). 심지어 생성물에서 기질로 되돌아오게 만드는 반응까지 일으킬 수 있

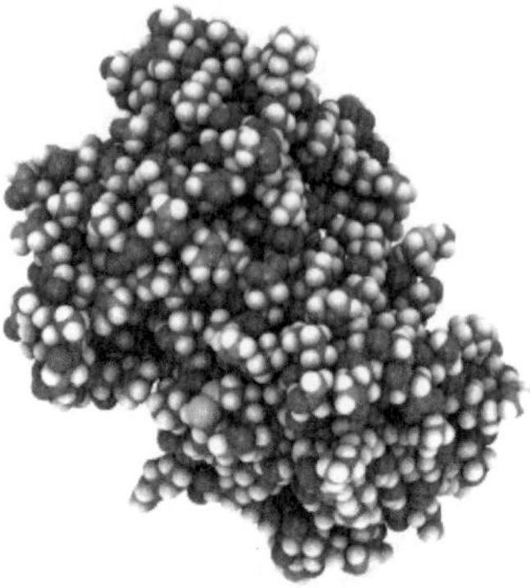

● 그림 7-5 ● 리보스 가수분해효소(CD38)의 3차원 구조

다. 즉, 효소는 반응의 속도뿐만 아니라 방향까지 조절한다.

효소는 DNA의 지시에 따라 순서가 결정된 여러 종류의 아미노산이 직선으로 결합된 곧은 사슬 형태로 나타난다. 아미노산은 화학적·물리적 친화력을 가지고 있으므로 이 곧은 사슬은 곧 아주 긴 자석 구슬들이 서로 뭉쳐져 있는 것처럼 접혀 3차원 구조를 만든다(그림 7-5).

효소가 접힌 방식은 활성도를 조절하는 하나의 방법으로 효소의 화학적·물리학적 특성에 영향을 줌으로써 반응의 속도를 조절한다. 효소를 연구하는 과학자들은 효소가 그들의 업무를 수행하는 놀라운 속도에 대하여 시적으로 표현할 정도다. 다음은 『신세계 백과사전New World Encyclopedia』에 나오는 효소 소개글이다.

> 효소가 기능하기 위해서는 반드시 아주 정밀한 형태의 3차원 구조를 가지고 있어야 한다. 어떻게 그렇게 정교한 3차원 형태로 접히게 되는지는 여전히 미스터리로 남아 있다. 150개의 아미노산으로 만들어진 하나

> 의 효소가 3차원의 형태를 만드는 방법에는 엄청나게 많은 경우의 수가 있다. 만약 매초 1,012개의 서로 다른 배열의 3차원 형태가 시험된다고 가정한다면, 가장 정확한 형태를 찾기 위해서는 1026년이나 걸린다. 즉, 어떤 효소가 특정 화학반응에서 정확하게 작용한다는 것은 놀라운 복잡성과 조화가 이 우주 내에 존재한다는 것을 보여준다.[2]

표현이 불가능할 정도의 복잡함을 설명하기 위하여 인용한 위의 예는 효소의 관점에서 보았을 때는 상대적으로 적은 수의 분자일 뿐이다. 또한 효소가 반응하는 속도는 경이로울 정도로 빠르며, 하나의 효소에 의해 대사될 수 있는 기질의 다양성 또한 놀라울 정도이다. 그리고 효소의 구조, 양, 활성도에 영향을 줄 수 있는 수많은 요소들이 존재한다.

이 논의의 요지는 영양소 대사와 효소의 세계 사이에 존재하는 밀접한 관련성이다. 효소의 촉매 반응은 무한대에 가깝고, 무한대의 네트워크가 있고, 무한대의 영양소와 관련 분자들에 의해 조절된다. 영양소가 효소를 조절하지만, 효소 역시 영양소에 작용해서 인체의 적절한 기능을 위해 필요한 무수히 많은 생성물을 만들어낸다.

나의 친구 MFO 그리고 땅콩과 간암

1965년 버지니아 공대 교수로서 진행한 첫 번째 공식 연구프로젝트는 땅콩에 발암물질로 알려진 아플라톡신이 존재하는지를 분석하는 것이었다.[3] 곰팡이의 일종인 아스페르길루스 플라부스가 만들어내는 이

물질[4]은 당시 동물실험에서 간에 아주 강력한 발암작용을 하는 것으로 보고됐다.[5] 땅콩은 미국에서 가장 인기 있는 음식 중 하나이기 때문에 땅콩에 발암물질이 존재할 가능성은 매우 끔찍한 상상이었다. 더군다나 아플라톡신은 동물실험에서 극히 적은 양으로도 간암을 유발할 수 있어 당시 알려진 모든 발암물질 중 발암성이 가장 강력할 것으로 예상됐다.[6]

우리는 먼저 아스페르길루스 플라부스가 잘 자라는 기후와 지리 조건을 조사했는데, 여러 식물 중 특히 땅콩에 초점을 맞췄다. 그러던 중 학과장인 찰리 엥겔이 필리핀의 어린이 영양 프로그램 개발 참여를 권유했다. 이 프로그램의 주요 목적 중 하나는 그 지역에서 생산되는 식품 중 필리핀 어린이들에게 싸게 공급할 수 있는 단백질원을 찾는 것이었다. 당시 우리가 생각했던 답은 땅콩이었다. 땅콩은 단백질이 풍부할 뿐만 아니라 대부분의 아이들이 좋아하며 다양한 기후와 조건에도 매우 잘 자랐다. 그러나 단 한 가지 문제가 있었다. 바로 아플라톡신이다.

단백질 부족을 해결하는 방편으로 땅콩을 기르기 전에 먼저 땅콩의 아플라톡신 오염 문제를 이해하고 해결해야 했다. 아플라톡신에 대한 연구경험이 있었기 때문에 이 과제는 내 몫이 됐다. 마닐라에 분석실을 설치하고 필리핀의 동료들과 아플라톡신 섭취의 주된 원인이 되는 식품이 무엇인지 찾기 시작했다. 땅콩이 주원인인가? 다른 음식은 어떤가? 사람들이 간암에 걸릴 만큼 충분한 아플라톡신 섭취를 하고 있는가? 만약 그렇다면 가난한 사람들에게 싸고 효과적인 단백질 공급원으로써 땅콩을 사용하기 위해 아플라톡신을 제거하거나 아플라톡신의 효과를 중화시킬 수 있는 방법은 무엇인가?

우리는 먼저 시장에서 파는 땅콩들을 수집해 아플라톡신을 분석했는데, 땅콩 종류에 따라서 오염 정도가 매우 다르다는 사실을 알게 됐다. 껍질을 깐 칵테일 땅콩은 필리핀의 부유층이 주로 먹는 비싼 땅콩인데 아플라톡신 오염이 거의 없었다. 반면, 땅콩버터는 아플라톡신에 심각하게 오염되어 있었다. 땅콩버터 샘플 29개가 모두 아플라톡신에 오염되어 있었다. 평균 농도는 500ppb정도였지만[7] 8,600ppb까지 오염된 것도 있었다.[8] 당시 미국 식약청이 식품의 아플라톡신 안전기준을 30ppb로 제안했던 것을 감안하면 매우 우려스러운 결과였다. 안전기준은 나중에 더 낮아졌다.[9]

칵테일 땅콩과 땅콩버터 사이의 엄청난 농도 차이를 알기 위해 필리핀 식약청 감독관으로 참여해 땅콩버터 제조공장을 방문했다. 금방 답을 알 수 있었다. 컨베이어 벨트를 타고 오는 땅콩 중 색이 좋고 싱싱한 것은 칵테일용 땅콩으로 분류되고, 상태가 좋지 않은 나머지는 땅콩버터를 만드는 그라인더와 조리시설로 들어갔다. 색이 변하고 껍질이 변질된 것으로 곰팡이에 감염되었을 가능성이 큰 땅콩들이었다. 이 땅콩들을 분석했을 때 아플라톡신이 무려 2백만 ppb에 달하는 것도 있었다. 이는 오염된 땅콩 한 알만으로도 함께 생산된 전체 땅콩버터가 오염되어 아플라톡신 허용치를 쉽게 초과할 수 있다는 것을 의미한다.[10]

우리는 서둘러 설문조사를 했는데, 미국과 마찬가지로 필리핀에서도 아이들이 땅콩버터를 가장 많이 먹는다는 것을 알게 됐다. 그리고 시판되는 땅콩버터는 거의 모두 아플라톡신에 오염됐을 것이라는 가정 아래 각 가정을 방문하여 시판되는 땅콩버터를 꾸준히 먹는지 조사하고, 만약 그렇다면 먹던 땅콩버터를 수거해 아플라톡신을 분석했다. 지난

8~24시간 동안 땅콩버터를 언제, 얼마나 섭취했는지 조사해 아플라톡신 섭취량을 추정했다. 그리고 모든 가족의 소변을 채취해서 후속 연구에 대비하는 한편, 소변 내 아플라톡신 대사산물을 측정해 신뢰할 만한 아플라톡신 섭취량의 지표로 삼았다.[11]

그 결과 아플라톡신과 소변 내 대사산물의 관련성을 확인했으며, 아플라톡신 대사산물은 오직 아플라톡신에 오염된 땅콩버터를 섭취했던 사람들의 소변에서만 검출된다는 사실도 확인했다.[12] 또한 아플라톡신 오염 식품을 섭취한 사람들이 배설한 소변의 아플라톡신 대사산물이 발암성이 있다는 것을 발견했고,[13] 이는 동물실험에서도 확인됐다.[14]

MFO, 아플라톡신 그리고 암

일련의 연구 기간 동안 다른 연구자들과 마찬가지로 아플라톡신이 사람에게 있어 주요한 발암물질일 것이라고 믿게 됐다. 하지만 이 강력한 동물 발암물질이 사람에게도 발암성이 있다는 것을 직접적으로 보여주는 연구결과는 아직 없었다. 예를 들어, 아플라톡신은 쥐rat에게는 발암성이 있지만, 생쥐mouse에게는 발암성이 없었다.[15] 쥐와 생쥐처럼 밀접한 유사 종種에서조차 서로 반대의 결과가 나올 정도라면 사람 또한 아플라톡신의 발암성에 저항력이 있다는 주장이 터무니없는 것은 아니다. 여전히 아플라톡신과 암의 관계에서 알아내야 할 것들이 많았다.

과연 아플라톡신이 사람에게도 암을 일으킬까? 그렇다면 정확한 기전은 무엇일까?[16] 이 질문들에 대한 답을 얻기 위하여 효소인 MFO에 주목했다. 이미 영국의 한 연구팀이 MFO가 아플라톡신 발암과정에 관여한다는 사실을 보고한 바 있기 때문이다.[17] 이 연구에서 MFO는 아플라톡신을 발암성이 더 낮은 몇몇 대사산물로 변화시켜 소변과 젖milk으로 배출시킨다는 것을 보여주었다. 즉, MFO가 효율적으로 기능할수록(즉, 더 활성화될수록) 아플라톡신이 해독된다는 사실은 MFO 활성을 증가시키면 간암 발생위험이 낮아질 수 있음을 시사했다.

비슷한 시기에 다른 연구자들이 MFO의 활성도를 변화시킬 수 있는 방법, 즉 약물 같은 어떤 요인으로 MFO의 활성이 증가하거나 감소할 수 있다는 것을 발견했다.[18] 우리 실험실에서는 단백질 섭취 증가가 MFO 활성을 증가시킨다는 사실을 발견하고 있었다.[19] 따라서 우리는 단백질이 MFO 활성을 극대화해 암 발생을 막을 수 있을 것이라고 생각했다.

이후 정반대의 결과를 보여주는 인도 연구자들의 1968년 연구논문을 우연히 접했다. 논문에 따르면 식이 단백질이 많을수록 아플라톡신에 의한 종양 발생이 증가했다.[20] 도저히 믿을 수 없었다. 모두가 좋아하는 영양소인 단백질이 암을 유발한다? 게다가 실험에 쓰인 단백질은 완전식품인 우유의 핵심 단백질 카제인casein이 아닌가? 이 연구결과가 재현 가능한 진실인지 우연에 의한 결과일 뿐인지를 알기 위해 좀 더 조사할 필요가 있었다.

동시에 필리핀 어린이들의 간암 발생에 대한 충격적인 사실 하나를 알게 됐다. 간암은 아플라톡신을 더 많이 섭취하는 아이들이 아닌 단백질을 많이 섭취하는, 특히 '질이 높은' 동물성 단백질을 많이 섭취하는 부유한 가정의 어린이들에게 훨씬 많이 발생했다. 인도의 단백질-암

연구결과와 필리핀에서 관찰된 동물성 단백질-암의 관련성은 나의 세계관을 흔들기 시작했다. 단백질을 많이 먹으면 암이 예방되는가? 아니면 유발되는가?

이 미스터리를 해결하는 열쇠는 MFO였다. MFO는 현재 아플라톡신에 의한 발암과 아플라톡신의 해독 및 배출 과정 둘 다에 관여하는 것으로 알려져 있다. 도대체 무슨 일이 일어나고 있는가? 단백질 섭취는 MFO 활성을 증가시켜 아플라톡신을 독성이 낮은 수용성 대사산물로 변환시키는 속도를 증가시키는가? 아니면 발암성 대사산물로의 변환 속도를 증가시키는가? 아니면 둘 다인가?

우리는 아플라톡신 유발 간암을 중화하거나 촉진하는 더 큰 무언가가 있을 것이라고 생각했다. MFO가 간뿐만 아니라 인체 내 모든 조직에서 암 발생 스위치를 켜거나 끄는 열쇠일 거라는 이론을 세웠다.

이 역설적인 단백질의 효과는 MFO가 매일 먹는 음식들에 반응한다는 기존 관찰소견에서 힌트를 얻었다. 어떤 음식은 MFO를 암과 싸울 수 있는 무기로 변화시키고, 어떤 음식은 MFO를 미치게 만들어 발암성 대사산물을 만들게 한다.

MFO 역설

MFO는 많은 화학물질을 대사하는 매우 복잡한 효소인데, 어떤 화학물질들은 원래부터 인체 내에 존재하는 것이고, 어떤 물질들은 외부에서 인체로 들어온 종류들이다. MFO는 주로 간에 존재하면서 스테로이

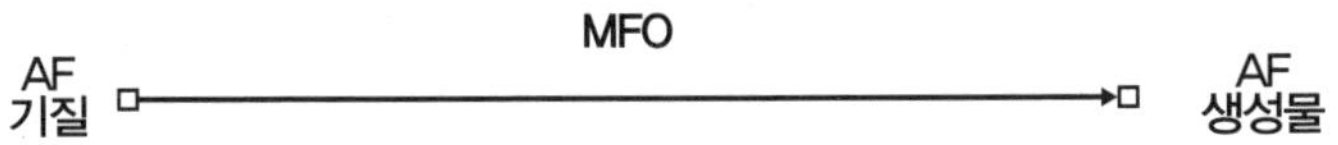

● 그림 7-6 ● MFO의 아플라톡신AF 대사 초기 모델

드 호르몬(에스트로겐, 안드로겐 같은 성호르몬, 스트레스호르몬), 지방산(면역과 신경체계를 유지하는 화학물질의 전구체), 콜레스테롤(심장혈관 질환과 관련되어 있고, 세포막을 구성하는 물질)을 우리 몸이 사용할 수 있는 상태의 물질로 대사시킨다. 또한 외부에서 들어온 화학물질을 대사시켜 소변으로 배출되기 쉬운 상태로 만든다.

연구생활 초기에 아플라톡신이라는 발암물질이 MFO에 의해 독성이 약한 대사산물로 바뀌어서 소변과 대변으로 배출된다는 사실을 알게 됐다(그림 7-6).

그러나 이 모델은 너무 간단했다. 앞서 언급했던 인도 연구자들은 1968년에 고단백질(20%) 식이가 쥐에게 아플라톡신에 의해 촉발된 간암을 증가시킨다는 사실을 보고했다.[21] 하지만 이전까지의 연구들에서는 아플라톡신이 아주 고용량으로 투여됐을 때 동일한 고단백질 식이가 아플라톡신의 독성을 빠르게 감소시켰다.[22] 이 연구 결과는 전통적인 아플라톡신 대사 모델로는 설명할 수 없는 모순이었다.

이러한 모순에 대한 답을 얻기 위하여 나는 MFO에 주목하며, 쥐의 경우 고단백질 식이가 MFO 활성을 증가시킨다는 것을 증명했다.[23] 이는 쥐가 단백질을 많이 먹을수록 아플라톡신은 독성이 약한 대사산물로 더 빨리 해독된다는 것을 뜻한다. 이해가 되는 결과였지만, 암이 고단백질 식이로 증가한다는 인도의 연구결과와는 맞지 않았다.[24]

그때 우리가 고려했던 한 가지 가능성은 MFO가 두 종류의 대사산물을 만드는 경우다. 하나는 아플라톡신보다 독성이 덜하고 안전하게 배출되는 것이고, 다른 하나는 아플라톡신보다 독성이 강해 암을 일으키는 것이었다.

퍼즐을 푸는 또 다른 열쇠는 1970년대 초반에 발견됐다. 위스콘신대학 연구팀이 발견한 놀라운 증거에 따르면, 아플라톡신을 독성이 약한 대사산물로 만드는 과정에서 MFO가 암을 유발할 수 있는 반응성이 매우 높은 중간 대사산물을 생성한다는 것이었다.[25] 다시 말하면 MFO는 아플라톡신으로부터 두 가지 대사산물을 생성한다. 하나는 해독되어 배출되는 형태고, 다른 하나는 암을 일으킬 수 있도록 활성화된 형태다.

에폭시드epoxide로 잘 알려진 이 중간 대사산물은 매우 짧은 시간(예를 들면, 1,000분의 1초) 동안 존재한다. 그러나 불행히도 에폭시드는 이 짧은 시간에 DNA에 결합하여 암을 일으키는 돌연변이를 생성할 수 있다.

이러한 연구결과들은 고단백질 식이가 어떻게 암을 증가시키며 동시에 아플라톡신으로 인한 급성 독성을 감소시키는지를 이해할 수 있는 단초를 제공한다. 고단백질 식이는 MFO 활성을 증가시키고 두 가지 대사산물, 즉 암을 유발할 수 있는 중간 대사산물과 독성이 약한 최종 대사산물도 증가시키는 것이다.

우리가 발견한 또 다른 연구결과 역시 이 모순을 설명하는데 도움이

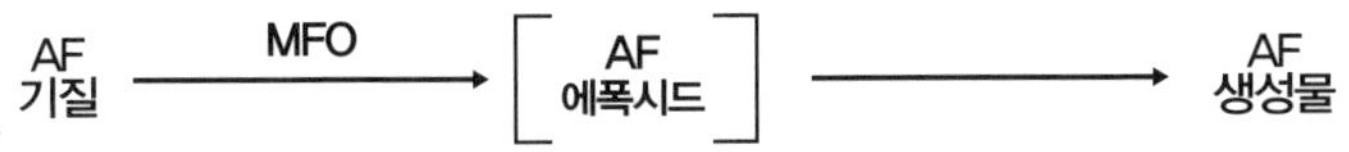

● 그림 7-7 ● 중간 생성물이 추가된 MFO의 아플라톡신AF 대사

된다. 아플라톡신은 그 자체로 매우 독성이 강하다.[26] 아플라톡신은 세포 호흡을 억제해 결국 세포를 죽게 만든다. 그런데 고단백질 식이로 MFO 활성이 증가하면 세포의 죽음을 초래하는 아플라톡신 농도가 낮아지는 대신에 암을 유발할 수 있는 에폭시드의 생성은 증가한다. 즉, 긍정적인 영향과 부정적인 영향이 동시에 나타나는 것이다.

하지만 아직도 몇 가지 질문이 남아 있다.

첫째, 왜 처음에 암을 촉발하는 에폭시드를 만드는가? 더 구체적으로 말하자면 자연 상태의 위험한 곰팡이 생성물을 위험한 암을 유발하는 기질로 전환시키는 과정이 왜 처음에 일어나는가?

나는 아직도 이 문제의 답을 모른다. 그러나 인체가 아플라톡신에 의해 가해지는 즉각적인 위험을 줄이기 위하여 미래에 발생할 수 있는 암의 위험을 기꺼이 감수할 것이라고 생각할 수 있다. 비록 이러한 생각이 완벽하지는 못하더라도 최소한 이러한 협상이 진화론적으로 유리했기 때문에, 혹은 최소한 인간의 생존과 번식이라는 측면에서 불리하지는 않았기 때문에 지금까지 존재할 것이다. 또한 이는 인체가 에폭시드로 인하여 발생하는 영구적인 손상을 방지하기 위한 자기 수정 메커니즘을 가지고 있음을 암시한다. 에폭시드는 아주 짧은 시간, 약 1000분의 1초

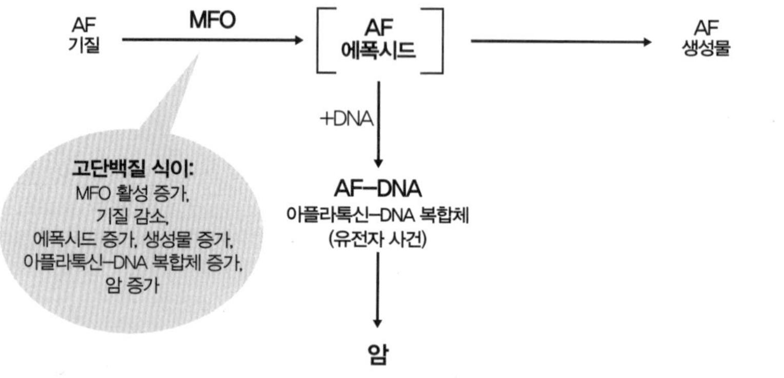

● 그림 7–8 ● MFO의 아플라톡신AF 대사에 대한 최종 개정모델

간 존재해서 손상을 초래할 시간이 많지 않기 때문에 다른 효소인 에폭시드 가수분해효소epoxide hydrolase의 도움으로 에폭시드를 안전하게 배설할 수 있다. 즉, DNA를 손상시키기 전에 효과적으로 에폭시드를 제거할 수 있다는 것이다.

게다가 인체는 손상된 DNA를 복구시키는 놀라운 능력을 가지고 있다. 만약 이 능력이 적절한 영양으로 활성화되면 전부는 아니더라도 손상된 DNA의 대부분은 암이 발생하기 전의 상태로 돌아갈 수 있다.

둘째, 왜 동물성 단백질은 MFO의 활성을 증가시키는가? 동물성 단백질을 많이 먹으면 인체의 다양한 효소 활성이 증가하는데, MFO도 그중 하나이다. 동물성 단백질은 일반적으로 신체를 과도하게 활성화시킨다. 현재 우리는 그 이유를 모른다. 아마 미래에는 이유를 알게 되겠지만, 현 시점에서 중요한 것은 단백질이 그런 작용을 하며 우리 건강에 부정적인 영향을 미친다는 점이다.

MFO가 가르쳐준 것들

당신은 아마 아플라톡신과 간암의 관련성에 대한 나의 초기 연구들이 MFO라는 단일 효소에 초점을 맞춘 매우 환원론적인 연구라는 것을 알아차렸을 것이다. 아플라톡신이라는 단일 기질과 간암이라는 단일 질병 간의 관련성을 MFO라는 단일 효소로 설명하려 했던 나의 생각은 무척 순진한 것이었다. 그 이후 식이 단백질이 암 발생에 미치는 영향을 연구하면서 실제로 인체에서 발생하는 현상이 얼마나 복잡한지 알게 됐다. 그러나 초기 MFO에 대한 연구를 하던 기간이 있었기에 그 전에는 결코 이해하지 못했던 인체의 복잡성을 자각할 수 있게 됐다.

MFO가 보여주는 복잡성의 몇몇 사례들을 보자.

첫째, MFO는 그 자체로 매우 복잡한 구조를 가지고 있다. MFO는 3개의 주요 구성물로 이루어져 있는데, 단일 단백질로 만들어진 효소라기보다는 시스템에 가깝다. MFO를 연구하면서 우리는 각각의 주요 구성물을 분리하고, 이 구성물을 다른 방식으로 재조합하여 각 구성물이 효소의 활성에 기여하는 바를 조사했다.[27] 다른 조합은 서로 다른 MFO 활성을 나타냈으며,[28] 아주 작은 화학물질의 변화를 가지고도 측정하기가 불가능할 정도로 아주 짧은 시간 내에 효소의 형태와 반응속도가 변해 끝없는 복잡성을 다시 한 번 확인할 수 있었다.

둘째, MFO는 시스템으로 이해될 수 있는 일련의 효소 중 하나일 뿐이고, 이 시스템 내에서 하나의 효소 활성은 대체로 다른 효소의 활성에 영향을 미친다. 예를 들어, 하나의 효소가 기질에서 생성물을 만들 때 동시에 후속반응에 관여하는 다른 효소들의 합성을 촉진하고, 처음

반응을 시작했던 효소의 반응속도를 낮추도록 역으로 신호를 보내기도 한다. 앞서 언급했던 아플라톡신의 촉매반응에서 에폭시드 가수분해효소는 MFO에 의해 발생된 에폭시드가 물과 결합하게 한다.[29] 그리고 해독된 대사산물은 체외로 배설을 촉진하는 다양한 물질과 결합하는데,[30] 이 물질들도 효소 반응의 산물이다. 즉, 효소들과 그 반응들은 광범위하고 불가피하게 상호의존적이다.

셋째, MFO는 매우 다양한 체내 화학물질과 외부 화학물질 대사에 관여한다. 매우 흥미롭게도 이 효소는 자연에 존재하지 않거나 혹은 결코 인체가 경험하지 못했던 합성 화학물질도 대사할 수 있게 빨리 적응한다.

항상성: 건강의 기초

이제 영양학에서 항상성이라고 불리는 것을 이야기해보자. 인체는 항상 안정적이고, 기능적으로 평형 상태를 유지하도록 작동한다. 전해질 균형부터 체온, pH 균형 같은 각각의 관리시스템 내에서뿐만 아니라 그 시스템 사이에서도 마찬가지다. 이러한 세심한 균형을 우리는 건강하다고 말한다.

항상성은 수만 개의 효소가 수백조 개의 세포들 안에서 함께 작용하고 서로 상호작용하는 것으로 유지된다. 그리고 우리 몸이 항상성을 유지하기 위해, 즉 건강을 유지하기 위해 사용하는 원료가 바로 우리가 먹는 음식이다. 총체적으로 봤을 때 영양이 건강에 중요한 이유가 바로 이

것이다. 우리가 올바른 음식을 먹으면 우리 몸은 자연스럽게 항상성을 찾는다. 건강은 수많은 환원론적 개입으로 관리해야 할 그 무엇이기보다는 인체의 복잡한 화학반응 덕분에 '저절로 유지되는 것'이다.

MFO는 매우 다양한 화학물질을 대사하며, 이 과정은 우리가 어떤 음식을 먹는가에 직접적으로 영향을 받는다. 아주 작은 변화도 상당한 차이를 나타낼 수 있다. 마치 단백질 섭취량의 작은 차이로 암 발생에 큰 차이가 발생하듯 말이다. 우리가 적절한 식품을 섭취할 때 MFO는 항상성을 유지하는 방향으로 움직이지만, 그렇지 않을 때는 질병을 일으킨다. 그리고 MFO는 인체에서 작용하는 수십만 혹은 그 이상의 효소 중 하나일 뿐이다. 여기에서 논의했던 화학물질들은 우리가 일상생활 속에서 마주치게 되는 수많은 화학물질들과 중간 대사산물들, 최종 대사산물들의 극히 일부분일 뿐이다.

MFO에 대한 연구는 우리 각자를 믿을 수 없을 만큼 역동적인 시스템으로 볼 수 있게 했다. 인체 반응들은 10억 분의 1초라는 믿기 힘든 속도로 발생하고 비범한 교향곡처럼 조화롭게 진행된다. 우리가 몇몇 효소를 발견하고 이름을 짓고 활성을 조절할 수 있는 '도구들'을 알아냈다고 해도 이 교향곡의 경이로움은 줄어들지 않는다. 이런 생물학적 복잡성은 반드시 건강을 이해하는 주춧돌로 인식되어야 한다. 하지만 불행하게도 환원론적 과학은 이름 붙이기에도 벅찰 정도로 증가하는 복잡성의 양에 취해서 항상성과 건강의 핵심인 이러한 요소들 간의 상호작용을 완전히 무시하고 있다.

8

유전학과 영양학 (1)

과학자들이 수줍음에 대한 유전자를 발견했다.
수 년 전에 찾을 수 있었지만, 수줍어서 다른 유전자들 뒤에 숨어 있었다.
조나단 카츠 Jonathan Katz

모든 일에 있어서 희망이 절망보다 낫다.
요한 볼프강 본 괴테 Johann Wolfgang von Goethe

앞서 효소 시스템의 장엄한 복잡성 앞에 환원론이 어떻게 이론적·실천적으로 몰락했는지 살펴봤다. 그러나 환원론적 연구자들은 그들의 주의를 영양으로 돌리고, 효소 활성을 조작하려는 노력의 어리석음을 인정하는 대신 이 놀라운 효소들을 대량생산하는 판본인 유전자, 즉 DNA에 초점을 맞추고 있다.

유전자 의학은 궁극적으로 환원론적 환상이다. 유전자 의학은 건강과 질병에 영향을 미치는 큰 그림의 혼란스러운 요인들을 피하면서 아주 미세한 부분들, 애매함과 무작위성이 발붙일 수 없는 결정적 요인들에 초점을 맞춘다. 과학자들은 어떤 DNA 조각을 지목하며 "자, 이것이 당신이 췌장암에 걸린 이유입니다!"라고 말한다. 그리고 유전학자들은 유전자와 암(그리고 대부분의 다른 만성질환들)의 직접적인 관련성에 의문을 제기하는 모든 증거에도 아랑곳하지 않은 채 DNA 조각을 지목하면서 "자, 이것이 아마도 당신이 40년 안에 췌장암에 걸리게 될 이유입니다"라고 확언한다.

지난 50년간 의학 연구자들은 DNA를 이해하고 해독하고 조작하는 것에 매료당했다. 이런 매료는 건강에 대한 우리의 믿음에 경제적으로나 철학적으로나 엄청난 비용을 초래했다.

질병의 종식이라는 신기루

수십 년에 걸친 실망에도 불구하고 사람들은 여전히 현대의학의 거창한 약속을 믿고 있다. 질병과 조기 사망이 없는 세상, 천형과도 같은 암·심장병·당뇨병 등에 두려움 없는 천국. 우리가 왜 이런 약속을 믿는지 이해하기 위해서는 20세기 의학의 눈부신 발전을 볼 필요가 있다.

1900년의 의학은 감염 치료, 장기이식, 인공호흡기 장착, 신장 투석, CT나 MRI 촬영을 할 수 없었다. 컴퓨터를 비롯한 기술들이 발전하면서 이 모든 발견과 발명들이 언젠가 대부분의 질병에서 우리를 구원할 것이라는 생각을 갖게 됐다.

의료계는 과학적 진보에 대한 우리의 열광을 부채질하고, 그 열광의 수혜를 입었다. 결국 이 거창한 약속에 대한 집단적 믿음은 여러 것들 중에 '암과의 전쟁'에 자금이 몰리게 했다. 대중문화는 암 '치료'를 위한 끈질긴 추적에 열중하는 사심 없고, 영웅적인 연구자의 이미지를 각인시켰다.

문제는 의료계가 긴 시간 동안 그 어떤 진정한 승리도 거둔 적이 없다는 데 있다. 기술이 무서운 속도로 발전했지만, 실질적으로 건강상태를 개선한 기술은 거의 없다. 선진국의 예를 보자. 20세기 초 위생 개념이 도입되면서 사망률이 급감한 반면,[1] 지난 50년간 엄청난 비용을 들인 첨단기술 중 그 무엇도 국가의 전체 사망률과 질병에 영향을 미치지 못했다. 의약품은 지난 50년 전보다 자동차 사고나 급성 심장발작 같은 응급사건 후 생명을 살리는 데 있어서는 큰 진전을 보인 반면, 심장질환과 암 같은 만성질환 등 소위 '풍요의 질병'을 예방하는 데는 1950년대보다 나아진 것이 없다.

그러나 우리는 여전히 다음 백마 탄 기사를 기다린다. 질병 그 자체뿐만 아니라 우리 중 누구를 공격할지 모르는 질병에 대한 막연한 두려움에서 구원해 줄 알약, 백신, 신기술, 시술을.

우리를 겁먹게 하는 것은 무작위성이다. 1977년을 휩쓴 베스트셀러 『달리기 전서The Complete Book of Running』의 저자 짐 픽스Jim Fixx가 52세에 심장발작으로 사망했을 때, 언론은 제아무리 건강한 생활습관을 추구해도 죽을 사람은 죽는다는 얄궂은 운명론을 들먹이며 보도했다.

우리가 진정 과학에 바라는 것은 무작위성의 종말이다. 우리는 왜 누구는 병에 걸리고 누구는 걸리지 않는지 그리고 어떻게 이런 질병들로부터 우리 자신을 보호할 수 있는지 알고 싶어 한다. 간단히 말해서, 우리는 불확실성을 끝장내길 원한다.

연구자들과 의학계는 이런 불확실성을 끝장낼 도구 개발에 전념하고 있다. 그들은 많은 진전이 있었고, 개발은 코앞에 와 있다고 주장한다. 하지만 문제는 지난 40년 동안 '코앞'에만 와 있었다는 것이다.

유전자 대격변

최근 유전학은 압도적으로 두각을 나타내고 있다. 1950년대 초부터 시작된 유전학 혁명은 건강문제를 해결하고, 우리가 아직 알지 못하는 모든 것을 말해 줄 것이라는 기대를 안고, 열정과 자금을 빨아들이고 있다.

우리는 유전학 시대에 살고 있다. 의료기술의 최첨단에는 인간 유전체와 개별 유전자 서열의 지도 작성mapping이 있다. DNA는 생명의 원본이 아닌가? 우리의 전체 일대기와 운명이 환상적으로 길고 복잡한 청사진에 저장되어 있다. 신체적인 외형과 기능, 인성, 여러 질병에 대한 취약성 등 우리의 발달과 본성에 대한 모든 비밀이 DNA 이중나선에 있다. 컴퓨터의 속도가 빨라지면서 이 비밀 실타래가 계속해서 풀리고 있다.

2012년 3월 7일, 《뉴욕 타임스》는 곧 개인의 유전자 서열 검사 비용이 단순 혈액 검사와 비슷한 수준이 될 것이고, 그로 인해 "인류의 수명에 막대한 영향"이 있을 것이라고 선언했다.[2] 실리콘밸리의 유전자 전문가들의 일반적인 생각은 다음과 같다.

"인류 역사 전체를 볼 때, 인류는 자신을 살아 있게 하는 소프트웨어에 대한 정보를 가진 적이 없었다. 정보가 부족한 환경에서 정보가 풍부한 환경으로 전환되기만 하면, 모든 것이 바뀔 것이다."[3]

이 유전학 십자군은 스스로를 새로운 계몽시대를 가져올 존재로 바라본다. 유전자 십자군의 관점에서 보면 유전자는 단순한 인류의 소프트웨어다. 훌륭한 프로그래머가 프로그램 코드를 알면 그 프로그램이 어떻게 작동할지 예측할 수 있듯이, 우리도 유전자를 알면 어떤 질병이 발생할지, 매 순간 어떤 감정을 느낄지 정확하게 예측할 수 있다는 것이다.

그런데 문제는 우리가 그렇게 할 수 없다는 것이다. 유전자는 무엇이 일어날지 말해주지만, 어떤 경우에 어떻게 그렇게 되는지는 말해주지 않는다. 유전자 기술에 대한 현혹과 자금 지원은 의료의 또 다른 막다른 골목일 뿐이다. 만성질환 예방과 회복과는 상관이 없다.

유전학의 기초

영양과 마찬가지로 유전학은 상상할 수 없을 정도로 복잡하다. 이런 복잡성은 대중에겐 잘 전달이 안 된다. 대부분의 사람들은 유전자를 우리의 외모와 기능, 행동을 결정하는 고정된 무엇으로 생각하지만, 진실은 이보다 훨씬 복잡하다.

DNA 분자는 상상할 수 없을 만큼 길고, 지구에 살았던 그 누구와도 다른 각자 고유의 서열로 4개의 염기를 품고 있다. 이 염기들은 단어를 만드는 알파벳처럼 작용해 어마어마하게 많은 정보를 담을 수 있다.

고유한 DNA 사슬은 23개의 염색체 쌍에 저장되어, 우리 몸을 이루는 100조 개 세포 각각의 핵에 위치한다. 세포는 DNA를 청사진처럼 이용한다. 염색체에는 30억 개의 염기가 있고, 이들은 서로 모여서 2만 5천 개의 유전자가 된다. 그리고 적게는 100개 많게는 수백만 개에 이르는 염기로 이루어진 이 유전자들은 궁극적으로 고유한 단백질에 대한 정보를 담고 있다.

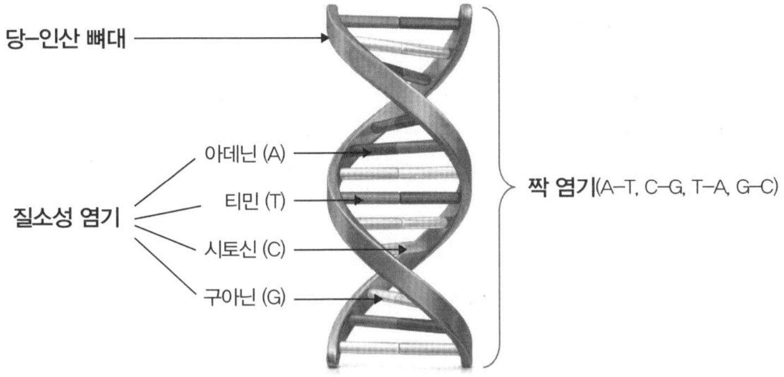

● 그림 8-1 ● DNA 분자

유전학 연구 초기, 과학자들은 각각의 유전자는 고유의 단백질을 합성한다는 '유전자-단백질' 가설을 믿었다. 만약 2만5천 개의 유전자가 있으면, 2만5천 개의 단백질이 있다는 것이다. 그러나 최근의 연구에 의하면, 하나의 단백질을 만드는 데 1개 이상의 유전자가 동원될 수 있다. 일부 단백질은 1개 이상의 아미노산 가닥으로 구성되고, 가닥을 구성하는 아미노산들은 각각의 유전자들에 의해 만들어지기 때문이다. 이런 이유로 합성 가능한 단백질과 그 조합의 수는 추정이 불가능하고, 그 복잡성은 인간의 이해를 초월한다.

그리고 또 다른 퍼즐이 있다. 우리 몸의 세포들은 동일한 유전자를 가지고 있지만, 각 세포들은 매우 다른 일을 한다. 간세포와 신경세포, 장의 상피세포는 형태와 기능에 있어서 완전 다르다. 그들의 구조적·기능적 차이는 오로지 각각의 세포 내에서 선택되어 발현되는 DNA 염기에 의해 결정된다. 30억 염기들 중 특정 염기들이 각 세포에 맞게 선택되는 과정은 자연의 경이로움을 보여준다.

유전자의 이러한 운명과 발현은 극도로 복잡하지만 아주 질서정연한 일련의 과정으로 작동한다. 연구자들은 이런 과정을 연구하고 이해하기 위해서 각각의 과정을 개별 사건으로 간주하거나 도미노가 쓰러지는 것처럼 단속적인 과정의 연속으로 단순화하길 좋아한다. 이런 단순화는 각 단계의 세부사항들을 더 쉽게 연구하고 시각화할 수 있기 때문에 도움이 되지만, 전체 그림은 이렇게 단순하지 않다. 현실에서 이런 단계들과 현상들은 고도로 상호 연결되어 소통한다. 따라서 사실상 빈틈없이 고도로 통합된 여러 줄기 활동들의 흐름이다.

이 과정의 모든 단계는 인체의 생화학, 식이, 신체활동, 약물, 정서 그리고 생각할 수 있는 모든 변수에 영향을 받을 수 있다. 유전자 발현이 서로 영향을 미칠 뿐만 아니라, 유전자 발현 전후에도 끝없이 복잡한 반응을 하면서 정보를 주고받는다. 이런 일련의 극도로 복잡한 과정은 7장에서 살펴본 효소의 복잡한 작용처럼, 모든 단계에서 매우 다양한 방식으로 서로 영향을 주고받는다. 게다가 각각의 활성화 정도 차이는 하나의 원인으로 발생하는 것이 아니다. 예를 들면, DNA에서 단백질이 합성되는 양은 그 시점의 필요 정도에 영향을 받는다. 단백질이 충분하면 합성은 느려진다. 그런데 단백질 합성 속도가 늦어지는 것은 여러 방식으로 조절될 수 있다. DNA-RNA 전사과정 혹은 RNA-단백질 번역과정 혹은 두 과정 모두에서 속도가 변할 수 있다.

이것이 바로 기계를 조작하듯이 현재 마음대로 조작하고 있는 인체의 시스템이다. 우리는 인간 유전체 지도를 얻었지만,[4] 지도는 단지 첫 과정일 뿐이다. 유전자에 우리가 원하는 수수께끼 같은 이름을 붙일 수 있지만, 이렇게 이름 붙인다고 그 이름이 뜻하는 바나 성격, 취향, 질병 취약성 같은 것들이 유전자에서 어떻게 나오는지에 대해 마술처럼 알게 되는 것은 아니다. 설사 그것이 가능하다 가정하더라도 말이다.

유전학자들의 꿈

유전학의 상상할 수 없는 복잡성에도 불구하고, 유전학자들은 유전자 연구를 통해 건강을 관리할 수 있다고 확신한다. 환원론자들에게 복잡성은 그저 더 많은 시간과 돈을 투입하면 해결될 문제이다. 우리에게 필요한 것은 더 빠른 분석, 더 섬세한 프로그래밍, 더 많은 연구일 뿐이다.

유전학자들은 10년 내지 20년 이내에 질병의 유전적 원인을 해독할 수 있고, 그렇게만 되면 건강관리에 혁명이 올 거라고 확신한다. 질병 발생과 치료와 관련된 유전자의 특성과 기능을 알게 되면, 신약 개발의 정교화와,[5] 임상시험 경비 절약이 가능해진다. 질병과 관련된 현상들과 개인별 약물 반응성에 대한 표적 치료제가 개발되면 약물 부작용이 최소화되고 신약 개발 비용도 줄어든다. 사실, 1990년부터 2003년까지 정부가 야심차게 주도한 인간 유전체 프로그램Human Genome Program은 신약 개발 과정이 더욱 간단해지면서 "매년 미국에서 약물 부작용으로 발생하는 10만 건의 사망과 2백만 건의 입원이 극적으로 감소할 것"[6]이라고 주장했다.

국립건강연구소NIH의 국립인간유전체연구소의 책임자인 프란시스 콜린스Francis Collins는 개인의 DNA 프로파일이 질병 위험을 알려줄 뿐만 아니라 맞춤형 질병 예방 및 치료도 가능하게 할 것이라고 주장한다. 사람들의 유전자가 서로 다르기 때문에 개인별 예방과 치료법도 맞춤형이 되어야 한다는 것이다.

이 모든 것은 고무적이고, 완전히 새로운 의료 패러다임처럼 들린다. 유전학이야말로 미래 의학의 핵심인 것이다! 그리고 사실 유전학이 약속하는 많은 것들은 의심의 여지없이 아주 유익할 것이다. 유전학 연구가 시간 낭비라고 말하려는 것이 아니다. 사실 인간 유전체 프로젝트는 한없이 매력적인 과학이다. 그리고 잘못된 유전자로 고통받는 0.01%의 사람들에게 유전자적 개입이 도움이 될 것이라는 데 의심의 여지가 없다. 그러나 유전학은 그 이상의 건강문제를 해결하지는 못할 것이다.

나는 다른 모든 것을 배제하고 유전학에만 집중하는 것에 반대한다. 최근 미국에선 매년 수천억 달러가 유전자 검사 및 서열 분석에 쓰이고 있다. 유전학에 대한 막대한 투자는 전체 인구의 극소수만을, 그것도 막대한 비용을 들여야만 도울 수 있을 뿐이다.

우리가 영양으로 90%의 질병을 제거하고 환원론적 건강관리의 재정적 낭비를 없애면 그때 가서 여유 있게 유전자 검사를 할 수 있을 것이다. 지금 시급한 것은 더 많은 사람들에게 도움이 될 일을 하는 것이다. 우리는 지금 건강관리의 위기라는 폭풍에 직면해 있다. 폭풍이 올 때 우리는 창문에 합판을 대고 못질을 하지 현관을 꾸미지 않는다.

영양학의 성장과 쇠락

1900년대 초부터 1950년대 초까지 영양학자들은 인류의 건강 향상 전선의 선두에 있었다. 20세기 초, 과학자들과 의학자들은 각기병, 괴혈병, 펠라그라, 구루병 및 기타 만성질환의 원인을 연구하기 시작했다. 이 질병들은 음식과 관련 있는 것처럼 보였지만, 정확한 기전은 불명확했다. 과학자들은 특정 영양소를 찾아내고 이 영양소의 결핍으로 질병이 일어날 가능성을 제기했다. 1912년경 음식에는 아주 소량이 있지만 생명 유지에 필수적일 것으로 생각되는 성분에 비타민이라는 이름이 주어졌다.

1920~1930년대, 영양학자들은 몇 개의 비타민(A~K)과 영양소를 발견했다. 또한 단백질을 만드는 성분인 아미노산의 순서와 배열이 단백질의 중요한 특성에 어떻게 영향을 미치는지에 대해서도 연구하고 있었다. 1948년 연구자들은 새로 발견한 영양소들을 화학적으로 합성해서 구성한 식단이 실험쥐를 성장시킬 수 있다는 실험을 한 후, 마지막 비타민인 B_{12}를 발견했다고 의기양양하게 발표했다. 이제 영양학자들은 기초 영양소들이 발견되고 정리되어서, 굳이 자연 상태의 음식을 먹을 필요가 없다고 믿게 되었다.

1956년 코넬대학에서 연구를 시작했을 때, 우리의 강의는 이 인상적인 기초 영양연구 시대의 발견들로 가득 차 있었다. 그러나 이 흥미로운 영양소들의 발견 소식은 좀 더 일찍 대중들의 상상력에 스며들었다. 어렸을 때 어머니는 대구 간유에 건강에 좋은 비타민A가 있다며 우리 형제들에게 매일 한 스푼씩 먹였다. 당시 이모가 어머니에게 모든 영양소를 몇 개의 알약으로 먹을 수 있기 때문에 언젠가는 음식을 먹을 필요가 없어질 것이라며 텃밭의 채소들은 잊어버리라고 꽤 심각하게 이야기했던 것을 기억한다.

개별 영양소들의 발견과 역할에 주로 초점이 맞춰졌지만, 영양학은 과학 분야로서 순풍을 탔다. 하지만 역설적이게도 영양학의 환원론적인 본성은 유전학이 영양학을 대체할 길을 열어줬다. 우리가 병드는 이유에 대해 유전학이 훨씬 더 환원론적인 답을 제시하기 때문이다. 환원론적 과학으로서 영양학은 막다른 골목에 다다랐고, 유전학은 영양학을 딛고 정상에 오르게 된 것이다.

천성-양육 논쟁

유전학과 영양학의 권력투쟁은 천성이냐 양육이냐에 대한 오랜 논쟁을 닮았다. 우리가 나중에 병에 걸릴지 말지는 태어날 때의 '천성', 즉 유전자에 의해 결정되는가? 아니면 먹는 음식이나 노출되는 독성물질 등 우리가 '양육'되는 환경의 결과물인가?

대부분의 연구자들은 천성과 양육 모두 단독으로는 어떤 질병도 발생시키지 않는다는 데 동의한다. 논쟁의 핵심은 각각 얼마나 기여하느냐다. 그러나 유전자와 생활습관 더 나아가 영양이 각각 단독으로 얼마나 기여하는지를 수치로 말하는 것은 불가능하다.

이런 불명확성은 국립과학원의 전문가 위원 13명 중 한 명으로서 최초의 〈식이, 영양, 암에 대한 특별 보고서〉[7]를 준비하던 1980년부터

1982년 사이에 명확해졌다. 우리는 유전자, 환경 독소 및 기타 생활습관과 비교했을 때 식이가 암 발생에 미치는 영향이 얼마나 되는지를, 그래서 식이로 예방할 수 있는 암이 얼마나 되는지를 추정해달라는 요청을 받았다.

식이로 예방할 수 있는 암의 비율 추정은 위원회의 관심사였다. 이미 1년 전에 미국의회기술평가 사무국에서 모든 암의 35%는 식이에 따라 예방할 수 있다는 옥스퍼드 대학의 저명한 과학자 리처드 돌Richard Doll과 리처드 페토Richard Peto의 보고서[8]를 발표했기 때문이다. 이렇게 높은 수치는 특히 금연으로 예방할 수 있는 수치인 30%보다 높아 즉시 정책적 이슈가 되었다. 대부분의 사람들은 식이가 이렇게 중요하다고 생각하지 못했다.

나는 이 위험도 평가의 초고를 쓰는 업무를 맡았지만, 식이로 예방 가능한 암을 구체적으로 추정하는 것은 무의미한 일이라는 것을 금세 알게 됐다. 식이에 의해 암이 얼마나 예방될 수 있는지 특정 수치로 추정하는 것은 그 이상의 확실성이 필요하다. 뿐만 아니라 우리는 암 발생에 영향을 미치는 다양한 요인들의 복합적인 효과를 어떻게 정리할지에 대해서도 모순에 빠졌다. 예를 들어, 금연은 90%의 폐암을 예방하고, 적절한 식이는 30%를 예방하고, 대기오염을 피하면 15%가 예방된다고 추정된다. 이 모두를 합하면 하면 폐암이 135% 예방되는가?

위원회는 이렇게 서로 상충하는 어려움(과도한 정밀성과 부적절한 위험도 합계)을 알게 되자 건강한 식이로 감소될 암에 대한 정밀한 추정을 보고서에 포함시키지 않기로 했다. 우리는 기술평가 사무국에 제출한 보고서[9]의 식이로 예방 가능한 암의 수치가 정확하지 않다는 것도 알고 있었다. 언론에서 인용하는 35%라는 수치는 식이 및 건강 관련 전문가들에게 설문조사한 결과인 10~70%의 중간값일 뿐이다. 10~70%의 편차는 대중을 혼란스럽게 하고, 암 발생에 있어 식이의 중요성을 대수롭지 않게 여길 수 있기 때문이다. 정교한 것처럼 보이는 35%라는 수치는 바로 이런 배경에서 나온 것이다.

나는 위원회의 결정이 현명했다고 확신한다. 작가들은 여전히 옥스퍼드 대학의 보고서를 근거로 전체 암의 3분에 1은 식이로 예방할 수 있다고 확신에 찬 주장을 하고 있지만, 정확한 수치는 흔히 과도한 해석을 부른다.

위험도는 객관적으로 산출될 수 없다는 데 문제가 있다. 위험도는 우리가 얼마나 많이 알고 있느냐에 따라 상시적으로 변한다. 야구를 예로 들면, 워싱턴 내셔널은 4회 말에 5대2로 앞서고 있으면 승률 79%다. 그런데 상대팀이 5회 초에 타점을 추가하면 승률은 65%로 떨어진다. 그러다 8회에 만루 홈런을 터뜨리면 승률은 97%로 올라간다. 그러나 9회 초에 상대팀이 반격하면 승률은 다시 떨어진다. 문제는 승률이 결코 고정되어 있지 않다는 것이다. 모든 투구, 모든 스윙, 구름이나 상대습도의 변화 모두 최종 점수에 영향을 미칠 수 있다. 승률 계산 프로그램을 짠 통계학자가 어떤 변수를 선택하느냐에 따라 승률은 매순간 변한다.

도박사들이 정확한 야구 승률이 계산되길 원하는 것처럼, 자신이나 사랑하는 이들의 건강을 챙기는 사람들 또한 건강과 질병에 대한 정확한 수치를 원한다. 그러나 특정 상황에서 어떤 것도 예측하지 못하는 허울뿐인 정확한 수치는 큰 의미가 없다. 우리 보고서에서 얻어갈 교훈은 얼마나 많은 암이 식이에 의해 예방되느냐가 아니라 식이가 주된 요인이라는 것이다.

특정 수치도 넓은 범위도 추정할 수 없다면, 우리는 무엇을 할 수 있을까? 그냥 뭐라도 만들어내야 하는가? 대부분의 사람들은 천성과 양육 사이를 시계추처럼 왔다 갔다 하면서, 암에 대해 믿고 싶은 대로 믿어버린다. 암 예방에 대한 믿을 만한 답을 찾지 못하면, 그들은 개개인의 천성이나 양육에 대한 편견을 벗어나지 못한다.

희망과 절망, 영양과 유전자

의식적이든 무의식적이든, 우리가 이 연장선상에 있다는 것은 건강과 질병에 대한 생각에 큰 영향을 미친다. 그저 우리에게 주어진 카드를 받아들일 것인가? 아니면 우리의 운명을 조절할 방법을 찾을 것인가? 만약 건강상 비극이 유전자에 의해 결정된다면, 우리가 건강을 위해 노력할 일은 없다. 만약 우리의 선택이 태어나면서 받은 유전자를 이길 수 있다면, 우리는 건강을 이루고 유지하기 위해 노력할 이유가 있다.

대부분의 의학 연구자들은 천성-양육 중 천성 편에 빠져서 질병의 기초로서 유전학의 우위를 옹호한다. 그들은 질병을 유발하는 잘못된 유전자를 발견함으로써 질병을 더 잘 진단하고 예측할 수 있을 것이라는 잘못된 믿음을 가지고 있다. 이런 믿음을 유전자 결정론이라고 하는데, 이 이론에 따르면 유전자와 최종 건강 및 질병 상태 사이에 보다 직접적인 인과관계를 그릴 수 있다. 다른 말로 유전자는 환경이나 개인의

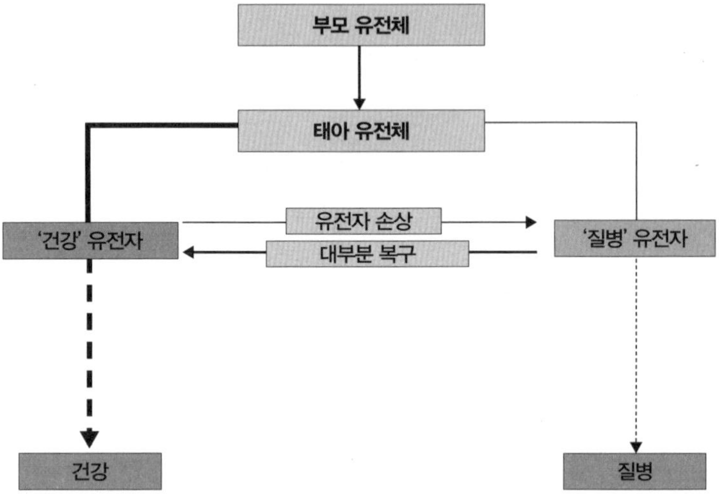

건강이나 질병은 일차적으로 '건강 유전자'와 '질병 유전자'에 의해 결정된다. '질병 유전자'는 사는 동안 태아의 유전체가 손상을 받은 후 복구되지 않아 발생한다.

● 그림 8-2 ● 유전자 결정론

생활습관과는 무관하게 독립적으로 작동한다는 것이다. 그림 8-2는 이 과정을 간단하게 보여준다.

이와 대조적으로 영양이 건강이나 질병과 관련된 유전자의 발현을 조절한다는 대안적인 이론인 영양 결정론도 있다. 그림 8-3은 영양이 건강 유전자를 활성화하고, 질병 유전자를 억제하는 과정을 보여준다. 이것이 나와 다른 연구자들의 연구 경험을 바탕으로 내가 지지하는 이론이다.

분명 유전자 발현을 조절할 수 있는 영양 이외의 생활습관이 있는 것이 사실이다. 또한, 테이삭병Tay-Sachs처럼 전적으로 유전적 원인으로 발

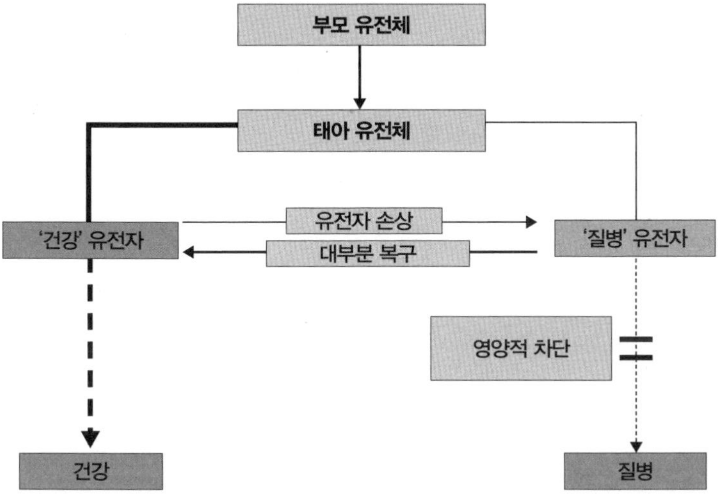

건강이나 질병 발생과정은 '건강 유전자'와 '질병 유전자'에 의해 시작되지만, 이 유전자들의 발현은 섭취한 영양에 의해 조절된다. 좋은 영양 섭취는 '질병 유전자'의 발현을 막고, '건강 유전자'가 건강을 만들게 한다.

● 그림 8-3 ● 영양 결정론

생해서 영양은 기껏해야 일부 증상에만 영향을 미치는 드문 질환도 있다. 절단된 팔을 다시 자라게 하는 식단이 있는 것도 아니며, 영양이 모든 것을 치유하는 것도 아니다. 하지만 내가 주장하는 것은 우리가 섭취하는 영양소가 유전자 발현에 일차적으로 영향을 미치는 요인이고, 절대다수의 경우에 좋은 영양 섭취는 복잡하고 비싼 유전자 치료를 포함한 다른 어떤 것보다 큰 영향을 미친다는 것이다.

유전자는 건강과 질병의 출발점이고, 공식의 '천성' 부분이다. 그러나 영양 및 다른 생활습관들은 이 유전자들이 발현될지 말지를 조절하는 '양육' 부분이다. 예를 들어, 영양 같은 양육은 유전자 같은 천성보다 건강과 질병에 훨씬 더 영향을 미친다.

유전자 결정론은 미래의 건강과 질병은 태어나면서 이미 결정되며, 물려받은 유전적 청사진을 따라 나이 들면서 하나의 질병에서 다른 질병으로 옮겨갈 뿐이라고 주장한다. 이런 견해는 암 같은 심각한 질병을 예방하기 위해 우리가 할 수 있는 일이 거의 없다는 인상을 심어준다. 반대로, 암 같은 질환이 영양에 의해 결정된다는 견해는 보다 건강한 행동을 꿈꾸고 실천하게 만든다. 이런 견해는 그저 희망사항이 아니다. 압도적으로 많은 총체론적 근거의 지지를 받고 있다. 이제 손상된 유전자와 잘못 행동하는 유전자들을 최소화하고 복구할 때 영양과 유전자가 어떻게 경쟁하고, 암 같은 만성질환을 예방하기 위해 환원론적 접근법에 집중하는 것이 무엇을 의미하는지 살펴보자.

9

유전학과 영양학 (2)

오늘날 삶의 가장 슬픈 측면은
사회가 지혜를 모으는 속도보다
과학이 지식을 모으는 속도가 빠르다는 것이다.
아이작 아시모프 ISAAC ASIMOV

우리 모두 아플 수 있다. 그러나 대부분 대단한 일은 아니다. 의사이자 작가인 루이스 토마스Lewis Thomas는 이런 말을 했다. "의사 아내들만 알고 대중은 모르는 의사의 가장 큰 비밀은 대부분의 병이 저절로 좋아진다는 것이다. 사실 아침이 되면 대부분 좋아진다."

우리 몸은 인위적인 치료 없이도 대부분의 병을 상당히 빠르게 호전시킬 수 있다. 특히 자연식물식을 하면 더욱 그러하다.

그러나 아직 많은 사람들이 질병을 제대로 이해하지 못하고, 왜 질병이 생기는지, 그리고 우리의 유전자가 질병 발생에 어떤 역할을 하는지 알지 못한다.

어디서 질병이 시작되나

8장에서 간단히 이야기한 것처럼 유전자란 건강과 질병의 시작점이다. 사실상 유전자는 인체의 구조 및 기능과 관련된 모든 생물학적 반응, 우리가 삶이라고 부르는 것들의 원천이다.

절대다수의 유전자가 건강을 유지시키는 것들이다. 그렇지 않다면 오랫동안 생존하는 것은 불가능하다. 대부분의 유전자는 우리의 세포, 기관, 뼈를 형성한다. 피부가 손상되면 다시 새로운 피부를 만들고, 사과는 달콤한 맛을 독이 있는 열매들은 쓴맛을 느끼게 만든다. 그러나 질병을 일으킬 수 있는 소수의 유전자도 있다.

질병은 유전자와 환경인자의 결합으로 시작된다. 예를 들어, 감기에 걸렸다는 것은 인체에 침입한 특정 미생물에 대항해 유전자들이 어떤 증상을 만들기 때문이다. 종이에 베이면 피가 나고 응고되는 것은 유전자가 그렇게 반응하도록 프로그래밍되어 있기 때문이다. 하지만 우리가 혈우병 유전자를 가지고 있다면, 일단 한번 시작된 출혈은 멈추기 어렵다는 것을 의미한다. 이러한 유전자와 환경 사이의 상호작용은 단지 감기나 혈우병 같은 사례에만 해당하는 것이 아니다. 유전자는 환경 요인(예를 들어, 우리의 식단, 특히 오랜 기간 동안의 식단)에 반응하여 암, 심장질환, 당뇨병 같은 만성질환도 일으킨다.

건강을 가져오는 유전자는 부모로부터 온다. 그러면 질병을 일으키는 유전자는 어디에서 오는가? 어떤 것들은 부모와 그 이전의 조상들로부터 온 것으로 배아세포와 수정란 때부터 존재한다. 질병을 유발하는 다른 유전자들은 건강을 유지하는 유전자들이 살아가면서 돌연변이에 의해 손상되어 만들어진다.

많은 사람들은 이런 돌연변이의 대부분이 환경을 오염시키는 합성화학물질 때문에 발생한다고 생각한다. 그러나 이런 합성화학물질만 유전자 손상을 일으키는 것은 아니다. 인체 내에 정상적으로 존재하는 화학물질과 환경에 존재하는 다른 요인들(예를 들어, 태양 방사선, 과도한 햇볕, 식물과 미생물에 존재하는 많은 화학물질)도 돌연변이를 일으킬 수 있다. 자연에 존재하는 화학물질과 비자연적인 인공합성화학물질 모두 우리가 사는 동안 낮은 수준의 유전자 손상을 일으킨다.

좋은 소식은 진화과정 중 이러한 손상을 복구하는 방법을 잘 배웠다는 것이다. 인체의 세포는 손상이 일어나면 즉시 복구할 수 있는 능력이 있다. 이게 있어야만 생존하고 후손을 남길 수 있다. 우리 선조들에게 이런 능력이 없었더라면 재생산이 가능한 연령까지 생존하는 것은 불가능했을 것이다. 그러나 복구 과정이 완벽하지는 않다. 손상된 유전자 중 아주 작은 부분은 복구되지 못하고, 생존하는 동안 그 유전자를 가진 세포들이 계속해서 분열할 수 있다.

그런데 놀랍게도 손상된 유전자가 반드시 나쁜 것은 아니다. 어떤 돌연변이 유전자는 생존에 도움이 돼서 그 유전자를 가진 사람들이 더 많이 살아남고, 돌연변이 유전자가 없는 사람들보다 더 많은 자손을 남김으로써 진화에 기여하기도 한다. 돌연변이란 바로 진화가 작동하는 방법이다. 그러므로 낮은 수준의 유전자 손상은 인류라는 종의 관점에서는 유용할 수 있다. 그러나 개인의 관점에서는 질병을 유발할 수 있기 때문에 이득이 적을 수 있다.

장기간의 유전자 손상으로 발생하는 만성질환에 대한 건강 전문가들의 목표는 두 가지다. 하나는 유전자 손상을 최대한 예방하는 것이고, 다른 하나는 이로 인한 증상들—우리가 질병이라고 부르는 것들—을 최대한 치료하는 것이다. 그러나 유전학은 이러한 노력에 있어 좋은 출발점은 아니다.

연구 분야로서의 현대유전학은 질병을 유발하는 선천성 이상 유전자들과 후천적으로 손상된 유전자들의 건강 영향을 연구 주제로 다룬다. 이러한 접근법은 손상된 유전자의 위치를 정확히 파악하고 그 정보를 이용하면 질병을 좀 더 쉽게 진단하고 치료할 수 있을 것이라는 전제 아래 이루어진다. 그러나 유전자 손상을 일차적으로 예방하는 것은 대부분 실패로 끝났다. 질병을 유발하는 특정 유전자를 복구하거나 혹은 대체함으로써 질병을 예방할 수 있을 것이라는 유전공학의 전제는 DNA의 상상할 수 없는 복잡성을 고려할 때 오만의 극치이다.

암과 유전자

암 연구자들은 오랫동안 암이 물려받은 유전자 혹은 발암물질이나 다른 요인들이 손상시킨 유전자로 시작되고, 다른 종류의 암은 각각 다른 유전적 시작점이 있다고 가정했다. 만약 손상된 유전자가 복구되거나 제거되지 않으면 그 손상은 해당 세포의 유전자에 영구적으로 남아 다음 세대의 세포들에게 전달된다. 이 세포들은 세포덩어리로 자라는데 억제되지 않는 속도의 종양덩어리로 자랄 수 있다. 여기서 중요한 전제는 이 과정은 되돌릴 수 없다는 것이다. 만약 손상된 유전자가 복제

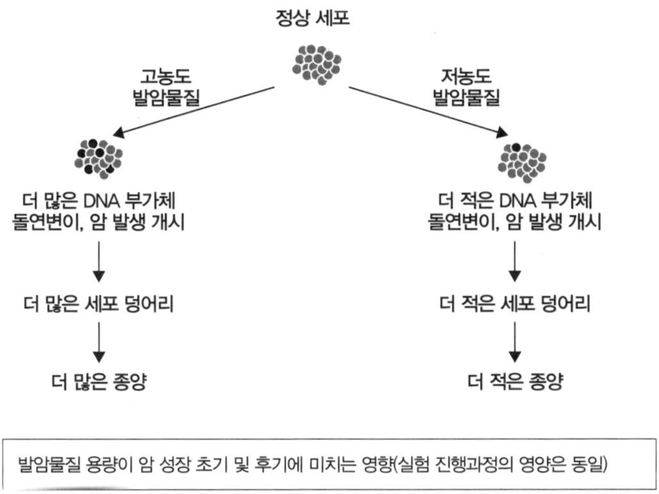

● 그림 9-1 ● 암 발생에 대한 전통적인 설명 모델

되면 손 쓸 수 없는 암이 발생한다. 그리고 손상된 유전자가 많으면 많을수록 암에 걸릴 위험이 높고 적으면 적을수록 그 위험이 낮다는 것이다(그림 9-1).

그러나 손상된 유전자가 암이 되는 과정에는 다른 환경적 요인들이 관여한다. 우리는 간암이 발생하도록 B형 간염바이러스나 고농도의 아플라톡신으로 유전자 변형시킨 쥐나 생쥐들 중 동물성 고단백 식이를 한 경우에만 암이 발생하는 것을 관찰했다. 다시 말해서 암을 유발하는 어떠한 환경요인보다도 영양이 중요한 것이다. 유전자가 손상되었다고 해도 암이 필연적으로 발생하는 것은 아니기 때문이다(그림 9-2). 이러한 사실은 사람을 대상으로 한 연구에서도 확인된다.(『무엇을 먹을 것인가』에 상세히 소개되어 있다.) 우리가 먹는 음식이 제공하는 영양소가 유전적 배경

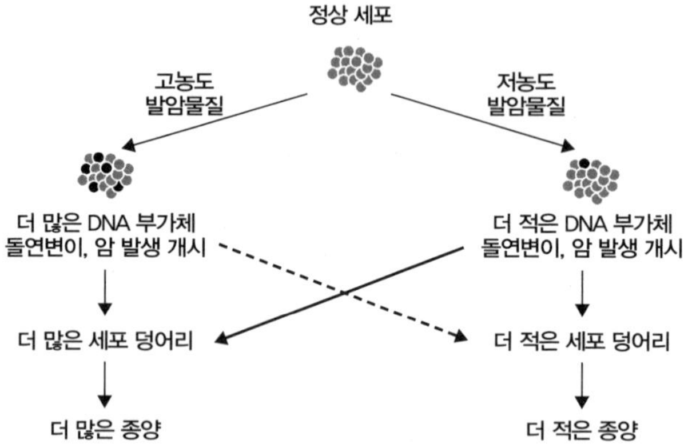

발암물질 노출을 뛰어넘는 저단백 식이에 의한 암성장의 역전. 암 발생 개시된 후 식이 단백질 조절 시작(저단백: 점선; 고단백: 실선)

● 그림 9-2 ● 암 발생에 대한 개선된 설명 모델

보다 암 발생에 훨씬 더 중요하다.[1] 40~50년 전부터 시행된 인구집단에 대한 연구결과들은 한 나라에서 다른 나라로 이주한 사람들이 유전적으로 변화가 없음에도 이주한 지역의 암 발생 경향을 따른다는 사실을 보여준다. 이런 결과는 모든 암의 80~90%, 아마도 97~98%는 유전자가 아니라 음식 및 생활습관과 관련되어 있다는 것을 강력하게 시사한다.

또한 일란성 쌍둥이는 동일한 유전자를 갖고 있음에도 같은 암에 걸리지 않는다. 만약 유전자 단독으로 암을 유발한다면, 일란성 쌍둥이는 100% 동일한 암에 걸려야 한다. 물론 같은 암에 걸린 일부 쌍둥이들도 있지만, 그들의 식습관이 유사하다는 사실을 고려해야 한다.

요약하자면, 적절한 영양이 유전자 손상을 예방하는 것은 아니다. 그러나 영양은 이미 손상된 유전자에 인체가 어떻게 반응할지 영향을 미쳐, 특별한 치료나 약물 없이도 질병의 증상을 완화하거나 혹은 완전히 없애버린다. 우리가 진행했던 동물실험은 암의 진행 그 자체가 영양으로 역전될 수 있음을 보여주었다. 현재 연구자료들은 자연식물식 식단으로 암을 유발하는 유전자들의 스위치를 완전히 꺼버릴 수 있다는 증거를 보여주고 있다.

이 모든 것은 암 발생과정이 연구자들이 믿고 있었던 것과는 전혀 다른 것임을 의미한다. 그리고 우리가 어떻게 암에 맞서 싸울 것인지에 대한 중요한 의미를 갖는다.

암에 맞서 싸우기 위한 무기들

아플라톡신과 식이에 대한 연구를 하면 할수록 아플라톡신은 대다수 연구자들의 생각과 달리 간암을 유발하는 범인이 아니라고 확신하게 되었다. 동물성 고단백 식이가 없다면 현재 암의 원인으로 받아들여지고 있는 그 어떤 것도 그렇게 중요한 것이 아니라는 생각을 하기 시작했다. 유전자도, 아플라톡신 같은 화학적 발암물질도, 바이러스도 아니었다. 그러나 암 산업, 연구자들, 정책결정자들, 언론, 대중은 유전자와 화학물질, 바이러스에만 집중했다. 영양이 암의 스위치라는 것이 여러 실험에서 명확하게 밝혀졌지만 관심대상 목록에 끼지도 못했다.

현재 암에 맞서 싸우기 위한 공격적인 전략은 두 가지가 있다. 암을 일으키는 유전자의 발현을 조절하는 것과 유전자 변형을 일으킬 수 있는 모든 환경적 요인을 제거하는 것이다. 그러나 우리의 환경에 존재하는 모든 독성물질을 제거하는 것 또한 정답이 아니다. 불가능한 일이기 때문이다. 만약 우리가 인위적으로 만든 화학물질들을 제거할 수 있다 하더라도 햇볕이나 라돈처럼 피할 수 없는 자연적인 돌연변이 유발 요인에 노출된다. 더 중요한 것은 이와 같은 돌연변이를 유발하는 환경 요인들의 인체 영향은 좋은 영양에 의해 대부분 조절된다. 그러나 정부는 아직까지 자연식물식 식단을 권장하기보다는 유전자 변이를 초래해 암을 유발할 것으로 추정되는 환경성 발암물질 추적에 막대한 시간과 비용을 들이고 있다.

당신은 암을 유발할 수 있기 때문에 피해야 하는 다양한 것들에 대하여 끊임없이 들을 것이다. 독성 화학물질, 바이러스, 휴대폰, 햇볕…. 최근 《뉴욕 타임스》는 〈그럼, 노는 것은 안전한가?〉라는 기사에서 아이들을 건강하게 키우고 싶은 젊은 부모들의 경직된 공포를 보도했다. 기사에 나온 많은 부모가 화장품, 샴푸, 세제, 플라스틱 컵과 용기, 합판가구, 심지어 고무보트까지 없앴다.[2]

언론은 빈번하게 우리 주위에 있는 암을 유발하는 물질의 끔찍한 이야기에 치중한다. 사과 농사에 사용하는 농약인 알라alar, 전자레인지, 집 근처의 송전선. 언론 보도 후에는 거대한 대중적 우려가 일어난다. 언론은 불난 데 부채질하듯 우리 주변의 화학물질이 점점 늘어나 음식, 물, 화장품을 통해 의식적·무의식적으로 얼마든지 노출될 수 있다고 보도한다. 그리고 마지막으로 이런 물질들(대략 8만 개 이상) 중 극히 일부만이(약 2천 개) 발암성 검사를 거쳤다는 사실을 전한다.

사회운동가들은 암 집단 발생cancer cluster에 목소리를 높인다. 특정 암이 비정상적으로 많이 발생하는 지역은 주로 독성물질이 버려지고 다른 나쁜 관행들이 판치는 곳인데, 이런 지역엔 부자들보다는 주로 저소득층이 산다. 지역 사회는 공해시설을 가능한 한 멀리 보내기 위해 서로 싸운다. 〈에린 브로코비치〉나 〈시빌 액션〉 같은 영화는 페트병에 담긴생수를 사먹거나 오염물질을 피하기 위해 주방에 필터를 설치하게 만든다.

이렇게 끊임없는 맹렬한 공격 덕분에 사람들은 수동적 혹은 강박적 형태의 만연한 공포감을 가진다. '나는 포기했어, 내가 할 수 있는 것은 없어'라거나, '그래 살얼음판을 걷듯 조심조심 피하면서 살자'라고 생각한다. 그러나 궁극적으로 모두 암 발생위험을 줄이는 데 큰 도움이 되지 않는다.

독성물질의 공격을 막기 위한 노력이 필요없다고 말하는 것이 아니다. 나는 1960년대 MIT에 박사후 연구원으로 있을 때 가장 강력한 독성물질인 다이옥신을 닭 사료에 사용되는 기름에서 추출하면서 발견했다.[3] 이 과정에서 다이옥신에 노출, 수십년간 발성장애dysphonia를 겪었다. 우리는 개인으로서 발암물질 노출을 최소화하기 위해 노력해야 한다. 사회적으로는 새로운 기술과 화학물질 사용 전 과하다 싶을 정도로 안전성을 평가해야 한다.

1950년대 크랜베리에 사용되었던 스프레이에서 해로운 화학물질이 발견된 직후 시작된 발암성 검사는 성장을 거듭해 오늘날 수억 달러의 사업이 되었다. 대중의 건강을 지키는 보호장치라기보다는 불황을 모르는 산업이 된 것이다. 직접 비용뿐만 아니라 규제 및 암 예방 프로그램에 의한 2차적인 영향까지 감안하면 매년 수백억 달러가 허비된다. 환경 독성물질을 줄이기 위한 노력은 칭찬할 만하지만 이를 위한 정부의 접근방식은 효과가 없고 오해를 일으킨다.

발암물질 생물학적 검정 프로그램

1958년, 미국 정부는 발암성이 확인된 화학물질을 식품에 첨가해서는 안 된다는 조항을 식품 및 의약품법Food and Drug Act에 추가했다. 법 개정의 자연스러운 결과로, 정부는 어떤 화학물질이 암을 일으킬 수 있는지 판단할 방법이 필요해졌다. 발암물질 생물학적 검정 프로그램CBP, Carcinogen Bioassy Program은 이를 위해 만들어진 것이다. 이 프로그램은 처음엔 아주 좋아보였다. 해로운 물질을 걸러내 식품에 포함되는 것을 막을 수 있으니 말이다.

문제는 이 프로그램을 뒷받침하는 환원론적 패러다임이다. 환원론적 패러다임은 모든 발암물질은 반드시 암을 유발한다는 생각을 낳고, 연구설계와 검사방법이 적절한 방향을 찾지 못하게 만들어 프로그램의 유용성에 의문을 제기하게 했다. CBP는 궁극적으로 정말 중요하고도 쉽게 인지할 수 있는 암의 원인들은 소홀하게 하고, 스스로 통제하는 것이 거의 불가능한 이차적인 요인들에 관심을 갖게 했다. 그 결과 성과는 거의 없으면서, 의미 있는 변화를 위해 쓸 수 있었을 막대한 자원을 낭비하게 만들었다.

발암물질 생물학적 검정 프로그램 CBP는 의심되는 화학물질이 쥐나 생쥐 같은 실험동물들에서 그들의 생존기간 내에(약 2년) 암을 유발하는지 시험한다. 만약 특정 화학물질에 노출된 실험동물에서 암이 발생하면, 그 물질은 발암물질로 분류된다. 유사한 결과가 사람을 대상으로 한 연구에서도 관찰되면 이 물질은 인간 발암물질로 분류된다. CBP에서 확인된 인간 발암물질로는 다이옥신, 포름알데히드, 석면, DDT, 다환방향족탄화수소PAHs(훈제음식과 담배에 포함), 니트로스아민(베이컨과 핫도그에 포함), 폴리염화비페닐PCBs(변압기 생산에 사용), 벤젠(용제, 가솔린, 담배연기에서 발견), 아플라톡신 등이 있다.

암 위험 평가를 위한 화학물질이 결정되면 CBP는 동물실험을 시작한다. 먼저 실험동물의 종류(쥐 혹은 생쥐)를 선택한다. 그리고 인간들이 일반적으로 노출되는 농도의 수천 혹은 수만 배 정도를 실험동물에게 투여한다. 만약 이 동물들에게 일정 퍼센트 이상으로 암이 발생하면 이 물질은 발암물질로 분류된다.

어쩌면 당신은 이미 이 논리의 두 가지 허점을 알아차렸을지도 모른다.

첫째, 고농도의 화학물질이 암을 유발한다면 그보다 훨씬 낮은 농도에서도 암을 유발한다는 가정이다. 이를 과학용어로 '고용량에서 저용량으로의 내삽'이라고 부른다. 하지만 이런 가정은 확실하지 않다. 이례적으로 고용량에서 관찰되는 발암성이 사람들이 통상적으로 노출되는 매우 낮은 용량에서도 유효한지는 정말 알 수 없기 때문이다. 고용량이 자동차에 부딪히는 것이라 한다면, 저용량은 성냥갑에 부딪히는 것에 비유할 수 있다. 실험동물에게 감미료의 일종인 사카린을 투여하면 방광암의 위험이 약간 증가한다. 이때 동물에게 투여한 사카린의 양은 사람이 하루에 다이어트 소다 1,200캔을 마실 때 섭취하는 양과 맞먹는다.

어리석어 보이는가? 나도 그렇게 생각한다. 그리고 이미 설명한 바대로 인체는 자연에 존재하는 낮은 농도의 화학물질에 의한 손상을 복구하는 능력을 가지고 있다.

둘째, 이 방법은 하나의 종(예를 들어, 쥐)에서 관찰되는 반응이 다른 종(예를 들어, 인간)에서도 동일하게 관찰될 것이라고 가정한다. 과학용어로 '종간 외삽'이라고 한다. 이것은 신념의 엄청난 비약이다. 우리는 발암물질로부터 사람들을 보호하는 바람직한 법을 가지고 있기 때문에 벤젠이나 PAHs 같은 발암물질을 사람들에게 직접 투여하고 암이 유발되는지 관찰할 수 없다. 따라서 쥐에게 독이 되는 물질은 사람에게도 독이라고 가정해야만 한다. 그런데 문제는 일부 물질의 경우 쥐에게는 발암물질이지만 생쥐에게는 발암물질이 아니라는 것이 밝혀졌다는 것이다. 쥐와 생쥐는 같은 설치류인데도 말이다.

1980년, 이 프로그램의 기본이 되는 가정, 즉 쥐에게 발암물질은 사람에게도 발암물질이라는 가정에 대한 우려를 관련 분야 주요 저널인 《페더레이션 프로시딩스Federation Proceedings》에 발표했다. 종간 외삽 가정을 평가하려고 쥐와 생쥐의 실험연구 결과를 비교했다. 그 당시 192개의 화학물질이 발암성 시험을 마쳤고, 이 중 76개는 발암성이 확인됐다. 그런데 발암물질 중 37종류만(49%) 쥐와 생쥐 모두에게 발암성을 보였다. 나는 '만약 쥐와 생쥐처럼 연관성이 매우 높은 종 사이에도 이런 차이가 있다면, 어떻게 훨씬 더 거리가 먼 동물인 인간과 실험동물 사이에 유사성이 있을 것이라 기대할 수 있겠는가?'라고 결론내렸다. 다시 말해, 쥐에게 발암성이 있는 화학물질의 절반도 안 되는 수만이 생쥐에게도 암을 일으킨다면, 사람에게는 이보다 훨씬 적은 수만이 발암물질로 작용할 수 있다는 것이다.

또한 CBP는 사람들이 인위적으로 만들어낸 화학물질에만 초점을 맞춰, 아플라톡신처럼 자연 내에 존재하는 중요한 환경성 발암물질은 무시한다. 이런 화학물질을 이미 환경에 존재하므로 우리가 환경에 추가할지 말지 결정할 수 있는 것이 아니다. 또한 법으로 사용을 금지할 수 있는 것이 아니기 때문에 CBP는 이런 화학물질은 존재하지 않는다고 가정한다.

이런 문제점들이 의미하는 바는 지금까지 정부가 이 프로그램에 쏟아부은 막대한 시간, 에너지, 비용에도 불구하고 CBP의 결과를 신뢰할 수 없나는 것이다. 이 프로그램은 실생활에 적용할 수 있는 지식이 아니라 "모든 것은 위험하고, 우리가 할 수 있는 것은 거의 없다"는 막연한 불안감만을 남겼다.

암을 일으키는 방향 오류

마술사는 속임수를 쓸 때 관중의 주의를 다른 곳으로 돌리려고 다양한 시도를 한다. 예를 들어, 오른손에 카드를 감추려고 할 때 마술사는 왼손을 흔들어 보이거나 관중에게 카드를 섞으라고 하거나 봉투를 연다. 이때 오른손에 카드를 감추는 기술이 굳이 완벽할 필요도 없다. 아무도 오른손을 보고 있지 않기 때문이다.

의도하지는 않았겠지만, CBP는 결과적으로 방향을 잘못 잡았다. 사람들의 관심이 암 발생에 훨씬 더 큰 영향을 미칠 수 있는 요인, 즉 잘못된 음식을 너무 많이 먹는 것에서 멀어졌기 때문이다. CBP는 화학적 발암물질이 돌연변이를 일으키기 때문에 암의 일차적인 원인이라는—광범위하게 통용되지만 부적절한—이론에 근거한다. 이 이론에서 영양은 고려의 대상이 아니다. 모든 자원을 총동원해 환원론적 연구방법으로 특정 화학물질이 실험쥐에게 미치는 특정 영향에 집중하고, 이러한 연구들이 실질적으로 유용한지 여부를 판단하는데 도움이 되는 총체론적인 증거에 대해서는 어떠한 고려도 하지 않았다. 그러는 사이 다른 원인과 해결방법을 찾기 위해 필요한 인력이나 예산이 많이 남지 않게 됐다. 앞서 보았듯이 환원론적 연구는 스스로 구멍을 만들어내는 경향이 있어서 더 깊이 연구할수록 점점 더 유용성과 현실성으로부터 멀어지게 된다.

이미 반박된 가설을 근거로 매년 수억 달러를 지출하는 CBP는 더 가능성 있는 암의 원인으로부터 잘못된 방향으로 주의를 돌리게 만들었다. 그러나 이 프로그램에 관여하는 어느 누구도 이 프로그램의 막대한 비용과 더 중요하게는, 두려움 속에 동요하기 쉬운 대중에게 전달될 오해하기 쉬운 정보에 대해 진심으로 걱정하지 않는 것 같다.

CBP 옹호자들

1980년대와 1990년대에 나는 "화학적 발암물질에 초점을 맞추지 말고 영양을 봐!"라고 외치는 극소수 연구자 중 한 명이었다. 우리 연구실에서는 동물실험연구와 중국연구 같은 인간을 대상으로 한 연구에서 암 발생을 결정하는 것은 유전자나 발암물질이 아니라 식이라는 증거를 줄곧 찾았다.

1980년대 초반, 국립독성학프로그램NTP, National Toxicology Program의 발암물질 실험실은 매우 야심찬 프로젝트를 기획했다. 암 발생에 대한 영양의 역할을 연구하는 것이었다. 론 하트Ron Hart 박사가 연구를 담당했는데, 그는 암 발생에 있어서 칼로리 섭취의 영향에 초점을 맞추고 대규모 동물실험연구를 진행했다. 몇 년 후 그를 코넬대학으로 초청해 그간의 연구결과를 발표하는 자리를 마련했다. 그의 연구결과는 광범위하고 잘 수행된 것이기도 했지만, 중요한 것은 우리 연구팀이 단백질에서 찾았던 것과 유사한 결과를 밝혀냈다는 것이었다. 칼로리에 관한 그의 연구와 단백질과 다른 영양소들에 관한 우리의 연구는 발암화학물질이 아니라 식단의 영양학적 구성이 암 발생을 결정짓는 일차적 요인이라는 것을 분명하게 보여주었다.

비슷한 시기에 우리 연구팀은 동물성 단백질과 지방 같은 영양소의 발암성에 대한 매우 강력한 증거를 찾았다. 1980년 《페더레이션 프로시딩스》에 기고했듯이 CBP의 발암성 기준에 따르면 우유 단백질은 발암물질로 고려돼야 했다. 섭취하면 암이 발생하고, 섭취를 중단하면 암 진행이 멈추거나 호전되니 말이다. 당시 내 견해는 1942년에서 1979년까지 식이 단백질과 암에 대한 다른 연구자들의 결과와 우리 연구팀의 초기 연구결과들에 근거한 것이었다. 그때까지만 해도 우리 연구팀은 단백질의 발암성을 확실하게 입증할 연구를, 특히 우유 단백질이 암 스위치를 켜고, 우유 단백질을 줄이거나 다른 단백질로 대체했을 때는 스위치가 꺼진다는 개입연구를 아직 끝내지 못한 상태였다.

《페더레이션 프로시딩스》에 기고한 논문에서 화학물질의 발암성을 실험할 수 있으면서 비용이 많이 들지 않고 좀 더 신뢰성이 높은 실험 방법인 에임스 분석법Ames assay을 소개했다. 이 에임스 분석은 CBP 비용의 1%도 되지 않는 아주 적은 비용으로도 가능하기 때문에 많은 화학물질의 돌연변이원성을 평가하고 좀 더 의미 있는 결과들을 얻을 수 있을 것이라고 보았다.

에임스 분석은 간단히 말하자면 쥐의 간에서 추출한 세포에 의심되는 화학물질을 처리한 후 돌연변이가 발생하는지 보는 방법이다. 여기서 돌연변이가 발생하면 암을 비롯해 다른 돌연변이 관련 질병들을 일으킬 수 있으므로 그 물질을 피하고, 음식과 물, 공기가 오염되지 않게 사용을 중단해야 한다.

그러나 짐작한 바와 같이 CBP 방법에 대한 근본적인 문제제기는 당시 암 연구자들이 나를 싫어하게 만들었다. 그 프로그램을 만들고 수억 달러를 투자한 정부기관도 프로그램의 결점이나 영양의 암 예방 및 치료 잠재력에 대한 내 견해에 동의하지 않았다. 토론회에서 암 발생에 대한 영양학적 개입을 주장하는 것은 불에 기름을 붓거나 화약을 뿌리는 것과 같았다. 이렇게 된 데에는 세 가지 주된 이유가 있다.

첫째, 연구자들은 화학적 발암물질이 암의 주요 원인이고, 더 나아가 설치류 실험으로 이런 발암물질을 가장 잘 밝혀낼 수 있을 거라는 패러다임에 매몰돼 있다. 이런 실험이 사람에 대한 발암성을 평가하는 데 매우 결함이 있다는 증거들이 있음에도 말이다. 앞서 살펴보았듯이 연구자들은 어떤 패러다임에 매몰되면 그 패러다임에 의문을 제기하는 증거를 알아차리거나 받아들이기가 매우 어렵다.

둘째, 암의 원인을 유전자와 환경독성으로 보는 접근과는 달리, 암을 영양과 연관시키는 것은 소위 희생자를 비난하는 것이다. 만약 유전자와 발암물질이 암의 원인이라면, 암 발생은 우리가 통제할 수 없는 영역, 즉 운명이 된다. 운은 좋을 수도 나쁠 수도 있다. 암이 발생하거나 발생하지 않는 것에 우리의 책임은 없다. 그런데 암 발생에 영양이 발암물질보다 더 큰 영향을 끼친다면, 즉 우리의 식단이 암을 켰다 껐다 할 수 있다면 암은 어느 정도 개인의 책임이 있는 것이 된다. 책임감은 나쁜 것이 아니다. 사실 책임은 권한이다. 우리가 무엇을 먹을지 선택하는 간단한 행동으로 건강을 조절할 수 있다는 것을 뜻한다. 그러나 이미 질병에 걸린 가족이나 친구가 있는 사람들에게는 이런 권한이 그렇게 편하게 느껴지지는 않을 것이다.

셋째, 프로그램과 관련하여 너무 많은 직업과 경력, 이해관계가 존재한다. 미국의 7만5천 명의 실험병리학자 중 4분의 3은 CBP와 관련되어 있다. 이 사람들은 그들의 노력이 잘못되었고, 그들에게 지급된 비용이 대중의 건강 향상에 도움이 되지 않는다는 사실에 아무런 관심이 없다.

열심히 CBP를 옹호하는 사람들은 암이 유전자에서 시작되고, 화학적 발암물질이 유전자 변형을 일으키는 가장 중요한 요인이라고 믿는 경향이 있다. 반대로 영양의 영향은 부차적인 요인으로 간주한다. 기껏해야 암 발생에 부분적인 영향을 줄 뿐 직접 암을 일으키지 않는다고 생각한다. 기술적으로는 맞는 말이지만, 잔디 씨앗만 있으면 잔디밭이 되고 물주기, 잡초 뽑기, 햇볕 쬐기 등은 단지 잔디밭이 되는 데 부분적인 영향만 미친다는 말과 같다. 물론, 잔디밭을 만드는 데는 반드시 씨앗이 필요한 것처럼, 전암 병변precancerous lesions(암이 되기 전의 병변—옮긴이)으로 자라는 데는 유전자 돌연변이가 필요하다. 그러나 굳이 잔디 씨앗을 뿌리지 않더라도 땅을 오랫동안 그대로 두면 새와 바람이 씨를 뿌려준다. 이와 비슷하게, 돌연변이를 유발하는 수많은 요인이 우리 주위에 항상 존재하며 이들 중 상당수는 태양, 바이러스, 곰팡이처럼 원래부터 자연에 있는 것들이다. 우리는 이런 발암물질이나 돌연변이를 피할 수 없다. 이를 피하기 위해 사용하는 플라스틱이나 화학물질들은 또 다른 환경오염을 낳고, 그 물질엔 화학적 발암물질이 들어 있기 쉽다. 암을 예방하는 더 효과적인 방법은 돌연변이가 암으로 진행할지 못하게 막는 것이다. 그것이 바로 영양이다.

오늘날의 CBP

CBP를 지지하는 연구자들은 모든 반론 증거에 맞서 초창기부터 똑같은 주장을 계속하고 있고, 여전히 영양의 영향에 대한 진지한 논의는 하지 않는다. 영양 문제를 고려할 때도 환원론적 덫에 빠져 어떤 개별 영양소가 중요한지만 따진다. 지금도 암의 원인에 있어서 화학적 발암물질, 특히 유전자에 미치는 영향만 강조하고 있다.

최근 CBP의 오랜 지지자들 중 한 사람은 두 명의 대중활동가와 함께 동물실험기간을 2년에서 3년으로 늘리는 것을 제안했다. 그들은 임신 시 자궁 내에서 노출되는 기간을 포함하면 더 많은 화학적 발암물질을 발견할 수 있을 것이라고 주장했다. 주장을 정당화하기 위해 2008년 논문에서 "동물에 대한 화학물질 발암성 검사는 오랫동안 인간에 대한 암 잠재 위해성을 판단하는 타당성 있는 방법으로 받아들여졌다"는 자신의 이전 논문 내용을 반복해서 인용했다.[4] 또 다른 연구자는 개개 화학물질의 작용기전을 연구함으로써 현재 사용하는 CBP의 문제점을 개선하고 기간도 단축하길 원한다.[5] 이런 실험방법 변경 제안은 모두 엄청난 추가 연구비를 필요로 한다. 그리고 암의 가장 중요한 원인은 화학적 발암물질이라고 강조한다.

비록 CBP가 신뢰할 수 없고 낭비적이라 하더라도, 유해한 화학물질을 찾아내 이를 금지시킨다는 목적은 유의미하다. 프로그램이 지금보다 훨씬 적은 비용과 시간을 필요로 하는 검사방법으로 재구성된다면 더욱 의미 있을 것이다. 만약 내가 연구를 하면서 다이옥신에 노출이 되지 않았더라면, 나의 삶은 분명히 더 건강하고 덜 고통스러웠을 것이다. 그러나 발암물질을 피하는 것이 암을 예방하기 위한 유일한 혹은 일차적인 무기가 될 수는 없다. 그 방법은 실패할 것이 분명하기 때문이다.

10

환원론적 의료

문제를 만들었을 때의 사고방식으로는
그 문제를 해결할 수 없다.
앨버트 아인슈타인 Albert Einstein

앞서 환원론이 어떻게 과학, 특히 우리 신체와 관련된 과학을 왜곡시키는지 살펴봤다. 이 왜곡의 희생자가 생물학 교과서와 유기화학 기말고사뿐이었다면 안타깝기는 해도 그리 큰 비극은 아니었을 것이다. 문제는 이런 환원론적인 과학이론과 과학에 대한 대중적인 이해가 의료행위에 대한 교육, 연구 지원, 보상하는 방법을 결정한다는 것이다. 지금부터 질병에 대한 관점 및 치료법에 숨겨져 있는 환원론적 지문을 찾아 볼 것이다.

나는 우리가 행하는 의료에 무언가 근본적으로 잘못된 것이 있다는 생각으로 이 책을 시작했다. 미국에서 소위 건강관리시스템health-care system이라 부르는 의료시스템은 실제로는 건강과는 크게 관계가 없으며, 질병관리시스템disease-care system으로 부르는 것이 더 적절할 것이다.

왜냐하면 이 시스템은 그저 질병에 대해서만 반응하고 관리하면서 더 좋은 다른 방법이 있다는 것을 알지 못하게 하고, 비싼 비용을 치르면서 실망스런 결과만 초래했기 때문이다. 많은 의료 전문가와 정치인들이 건강관리시스템을 개선하고 경비를 절감하는 제안을 냈지만, 대부분 문제의 근원을 해결하기보다는 부수적인 문제만 어설프게 손질하는 것들이었다. 이것이 환원론적 시스템이 작동하는 방식이다.

질병관리시스템

4장에서 맹인과 코끼리에 관한 우화를 소개했다. 맹인들이 코끼리의 건강과 안녕을 책임지게 됐다고 가정해 보자. 결과는 어떨까?

당연히 어느 맹인도 코끼리 전체를 관찰하는 임무를 수행하지 못할 것이다. 맹인들은 다리, 상아, 몸통, 꼬리, 귀, 배 등 각자 자신만의 '전문' 분야에 초점을 맞출 것이다. 만약 코끼리가 곰팡이 핀 땅콩을 먹었고 간암이 발생하기 시작했다면, 어느 맹인도 알아차리지 못할 것이다. 그들이 관리하는 부위가 아직 암의 영향을 받지 않았기 때문이다. 감지할 만한 증상을 일으킬 정도로 암이 덩어리로 커지면, 식욕이 감소함에 따라 가장 먼저 '몸통 의사'가 이상을 알아차릴 것이고 다음으로 장에 이상이 생기면서 '꼬리 의사'가 이상한 냄새를 알아챌 것이다. 마지막으로 열이 나면 '귀 의사'가 그것을 느끼고 체온을 측정하게 될 것이다.

맹인들은 코끼리에 대한 각자의 경험에만 의존하게 되기 때문에 증상에 선행하는 근본 원인을 알아차리고 치료할 수 없다. 그들의 치료는 질병 예방이 아니라 이미 발생한 문제들에 대해 먼저 반응한다. 이것이 질병관리시스템의 첫 번째 주요 특징인 반응성이다.

맹인들은 원인이 아닌 증상만 인식할 수 있기 때문에 마치 그 증상이 문제의 전부인양 치료하게 된다. 몸통 의사는 코끼리의 식욕을 돋우기 위해 곰팡이 핀 땅콩에 설탕을 발라 구워 줄 것이다. 코끼리의 위장관 작용에 개입할 방법이 없는 꼬리 의사는 대형 탄소필터 기저귀를 주면서 현대의학으로는 이런 종류의 병을 고칠 수 없고 다만 고약한 냄새 같은 증상만 조절할 수 있을 뿐이라고 말할 것이다. 귀 의사는 얼음주머니로 귀의 열을 내려주고, 온도가 정상으로 돌아오면 "치료되었다"고 말해줄 것이다. 이 또한 우리 질병관리시스템의 모습이다. 증상을 마치 질병의 원인인 것처럼 치료하고, 그 결과 진짜 근본적인 원인은 완전히 무시된다. 그리고 증상은 재발한다.

환원론에 입각한 우리 코끼리 의사들은 '코끼리'라는 총체적인 시스템을 무시하기 때문에 코끼리와 함께 진화한 자연적인 치료법, 가령 코끼리들이라면 본능적으로 알고 있는 구토를 유발하는 어떤 잎들 같은 치료법을 쓸 수 없다. 대신 그들이 관찰한 증상에 초점을 맞춘 치료법을 개발하는데, 이런 치료법들은 종종 다른 부위에서 새로운 문제를 일으킨다. 이 또한 환원론적 질병관리시스템의 상징적인 모습이다. 자연에는 존재하지 않는 화학물질에 의존해 우리 몸의 복잡한 화학작용 중 극히 일부에 개입하는 것은 필연적으로 '부작용'을 동반한다.

비유는 이쯤에서 그만하고 환원론에서 촉발된 이런 특징들이 어떻게 의료를 질병관리시스템으로 만들었는지 살펴보자.

반응성

갑작스런 외상으로 응급실로 실려가는 상황이라면 반응적인 대응(반응성)은 의미가 있다. 그런데 응급실뿐만 아니라 전체 의료시스템 또한 반응적이다. '의료'는 사람들이 불편함을 느낄 때만, 어떤 질병으로 진단받을 때만 작동한다.

앞서 언급했듯이 예기치 못한 갑작스런 외상성 손상의 경우 이런 반응적 시스템은 의미가 있다. 그러나 미국의 의료는 전체가 반응적이다. 의료전문가들은 모든 종류의 질병이 마치 아무 예고도 없이 불쑥 발생하는 것처럼 취급한다. 마치 어제까지는 건강했는데 다음날 암에 걸리게 되는 것처럼. 혹은 어제까지 완벽했던 동맥들이 다음날 3중 우회술을 받아야 하는 혈관이 되는 것처럼 취급한다.

우리는 이것이 미친 생각이라는 것을 안다. 임상적인 증상은 보통 몇 주, 몇 개월, 대개 몇 년에 걸쳐 누적된 생물학적 반응에 의해 발생한다. 그럼에도 의료전문가들의 환원론적 지침, 본인 부담금, 10분 진료는 환자들이 질병이 무르익기 전에 자신의 건강을 최적화하는 것을 방해한다. 현 시스템에서는 "정말 아플 때까지 기다리세요"가 의사와 병원의 모토다. "증상이 악화돼서 통증이 있거나, 기능 손실이 있거나, 검사결과가 정말 심각하게 나오기 전에는 해드릴 것이 없습니다. 그때까지 그저 안정을 취하고, 표준미국식단을 따라 식사를 하십시오."

원인이 아닌 증상 치료

응급실에서는 먼저 교통사고 피해자의 흉부를 짓누르는 핸들을 제거하고 부러진 갈비뼈를 맞춰야 한다. 운전 중에 문자를 보냈는지, 술을 마셨는지, 또는 도로 설계가 잘못되었는지 등의 사고 원인을 따질 때가 아니다. 이런 것은 피해자의 몸이 회복이 된 뒤에 해도 늦지 않다. 마찬가지로 어떤 사람이 심근경색, 뇌졸중, 당뇨병성 혼수 등으로 병원에 왔다면, 가장 먼저 할 일은 심각한 증상을 완화시켜 환자가 오늘 밤을 넘기게 하는 것이다.

그러나 의료는 증상에서 멈춘다. 극히 드문 경우를 제외하면 우리는 질병의 원인을 치료하지 않고 결과만 치료한다. 그리고 이 개별 증상들이 원인이라고 우리 스스로를 설득한다. 고혈압인가? 그러면 혈압저하제를 먹고 혈압을 낮추는 것이 좋다. 고혈압이 심장질환을 일으키니 말이다. 왜 혈압이 높아졌는지는 관심이 없다. 암인가? 그러면 암덩어리에 방사선을 쪼이고 화학독성물질인 항암제를 투여하자. 너무 많은 동물성 식품을 섭취했기 때문에 종양이 생길 수도 있다는 것에는 관심이 없다. 8장과 9장에서 보았듯이 환원론적 유전학은 암이 유전자에 의해 발생하기 때문에 피할 수 없으며, 우리가 아무것도 할 수 없다고 믿길 원한다. 심근경색인가? 동맥에 스텐트를 넣어 피가 더 잘 흐르게 하자. 동맥이 막힌 근본적인 원인은 중요하지 않다. 의료행위는 그것이 문제의 전부인양, 거의 전적으로 증상 치료에만 집중한다.

이것이 얼마나 미친 짓이고 역효과를 낳는지 알겠는가? 증상에만 초점을 맞춤으로써 근본적인 원인을 계속해서 무시하고, 증상들이 악화되어 재발할 가능성을 높인다. 잔디에 물 주는 것을 깜박해 갈색으로 변했을 때, 잔디를 녹색으로 페인트칠하거나 그렇게 하는 것이 문제의 해결이라고 생각하지 않을 것이다. 그렇지 않은가? 그러나 현재의 의료계는 너무 자주 그렇게 생각한다.

사태를 악화시키는 환원론적 처방

당연하게도 녹색 페인트는 잔디 뿌리에 부족한 수분 문제를 해결해 주지 못한다. 그러나 어떤 페인트를 사용하느냐에 따라 그 '해결책'이 문제를 더 악화시킬 수도 있다. 일반 페인트에는 포름알데히드, 휘발성 유기화합물VOCs, Volatile Organic Compounds, 수은, 카드뮴, 납, 벤젠 등이 들어 있다. 이런 화학물질은 땅을 건강하게 해주는 지렁이와 박테리아를 죽인다. 휘발성 유기화합물은 공기 중으로 휘발되어 벌레를 잡아먹는 새에게 해를 끼칠 수 있다. 그래서 잔디가 갈색으로 변하는 증상을 총체적 맥락에서 떼어내 '갈화'라고 진단하고 치료하는 것은 문제를 해결하지 못할 뿐만 아니라 더욱 악화시킬 수 있다.

지금까지 본 바와 같이 서양의학은 특정 증상에 대한 특이적인 치료법을 선호한다. 전신 작용은 적고, 표적에 대한 효과는 높은 약물일수록 인정받는다. 약은 보통 질병의 발생 경과 중에 나타나는 특정 현상들에 작용하도록 화학적으로 만들어진다. 즉, 주요 효소나 호르몬, 유전자 또는 유전자 생성물(특정 단백질 및 RNA—옮긴이) 등이 주된 대상이다. 표적이 극도로 정교한 아주 훌륭한 예로 항암제를 들 수 있다. 항암제는 다른 모든 진행 과정은 중요하지 않다는 듯 질병 발생의 특정 과정만을 특이적으로 교란시키도록 매우 정교하게 고안됐다.[1]

정교하고 특이적인 치료를 추구하는 것은 보통 좋은 과학의 특징으로 여겨진다. 그러나 잡지 뒤표지의 신약 광고를 보면 알 수 있듯이 이러한 정밀성과 특이성은 매우 불쾌한, 심지어 생명을 위협할 수 있는 수많은 부작용을 동반하는 경우가 많다. 독성이 가득한 녹색 페인트처럼 질병의 진행 과정 중 특정 과정만을 표적으로 하는 약들은 인체의 다른 부분들에 대한 혼란을 악화시키기 쉽다.

비자연적인 약에 대한 의존

대부분의 약은 식물에서 유래한다. 인류와 동물들은 수천 년간 어떤 식물이 질병을 치료하는 데 도움이 되는 생물학적 성질을 갖고 있는지 알고 있었다. 전 세계에 걸쳐 전통적인 방법의 치료사들은 환자들이 다시 균형을 회복하도록 총체론적인 방법으로 이 식물들을 사용했다. 그들은 이런 식물들이 치유 효과를 발휘하는 '기운'을 가지고 있다고 생각했다.

현대의학의 관점에서 이런 접근법은 근본적으로 문제가 있다. 첫째, 모든 식물이 그 자체로 어떤 '기운'을 가지고 있다는 생각은 서양의 과학적 사고로는 미신이나 허튼소리에 불과하다. 만약 그 식물이 치유하는 성질을 가지고 있다면, 식물에 있는 어떤 화학물질이 단독으로 그 일을 해낼 것이다. 우리가 할 일은 화학물질을 찾아내고 인공적으로 합성할 수 있는 방법을 알아내, 무균적이고 정량적인 방법으로 대량생산하는 것이다.

제약계 연구자들은 특정 식물이 특별한 치유성질을 발휘케 하는 '활성 성분'을 분리해 화학적 구조를 규명하려 노력한다.[2] 제약회사는 이 새로운 비자연적인 화학물질을 합성하면서 효력(및 효능)을 최대화하고 독성(부작용)을 최소화하기 위해 노력한다. 또는 제약계의 치어리더들은 우리가 그렇게 믿도록 만든다.[3] 하지만 진실은 그 반대다. 자연적인 화학물질이 구조적으로 변화할수록 우리 몸에서는 더 문제가 될 수 있다. 이것은 모든 약에 공통적으로 존재하는 의도치 않은 부작용의 근원이다. 그리고 치료제의 이런 부작용은 비자연적인 투약 시간과 용량 프로토콜에 의해 더욱 악화된다. 우리 몸이 필요로 하는 타이밍과 용량은 매순간 변하지만, 투약 시간과 용량은 정해져 있기 때문이다. 이 프로토콜들은 극도로 복잡한 인체 스스로의 관리법칙에서 벗어나 있다.

실제 벌어지는 일은 이렇다. 독에 중독(외부 화학물질의 침범)되는 것을 감지한 우리 몸은 경고 신호를 보낸다. 그러면 이런 상황에 대응하기 위해 진화과정에서 고안된 여러 반응 중 효소 군대를 호출해 외부 화학물질을 덜 해로운 대사산물로 바꾸고 배설한다. 이런 효소 가운데 하나가 MFO다. 7장에서도 언급했듯이 MFO는 매우 광범위한 생물학적 활성이 있는데, 약물의 대사와 배설도 담당한다.

매우 모순적이긴 하지만 우리 몸 안에서 특정 반응을 표적으로 하는 특정 약물들은 모두 MFO 효소계로부터 반응을 일으킨다. 그러나 이미 살펴본 바와 같이 생화학의 세계에서는 정밀 조준 공격 같은 것은 없다. 따라서 질병 치료에 이런 화학물질을 사용하는 전략은 "마을을 구하기 위해 마을을 태운다"는 악명 높은 베트남 전쟁 전략과 비슷하다. 실제 전쟁과 같이 이런 전략은 부수적 손상, 예상 가능한 죽음의 흔적을 남긴다.

현실에서 부작용의 문제는 더 심각해진다. 어떤 화학물질에 의해 발생한 부작용을 치료하려고 두 번째 치료제가 투입될 수 있다. 그리고 이전에 투입된 약물이 남긴 흔적들을 닦아내려고 세 번째, 네 번째 치료제가 투입될 수도 있다. 또 시간이 지남에 따라 약물 용량도 증가하는 경우가 많은데, 이는 약물이 작용하기 전에 우리 몸이 이 약물을 해독하고 배설하는 능력을 점점 더 향상시키기 때문이다. 그리고 우리는 그렇게 약이 쌓이는 것을 당연한 것이라고 착각한다!

다른 이름의 질병

과학자들이 지식의 아주 작은 영역에만 온 관심을 집중하는 것을 격려하고 보상하는 환원론적 연구의 본질적 특성은 질병관리시스템에 맹인과 코끼리 우화 같은 문제가 발생하게 한다. 그러나 의료계에서 사용되는 언어와 그 언어를 사용하는 방법은 환원론적 경향을 더욱 강화시켜, 인체를 모든 요소가 상호작용하며 서로 영향을 미치는 통합된 하나의 시스템으로 보는 것을 어렵게 한다.

가장 좋은 예는 '질병'이라는 단어에서 찾을 수 있다. 당신은 이 단어를 어떤 의미로 쓰는가? 의료계에서 질병이라고 부르는 다양한 것들은 실재하는 독립적인 것인가? 아니면 일련의 증상들을 엮어 새로운 질병으로 분류하는 좀 더 자의적인 것인가?

질병을 분류하는 역사는 잉글랜드에서 사망 원인 기록을 모아 출판한 1662년까지 거슬러 올라간다.[4] 모두 81가지의 질병이 확인됐으며 이후 이 질병 목록은 여러 번 개정되었고, 가장 최근의 것이 10번째 개정판인 국제질병분류-10ICD-10, International Statistical Classification of Disease and Related Health Problems이다. ICD-10의 지속적인 개정은 UN의 세계보건기구가 관리한다. 질병과 병적 상태의 다양한 세부 분류에 따라 "새로운" 질병도 많이 추가됐다. 현재 목록은 8천 개 정도로 최초의 81개보다 상당히 복잡해졌다!

질병 분류에 관한 역사를 보면, 질병 분류법이 자의적일 뿐만 아니라 질병에 대한 이해가 부족하다는 것을 알게 된다. 예를 들면, 19세기 서양에서 가장 흔한 여성 질병은 히스테리hysteria였다. 단어 자체가 질병의 원인에 대한 당시의 이론을 보여준다. 히스테리는 자궁의 기능 이상을 뜻하는 그리스어 hystera에서 유래했다. 히스테리는 현기증, 신경과민, 성욕 항진 혹은 저하, 부종, 과민성, 식욕 부진, 그리고 "문제를 일으키려는 경향" 등의 증상을 포괄한다. 의문이 들 것이다. 그럼, 남자는 이런 증상들을 느끼지 않는가?

다행히도 여성 히스테리의 진단은 과거의 일이 됐다. 그런데 왜 사라졌을까? 히스테리의 증상은 여전히 그대로인데 말이다. 이유는 간단하다. 서양 의사들이 이런 증상들이 자궁의 기능 이상 때문이라는 생각을 중단했기 때문이다. 증상은 존재하지만 '질병'은 문화적·성적 편견의 영향을 받는다. 질병은 증상들을 엮어내는 이론적 모델에 불과하다.

반면, 가끔 의료계가 질병의 존재를 부인할 때도 있다. 예를 들면, 만성피로증후군, 만성 근골격계 통증, 섬유근통 등이 최근의 예다. 많은 의사가 이런 질병명을 들으면 눈을 굴리면서 다른 진단명, 건강염려증으로 바꾼다. 의사들이 이런 증상들을 질병으로 고려하지 않는 이유는 감염, 면역 반응 등과 같은 환원론적인 '병리학 기전'으로 설명되지 않기 때문이다. 다시 말해, 의사가 객관적인 검사로 진단할 수 없다면 실재하는 질병이 아니다. 질병은 단지 의료계가 자의적으로 질병이라고 부르는 것일 뿐이다.

질병에 이름을 붙이고 관찰하는 애초 목적은 변화 양상을 파악해 유행병이 될 수 있는 사람들의 건강상태를 알아차리는 데 있었다. 명명 시스템은 의료기록 표준화에도 사용됐다. 표준화는 환자가 의사를 바꾸거나 대물림되는 질환들에 대해 토론할 때 의료인들이 보다 쉽게 의사소통할 수 있게 해준다. 질병의 적절한 분류는 환자의 치료나 연구, 특히 역학연구를 진행할 때 매우 중요하다.

그러나 각각의 질병을 별개의 구분되는 실체로 생각하는 경향은 단점이 있다. 시야를 좁게 만들어 각각의 질병이 마치 각각 원인이 따로 있고, 고유의 발생 기전을 가지고 있고, 그 질병만의 표적화된 치료법(특효약)이 있다는 생각을 하게 만든다.

질병의 분류와 치료는 항상 이런 단일 요인 모델에 의해 엄격하게 설명되는 것은 아니다. 의료전문가들은 어떤 질병에 한 개 이상의 원인이 있을 수 있고, 치료하는 데 하나 이상의 약이 필요할 수 있다고 생각한다. 예를 들면, 많은 암이 여러 요인으로 발병한다. 유전, 환경독소, 바이러스 등이 단독 또는 복합적으로 작용한다. 의사들은 대부분 세균 감염에 몇 개의 다른 항생제가 같은 효과가 있을 거라고 생각한다. 다른 종류의 진통제와 고혈압 치료제 등도 통증과 혈압 조절에 비슷한 효과가 있을 거라 생각한다. 이런 생각은 분명 단일 요인-단일 질병 세계관을 뛰어넘는다. 하지만 여전히 대부분의 의료진은 이런 예를 예외로 생각하고, 단일 요인-단일 질병 세계관은 여전히 주의를 다른 곳으로 돌려 보다 효과적인 자연치료법이 있을 거라는 생각을 막는다. 부끄러운 일이다. 원인과 기전, 결과 사이에 서로 중첩되는 것에 주의를 집중하면 더 많은 의료 전문가들이 질병에 대한 이 편협한 패러다임에서 벗어날 수 있기 때문이다.

영양: 총체론적 의학

치료나 연구에 종사하는 의료진 대부분은 건강과 질병의 포괄적인 기전을 찾는 것을 적절한 과학이라고 생각하지 않는다. 영양의학을 '합법적인 방법'으로 인정하기 전까지, 그들은 각각의 질환 발생에 관여하는 복잡한 시스템의 세세한 내용을 알려고 했다. 간단히 말해서 어떤 음식이 그 자체로 몸에 좋다고 인정하는 것이 아니라, 음식의 어떤 '활성인자'가 그런 효과를 내는지 밝혀야 한다는 것이다. 물론, 그들은 불가능한 일을 바라고 있다. 적어도 영양학적인 수준에서는 그렇다. 우리는 어떻게 그런 일이 벌어지는지 정확한 이유를 모른다. 음식의 모든 성분을 규명하고, 각 성분들이 무슨 작용을 어떻게 하는지 다 알 수 없기 때문이다. 우리가 그저 실제 그런 작용이 있다는 것을 알 수 있을 뿐이다.

질병 관리(환원론)	영양(총체론)
반응적	예방적
증상에 집중	근본 원인에 집중
특정 증상/질환 치료 선호	전신적 치료 선호
비자연적인 화학물질 사용	자연식품 사용

● 질병 관리와 영양

의료계는 흔히 '만병통치' 같은 것은 없다는 말을 되뇌이면서 그들의 무능력과 자연의 복잡성 및 그 의미를 온전히 받아들이는 것에 비열한 거부를 드러낸다. 자연은 우리가 인정하려는 것보다 훨씬 더 뛰어나게 생물학적 기능을 적절히 조절하고 있다. 일단 우리가 건강을 유지하는 일에 인체의 무한하고 복잡한 능력을 인정한다면, '만병통치'라는 개념을 이해할 수 있다. 자연식물식을 무한대에 가까운 다양한 성분들이 교향곡처럼 조화롭게 작동하는 '하나'의 치료법으로 상상한다면, 이 약은 광범위하고 다양한 질환에 작용해 '만병통치'라 부를 수 있다. 만병통치적 접근법은 표적화된 약물 패러다임에서는 받아들여질 수 없겠지만, 총체론적인 영양 패러다임에서는 매우 유용하고 강력한 효과를 발휘한다.

다시 말하면, 잘못된 영양은 현재의 질병관리시스템이 인정하는 것보다 더 광범위하게 많은 질병을 일으키고, 반대로 건강한 영양은 이 모든 병뿐만 아니라 그 이상의 것을 치료할 수 있다는 뜻이다. 모든 맹인 코끼리 의사들이 보지 못한 근본적인 원인은 바로 잘못된 영양인 것이다.

이쯤 되면 질병의 영양학적 해결책은 매우 상식적인 것처럼 들릴 것이다. 그러나 영양에 기반을 둔 의료시스템이 지금 우리가 처해 있는 환원론적 시스템과 어떻게 다른지 더 살펴볼 필요가 있다.

질병관리시스템은 반응적인 반면, 영양의학은 질병이 발생하기 전 예방 차원에서 미리 작동한다. 질병 관리는 증상에 초점을 맞추지만, 영양은 증상의 근본 원인에 집중한다. 질병 관리는 인체의 특정 부위를 표적으로 하는 개별적인 환원론적 치료법을 택하지만, 영양은 인체가 총체적으로 건강을 유지하고 회복하기 위해 필요한 것들을 선택할 수 있도록 재료를 제공할 뿐이다. 질병 관리는 인체가 독소로 인식하는 합성된 약물 사용을 선호하지만, 영양은 수십만 년 이상 인류가 식용으로 진화시킨 음식을 제공하기 때문에 부작용을 피할 수 있다.

의료는 우리의 건강이 질병이라고 인정되는 수준까지 망가졌을 때 삼키는 합성화학물질과 동의어가 돼버렸다. 의료행위란 화학물질을 우리 몸에 처리하는 것을 뜻한다. 물론 화학물질, 심지어 합성된 화학물질도 사용해야 할 때가 있다. 그러나 다른 모든 것이 효과를 보지 못할 때만 그렇다. 환원론적 질병관리법은 건강관리의 마지막 보조 수단이 되어야 한다. 주된 수단이 될 수는 없다.

11

환원론적 영양제

과학은 한순간에 장례식을 앞당길 수 있다.
작자 미상

현재의 의학과 제약산업에 불신을 표하고 '대체의학'에 관심을 가진 사람들을 보면 영양제에 목을 매는 경향이 있다. 이미 잘 알려진 비타민과 미네랄뿐만 아니라 기능성 식품, 프리바이오틱스, 프로바이오틱스, 오메가-3 지방산, 다양한 자연식품 농축물 같은 "자연의" 성분들이 그 예이다. 영양제산업은 지난 30년 동안 극적으로 발전했다. 2008년 영양제의 전 세계 판매량은 1870억 달러로 추정되고 있다.[1] 미국 성인의 68%는 영양제를 섭취하고, 52%는 규칙적으로 복용하며 스스로를 "규칙적인" 복용자로 생각한다.[2] 이제 멀티비타민만큼 미국다운 것은 없다.

아무리 자연 혹은 대체의학 등과 같은 단어로 포장된다 하더라도 이 또한 환원론적 패러다임의 예일 뿐이다. 10장에서 본 것처럼 현대의학의 주요 문제로 질병과의 전쟁에서 일차적 수단으로 비자연적으로 추출된 화학치료제에 의존하는 것이 있다. 그러나 건강관리시스템 내에서 환원론적 접근을 하는 전문가 집단은 의사뿐만이 아니다. 자연치유 혹은 자연의학 전문가들도 자연 배경에서 벗어난 화학물질들이 자연식품만큼 좋거나 그보다 더 좋다는 이데올로기에 사로잡혀 있다. 처방약처럼 약초의 '활성성분'으로 추정되는 것을 합성하는 대신, 영양제 제조업자들은 건강이나 치료에 도움이 된다고 알려진 혹은 믿고 있는 음식에서 활성성분을 추출한다. 그리고 처방약과 마찬가지로 이 활성성분은 자연 상태의 식물성 식품으로부터 분리될 때 불완전하고, 불충분하고, 예측 불가능하게 작용한다.

환원론자들의 교묘한 속임수는 이런 것이다. 오렌지는 몸에 좋다. 오렌지는 비타민C로 가득 차 있다. 그러므로 비타민C는 오렌지에서 추출되었든, 실험에서 합성되었든, 알약에 붙어 있든, 아침 간식에 '강화'되었든 몸에 좋다. 그러나 실제로 그렇다는 증거는 없다. 대부분의 영양제는 건강을 지키지 못할 뿐 아니라, 어떤 종류는 오히려 심각하게 건강을 해친다.

사과와 환원론적인 사과

"매일 사과 한 알을 먹으면 의사가 필요 없다"는 속담이 있다. 이런 통찰은 사과가 건강에 좋다는 수많은 과학적 증거로 뒷받침되고 있다. 그런데 왜 사과가 건강에 도움이 되는 걸까? 식품성분표에 의하면 평균적인 사과는 다음과 같은 성분이 있다. 비타민C, 비타민K, 비타민B_6, 칼륨, 식이섬유, 리보플라빈. 그리고 좀 더 적은 양의 비타민A, 비타민E, 니아신, 마그네슘, 인, 구리, 망간, 다른 영양소들이 종합적으로 포함되어 있다.[3] 이 성분들 중 무엇이 정말 사과를 의미 있게 만드는 것일까?

나의 친구이자 동료인 루이하이 리우R. H. Liu는 이 질문에 흥미를 느끼고 답을 찾기 위해 연구를 시작했다. 그는 사과가 건강에 끼치는 효과에 대한 연구를 진행했는데, 그의 개인적인 성장배경과 연결되어 있다. 리우 교수의 아버지는 중국에서 잘 알려진 약초 전문가였고, 그는 아버지를 도우면서 컸다. 그의 집안은 건강관리를 총체론적 관점에서 바라보는 문화를 갖고 있었고, 그는 그런 배경에서 성장했다. 중국의사들은 환자를 진료할 때 전통적으로 인간을 총체적으로, 즉 신체적·정신적·사회적·환경적 측면 모두를 고려한다. '약'을 쓸 때도 개별 식물들의 총체적인 효과를 고려해 대개 여러 식물을 복합적으로 사용한다. 중국 전통약제의 약 95%는 식물로 구성되어 있다. 따라서 리우 교수는 그가 교육받은 서양의 생화학 같은 환원론적 관점뿐만 아니라, 중국의학의 총체론적 관점으로 사물을 보는 데 익숙했다.

리우 교수는 처음에는 사과의 비타민C와 항산화 효과에 집중했다. 신선한 사과 100g(반 컵 정도)에 비타민C 1,500mg(일반적인 비타민C 영양제의 약 3배)에 해당하는 항산화 효과가 있음을 발견했다. 그러나 그들이 사과 100g을 화학적으로 분석했을 때, 비타민C는 5.7mg에 불과했다. 1,500mg에 달하는 사과의 항산화 효과에 턱없이 부족한 수준이었다. 사과 100g의 항산화 효과는 동일한 양의 사과에서 추출한 비타민C보다 항산화 효과가 263배 더 강력한 것이다! 다시 말하면, 비타민C라는 특정 화학물질의 항산화 효과는 사과의 전체 항산화 효과의 1%에도 훨씬 못 미치는 것이다. 이 효과의 99% 이상은 사과의 다른 화학물질들 때문이며, 비타민C의 잠재적인 가능성은 추출한 형태로 섭취하기보다는 사과의 다른 성분들과 함께 통째로 먹을 때 더욱 커질 수 있다는 것이다.

6장의 설명을 생각하면 이해가 될 것이다. 영양이라는 과정은 완전히 총체적이다. 인체가 특정 영양소를 이용하는 과정은 그 영양소와 함께 섭취하는 다른 영양소의 존재에 따라 결정된다. 만약 당신이 비타민C 알약을 먹는다면 비타민C의 효능을 돕는 '조연들'이 등장할 기회를 놓친다는 뜻이다. 그래서 일부 제조사는 플라보노이드 같은 조연을 추가하지만, 여전히 사람들은 자연 상태의 사과에는 있지만 알약에는 없는 성분의 중요성을 제대로 알지 못한다.

리우 교수의 연구 결과는 《네이처Nature》에 발표되었고,[4] 주요 언론의 관심을 끌었다. 논문에서 리우는 "신선한 과일 내에 존재하는 자연적인 항산화 물질들은 비타민C 영양제보다 더 효과적일 수 있다"는 결론을 내렸다.

리우 교수의 후속 연구는 사과처럼 단순한 음식조차 압도적으로 복잡한 속성을 가지고 있음을 명확히 보여줬다. 사과가 자신이 함유하고 있는 비타민C의 양보다 훨씬 더 강력한 항산화 효과가 있다는 것을 발견한 후, 그는 이처럼 엄청난 차이를 낳는 메커니즘에 의문을 품었다. 그의 연구실에서는 사과 안에 존재하는 비타민C와 유사한 작용을 하는 다른 화학물질을 찾는 데 집중했다. 리우 교수와 그의 학생이었던 지넬 보이어Jeanelle Boyer는 자신들의 연구와 다른 연구팀들의 연구결과를 종합하여 사과 안에 비타민C와 같은 화학물질이 얼마나 많이 존재하는가를 요약하여 발표했다.[5] 이런 항산화 물질에는 퀴르세틴quercetin, 카테킨catechin, 프로리진phlorizin, 클로로겐산chlorogenic acid 등이 있고, 이들은 다양한 형태로 사과에 존재할 수 있다. 사과와 다른 과일 안에 포함되어 있는 이러한 화학물질의 종류는 매우 다양하며, 우리가 확인한 것들은 단지 빙산의 일각일 뿐이다. 사과의 내부는 밖에서 보는 것보다 훨씬 더 거대하다.

그런데 여기서 명심해야 할 것이 있다. 비타민C와 같은 물질들은 생물학적으로 중요한 다양한 효과가 있는데 이 효과들은 항산화 작용에 의한 것일 수도 아닐 수도 있다. 리우의 연구팀은 다양한 실험을 했고 세포 분열을 억제하고(암의 성장을 멈추거나 심지어는 되돌릴 수 있다), 콜레스테롤을 낮추고(심장병과 뇌졸중의 위험을 낮출 수 있다), 과도한 산화를 막는(암, 노화, 심혈관계 질환 그리고 많은 다른 만성 퇴행성 질환의 예방에 효과적이다) 등의 효과를 확인할 수 있었다. 물론, 실험을 통해 확인할 수 있는 것들 이외에도 다양한 기능들이 있다.

사과에는 수백 아니 수천 개의 화학물질이 있고, 그 각각은 다시 수천 가지의 반응과 대사 시스템에 영향을 미친다는 것은 이제 의문의 여지가 없다.[6] 비타민C와 같은 효과를 내는 화학물질들의 엄청난 수와 농도는, 사과가 건강에 좋은 이유가 비타민C나 다른 단일 화학물질 때문이라는 생각에 심각한 도전을 제기한다. 사과 2개의 각각의 비타민C 양을 측정해서 한 사과의 비타민C 양이 다른 것의 2배라 하더라도 그 사과의 건강 가치가 2배라고 할 수는 없다. 사과의 비타민C 양은 사과의 항산화력에 대해 그렇게 많은 것을 알려주지 못한다. 영양소들의 조합은 각 부분의 합 이상일 수도 그 이하일 수도 있고, 음식의 영양소들이 얼마나 사용될지 우리 몸에 의해 실제적으로 결정된다는 영양의 복잡성을 감안하면, 사과에 비타민C 혹은 비슷한 다른 영양소들이 얼마나 있는지 아는 것은 아무 의미가 없는 것이다.

이런 모순은 비타민C 같은 항산화 성분 혹은 다른 과일이나 채소에만 해당하지 않는다. 어떤 자연식품에서 추출된 어떤 성분들에 대해서도 마찬가지다. 음식에 있거나 인체 내에 순환하는 건강에 도움이 되는 화학물질들은 화학적으로 유사한 집단으로 나눌 수 있는데, 이 집단은 수백 수천 가지까지는 아니더라도 수십 가지의 유사 물질로 구성되어 있고, 이 유사 물질들은 비슷한 작용을 하지만 효력은 매우 다양하다.

여기서 문제는 식품 내에 존재하는 각 영양소의 양은 얼마인지, 혹은 최상의 기능을 위해 우리에게 필요한 양은 얼마인지 등과 같은 질문에 정확하게 답을 할 수 없다는 것이 아니다. 진정한 문제는 우리가 잘못된 질문들, 영양의 총체적론적인 본질에 대한 근본적인 오해 속에서 질문을 던지고 있다는 것이다. "우리 몸의 건강 유지 능력을 지키려면 무엇을 먹어야 하지?"라고 물어야 할 때 "비타민C를 얼마나 먹어야 하지?" 라고 묻고 있는 것이다.

환원론자들은 사과 자체를 건강을 향상시키는 것으로 보지 못한다. 만약 사과가 좋다면 사과 자체가 아니라 사과의 매우 작은 부분, 특정 화학물질 때문이라고 생각한다. 그래서 우리가 할 일은 사과에서 그 성분을 추출하고, 매일 섭취해야 할 양을 정확하게 규명하는 것이다.

환원론적인 사고방식에서 건강하게 먹는 것은 섭취해야 할 양이 정해진 개별 영양소들의 목록에 따라 빈틈없이 영양소를 관리하는 것이 되었다. 하지만 자연에서 베타카로틴이 그 자체로 존재하지 않으며, 당근에서 베타카로틴을 잘라낼 수도 없다. 하지만 불행히도 영양제산업은 끊임없이 이런 시도를 하고 있다.

영양제산업

영양에 대한 환원론적인 사고의 두 가지 가정은 다음과 같다. 건강한 식품에는 하나의 활성성분이 있고, 그 효과를 유지하면서 이 성분을 추출할 수 있다. 이 두 가정이 영양제산업의 기반이 된다. 우리에게 필요한 모든 영양성분은 알약이나 파우더로 만들 수 있다는 기술적 환상을 토대로, 영양제산업은 이 활성성분들을 추출하고 합성하려고 건강에 도움이 된다고 알려진 식품들을 무자비하게 분석하고 있다. 우리는 의료계가 합성하거나 추출한 개별 화학물질들로 어떻게 질병을 치료하는지 살펴봤다. 이런 행태는 '자연의학'도 마찬가지다. 영양제를 이용한 자연의학은 주류의학보다 효과적이지도 않을뿐더러, 이런 영양제들은 실제 건강을 해칠 수도 있다.

영양제의 형편없는 효능과 잠재적인 위험의 진실을 안다면, 당신은 아마 영양제를 삼키기 힘들 것이다. 영양제산업은 제약산업보다 더 효과적인 방법으로 상품을 선전한다. 무엇보다 영양제는 자연적이다. 음식에서 찾을 수 있는 영양소들을 보충한다. 당신은 요가 잡지, 친환경 박람회, 건강상품점에서 이런 영양제 광고를 볼 수 있을 것이다. 수기치료사chiropractor는 그런 영양제를 권장하거나 심지어 판매하기도 한다. 당신은 스스로 사회적 정치적 심지어 영적으로 영양제산업에 동조하고 있는 자신을 발견할지도 모른다. 그러나 이렇게 추출된 개별 영양소에 자연적인 것은 결코 없다. 중요한 것은 당신이 이런 자연 알약의 마케팅방법을 좋아하는지 여부가 아니라 이러한 비타민들을 비롯한 관련 영양제들이 장기적으로 당신의 건강에 미치는 영향이다.

개별 영양제가 기대했던 효과를 내지 못한 사례는 많다. 간혹 기대와 정반대의 결과가 나오기도 한다. 일부 개별 연구에서 간혹 통계적으로 유의한 비타민제의 건강 이득이 보고되기도 하지만 이런 연구는 주로 단기간의 연구이고 장기간의 이득은 추정할 뿐이다. 그러나 많은 연구 결과를 모아 종합적으로 평가했을 때 규칙적인 비타민제 섭취가 건강을 지킨다는 증거는 거의 없다. 연구자들은 오랜 기간 힘들게, 헛되이 그리고 많은 비용을 쓰며 영양제 복용이 심혈관질환,[7] 암,[8] 전체 사망률을[9] 감소시킨다는 증거를 찾으려고 노력했다. 그러나 일부 연구들은 영양제 복용은 유익하지도 않을 뿐더러 가끔은 해로울 수 있다는 것을 보여준다. 지금부터 연구가 가장 많이 된 3가지 영양제인 비타민E, 베타카로틴, 오메가-3 지방산의 연구결과를 좀 더 자세히 살펴보자.

비타민E

비타민E는 1922년 녹색 잎채소에서 처음 발견됐다.[10] 그후 비타민E가 다양한 생화학적 기능에 필수적이고, 건강에 두루 유익하다고 밝혀졌다. 실제로 혈중 비타민E 농도가 높으면 다양한 질병의 발생 위험이 낮았다. 비타민E는 지용성이어서 세포막과 같은 지방이 많은 환경에서 작용할 수 있기 때문에 세포막 및 세포막의 효소들을 산화손상에서 보호할 수 있다.[11]

식품의 비타민E가 건강에 좋다면 추출된 비타민E 보충도 반드시 좋을 것이라는 이론을 바탕으로 최근 몇 년간 비타민E는 심혈관질환 및 다른 질환의 예방을 위한 영양제로 인기를 끌고 있다.[12] 자연의학계에서 비타민E 알약은 '신비의 영양소'라는 인식이 널리 퍼져 있다.

그러나 비타민E는 다른 영양소들과 마찬가지로 독립적으로 작용하는 경우가 극히 드물며 셀레늄, 황 함유 아미노산, 다가불포화지방산 같은 다양한 영양소에 필연적으로 영향을 받는다. 따라서 식물성 식품에서 비타민E만 추출하는 것은 군대 없이 장군 한 명만 전투에 보내는 것과 같다. 게다가 우리가 일반적으로 말하는 비타민E는 하나의 비타민이 아니라, 비슷하지만 조금씩 다른 8가지 유사체들의 집합을 뜻한다.[13] 이들은 동일한 기능을 공유하지만 효능의 정도와[14] 작용하는 조직은[15] 매우 다양하다.

비타민E 영양제 시장은 1993년 높은 혈중 비타민E 농도와 낮은 주요 관상동맥질환 발생률 사이의 관련성이 관찰된 이후 급성장했다.[16] 그러나 그 연구에서 측정한 것은 식품으로 섭취한 비타민E이지 영양제가 아니었다. 저자들은 낮은 혈중 비타민E 수준이 심장질환 유발 원인이라는 결론을 내리면서 작은 논리의 비약을 했고, "비타민E 영양제가 관상동맥 심장질환 발생 위험을 낮출 수 있다"는 결론을 내리면서 더 큰 비약을 했다. 이 연구는 인과관계가 아닌 관련성만 평가할 수 있도록 디자인된 연구였기 때문이다. 물론, 저자들은 비타민E 영양제 권장에 앞서 더 많은 임상시험이 필요하다는 단서를 달았다. 하지만 대부분의 사람들은 이 주의를 무시하고 비타민E 영양제가 심장질환을 예방한다는 의미로 해석했다.

이 연구결과에 대한 언론의 과장 보도는 지난 20년간 비타민E 영양제의 거대한 시장에 불을 지폈다. 그러나 서서히 매우 다른 이야기를 말하는 연구들이 발표되었다. 무작위 대조군 임상시험들randomized controlled trials의 연구결과에 의하면, 비타민E 영양제는 심혈관계 질환,[17] 암,[18] 당뇨,[19] 백내장,[20] 만성 폐쇄성 폐질환[21] 발생위험 감소에 아무런 효과가 없었다. 비타민E 영양제와 관련된 연구는 매우 다양한 질환에 대해서 매우 다양한 방법으로 반복적으로 수행됐고, 그 결과는 매우 일관되고 설득력 있었다. 즉, 환원론자들이 기대하듯이 영양제의 비타민E는 식품의 비타민E와 동일하게 작용하지 않는다. 소수의 사람들에게 비타민E 영양제가 미미한 이점이 있더라도 대부분의 사람들에겐 별다른 이득이 없다.

최근 연구결과는 이조차도 너무 관대한 평가라는 것을 보여준다. 70개 이상의 무작위 임상시험 연구를 종합해 검토한 최근 연구는 비타민E 영양제를 복용하는 30만 명의 대상자에서 사망률이 높다는 것을 발견했다.[22] 그렇다. 비타민E 영양제는 당신을 더 건강하게 만들 수 없을 뿐만 아니라 실제로 당신의 사망을 앞당길 수 있다.

비타민E 영양제 지지자들은 이 결과에 어느 정도 예상했던 대로 대응했다. 일부 연구자들은 연구의 설계나 결과 해석을 비난했다.[23] 불완전한 자료들에서 타당한 결론을 도출하는 것이 업인 과학자들에게 이런 반응은 타당할 뿐만 아니라 바람직한 태도다. 그러나 책임감 있는 과학자는 비타민E 영양제 사용에 의문을 제기하는 많은 연구의 일관된 결과들을 무시하지 못한다.

또 다른 연구자들은 비타민E에 대한 최근 임상시험에 여러 유도체들

중 토코페롤류가 사용된 것을 지목했다. 그들은 비타민E 유도체들 중 토코트리에놀류에 초점을 맞출 것을 제안했다.[24] 토코트리에놀류가 어떤 장기들에선 더 활성이 높기 때문에 더 좋을 것이라 추측해서다. 그러나 그들은 이 유도체들이 나쁘게 행동할 잠재력 또한 더 많다는 것은 언급하지 않는다.

마지막으로 여전히 비타민E 영양제를 지지하는 사람들은 유전적 취약성이 있는 사람들처럼 위험보다 이득이 더 클 수 있는 인구집단을 찾는 방식으로 대응했다.[25] 그러나 이 전략도 자연식물식이 적은 비용으로 심부전,[26] 사망[27] 같은 부작용도 없이 동일한 효과를 나타낼 수 있다는 엄연한 사실을 여전히 무시하고 있다.

음식에서 얻을 수 있는 비타민E의 긍정적 효과는 비타민E가 영양제 형태로 판매될 때 완벽하게 사라진다. 그러나 당신은 그럴듯한 연구의 탈을 쓴 과대광고에서 이런 사실을 알아차릴 수 없을 것이다.

오메가-3 지방산

비타민E와 마찬가지로 오메가-3 지방산은 우리의 신체 기능에 필수적이다. 모든 '필수' 영양소처럼 우리는 이 지방산을 직접 합성할 수 없기 때문에 식품으로 섭취해야만 한다. 필수지방산인 오메가-3에는 ALA Alpha Linolenic Acid(알파리놀렌산), DHA, EPA 등 세 종류가 있다. 그러나 오메가-6 지방산 및 총 지방에 대한 적당한 양의 ALA를 섭취하는 건강한 식사를 하는 경우 DHA는 필수지방산으로 고려되지는 않는다. 오메가-3 지방산은 특정 식물들에서 발견되고, 일부 생선과 식용 해조류에서도 발견된다.

오메가-3 지방산은 염증에서 우리 몸을 보호하는 것처럼 보인다. 즉, 항염 작용이 있어서 류마티스 관절염과 심혈관계 질환의 위험을 줄이는 데 도움이 되는 것처럼 보인다. 몇몇 소규모 연구는 오메가-3 지방산에서 당 내성*,[28] 중성지방,[29] HDL("좋은" 콜레스테롤)과[30] 같은 당뇨병 관련 임상지표들의 개선을 관찰했다.

오메가-3 지방산은 주류 영양학계에서 가장 사랑받는 영양소 중 하나다. 언론에서는 생선, 특히 멸치·청어·연어·정어리·참치 같은 지방이 많은 생선을 많이 먹어야 한다고 재촉한다. 그리고 당연히 오메가-3 지방산 영양제를 먹으라고 권고한다. 그러나 특정 견과류와 씨앗류에 풍부한 오메가-3인 ALA는 인체 내에서 DHA, EPA와 같은 다른 형태의 오메가-3로 대사될 수 있기 때문에 굳이 생선을 먹을 필요가 없다는 사실은 제대로 언급하지 않는다.

영양제 제조사들은 오메가-3 지방산을 생선기름 캡슐 형태로 판매한다. 그들은 기름진 생선이 수은, PCBs 및 다양한 오염물질에 위험한 수준으로 오염되어 있다는 것을 강조하면서, 자사 제품의 '순수성'을 내세운다. 일부 전문가들은 이런 오염물질 때문에 임산부와 아이들은 여러 종류의 자연산 생선과 모든 종류의 양식 생선을 멀리할 것을 권한다. 그래서 '순수'한 오메가-3 지방산 캡슐이 이 필수 영양소를 섭취하는 현명한 방법처럼 보일 수 있다. 그러나 현실에서 오메가-3 지방산 캡슐은 현명한 선택이 아니다.

89개의 방대한 관련 연구를 요약한 결과 "오메가-3 지방산은 전체

---

* 당내성glucose tolerance 세포가 혈액으로부터 포도당을 흡수하는 능력으로, 당뇨병이나 대사 증후군이 있을 경우 이 능력이 저하되어 혈당이 떨어지지 않는다. -옮긴이

사망률, 심혈관계, 암에 분명한 효과가 없다."[31] 약 20만 명을 15년 동안 관찰한 대규모 연구[32]에서 오메가-3 지방산 섭취(주로 생선 섭취, 일부 영양제 섭취) 증가는 2형 당뇨병 발생 위험의 실질적인 증가와 관련이 있었다. 오메가-3 지방산을 많이 먹을수록 당뇨병이 발생했다. 우연히 이런 결과가 나오기는 매우 힘들다.

정말 오메가-3 지방산 섭취가 제2형 당뇨병을 증가시킬까? 초기의 소규모 연구들에서 오메가-3 지방산이 당뇨병을 예방할 수 있다고 주장한 것은 어떻게 된 것인가? 이런 불일치를 어떻게 설명할 수 있을까? 그러나 이 연구들을 주의 깊게 살펴보면 불일치는 없다. 초기의 소규모 연구들은 단기간의 연구였고, 당뇨병과 관련된 임상지표만을 보았을 뿐이다. 임상지표들은 최종적인 질병 발생 여부와 같은 것이 아니다. 임상지표의 단기간 변화란 엄청나게 복잡한 사건들 속에서 보이는 일시적 현상들에 불과하다. 그러나 영양제 제조사들은 의미 있는 장기간의 연구결과를 기다리기보다는 환원론자들의 성급한 결론을 근거로 그들의 제품이 효과적이라고 설득한다.

베타카로틴

식물에서 발견된 베타카로틴은 몸 속에서 '진짜' 비타민A로 전환되는 비타민A의 전구체다. 베타카로틴에 대한 이야기는 단기 효과에 근거한 근시안적이고 성급한 판단의 고전적 사례가 되었다. 베타카로틴은 녹색 잎채소와 고추, 당근, 호박처럼 눈에 띄는 빨간색, 오렌지색, 노란색을 가진 채소에 존재한다. 1970년대 베타카로틴은 암 성장을 촉진하는 활성산소를 막을 수 있는 강력한 항산화 물질로 발견됐다.[33] 또한 베타카로틴이 풍부한 채소들과 과일들은 폐암 감소와 관련이 있었다.[34] 이러한 관찰결과들은 베타카로틴이 폐암 및 다른 암들까지도 예방할 수 있을 것이라는 증거로 받아들여졌다.

그러나 약 10년 후 핀란드의 흡연자들을 대상으로 한 베타카로틴 임상실험은 몇 해 지나지 않아 조기에 중단됐다. 베타카로틴 영양제를 섭취한 군에서 6.5년 만에 폐암 사망률이 46% 증가했기 때문이다.[35] 게다가 심혈관계 질환 사망도 영양제를 섭취한 군에서 26% 증가했다.[36] 부작용이 너무 커서 더 이상 연구를 진행할 수 없었던 것이다.

흥미롭게도 같은 연구에서 음식을 통한 기저 베타카로틴 섭취량은 낮은 폐암 발생 위험과 관련이 있었다. 이 차이는 너무나 극명했다. 음식의 베타카로틴은 낮은 폐암 발생 위험과 관련 있지만, 영양제의 베타카로틴은 폐암 발생 위험 증가와 관련 있었다. 이러한 결과는 다른 대규모 연구에서도 유사하게 확인되었다.[37]

이 사건 이후 베타카로틴 영양제는 암이나 심혈관계 질환을 감소시키지 않는다는 전문가들의 합의가 도출됐다.[38]

영양제의 완고함

현재 우리는 베타카로틴, 비타민E, 다른 항산화 비타민들이 심장질환 및 암 같은 질환을 예방할 것으로 추정되는 기전들에 대한 수많은 연구결과를 갖고 있다. 하지만 이 성분들은 알약으로 섭취될 때, 제 역할을 못한다. 연구자들이 이런 특정 결과를 받아들이고 더 이상 베타카로틴, 비타민E, 오메가-3 지방산 영양제를 권하지 않는다 하더라도, 그들은 이런 실망스런 결과쯤은 아무렇지도 않은 듯 여전히 끈질기게 그들의 오래된 믿음에 집착하고 있다. 그들은 계속해서 정제된 특정 영양소로 질병을 예방할 수 있다는 믿음을 우리에게 주입하고 있다. 믿을 수 없는 완고함이다!

개별 영양소 보충을 위한 알약이 건강에 좋지 않다는 것을 보여주는 일관되고 많은 증거에 영양제산업과 관련 연구자들은 더 깊은 환원론적 접근으로 반응한다. 어떤 연구자들은 식물에서 새로운 항산화성분을 찾으려고 한다.[39] 현재 시판되고 있는 것들보다 장점은 더 많고, 단점은 더 적은 작은 성분이 있기를 기대하면서. 다른 연구자들은 좀 더 개별화된 임상지표들을 선택하면 현재 연구하고 있는 항산화제들의 새로운 건강 효과를 발견하는데 도움이 될 것이라고 제안한다. 즉, 현재 우리가 측정하는 항산화제의 효과는 질병 감소와 장수 같은 의미 있는 최종 건강상태와 관련이 없으니, 대신 최종 건강상태를 예측하는 데 쓸 수 있는 다른 지표를 찾아야 한다는 것이다. 그러나 우리가 임상연구에서 실제 건강의 대리물로 생물학적 지표를 사용하는 이유는 연구 참여자들에게 실제로 어떤 일이 발생하는지 수년간 추적관찰하는 것보다 비용과 시간이 훨씬 적게 들기 때문일 뿐이다. 따라서 영양제가 건강에 미치는 진짜 효과를 판단하기 위해서 생물학적 지표를 사용하는 것은 전적으로 잘못된 것이다.

비타민E, 베타카로틴 및 다른 항산화물질 영양제가 건강에 도움이 되지 않는다는 연구결과를 두고 연구자들은 매우 실망했다. 현재 많은 연구자들이 이 실패한 연구들을 잘 알고 있다.[40] 그들은 항산화 작용의 복잡성과 비타민제가 어떤 경우에는 독성을 일으킬 수 있다는 사실도 잘 알고 있다. 그러나 이미 결론이 난 접근방법을 포기하기보다는 자신들의 좀 더 복잡한 영양제 연구를 정당화시켜줄 좀 더 세부적인 기술사항들을 제시한다. 그들은 건강에 도움이 되는 특별한 능력을 가진 새로운 항산화 물질을 찾고 있다. 하지만 엄청난 비용을 들이면서도 효과는 전혀 없는 이 헛된 노력들은 최근 모든 연구에서 여전히 실패를 거듭하고 있다. 언젠가는 건초더미에서 바늘을 찾을 수 있을지도 모르겠다. 음식에 존재하는 성분들을 압도할 개별 영양소 영양제를. 하지만 나는 믿지 않는다.

1980년대 중반, 영양제산업이 최초로 등장했을 때 국립과학원의 요청으로 영양제가 당시 존재하는 과학적 증거로 정당화될 수 있는지 미국 연방무역위원회에서 증언하는 데 3년이라는 시간을 보냈다. 나는 영양제산업의 건강효과를 반박했다. 신뢰할 만한 증거가 존재하지 않고, 생물학적인 관점에서도 논리적이지 않았기 때문이다. 당시 나의 관점은 그로부터 25년이 지난 지금 이 책에서 제시하고 있는 관점과 동일하다. 영양소들은 단독으로 활성화되는 경우가 거의 없고, 활성화된다 하더라도 제대로 되지 않는다. 수천억 달러의 세금을 들여서 연구를 한 후에야 비로소 산처럼 쌓인 영양제를 치워버릴 수 있는 증거들을 갖게 됐다.

물론 어떤 사람들에게 어떤 영양제가 도움이 될 수도 있다는 것을 부정하지는 않는다. 특히 영양제의 화학적 조성이 자연 상태의 식물과 거의 비슷할 경우, 예를 들어 마른 약초 같은 형태일 때 그렇다. 이러한 형태의 영양제는 특정 사람들에게 상황에 따라서 유용하게 작용할 수도 있을 것이다. 그러나 이러한 주장에는 전문가들이 검토하는 논문으로 그 효과를 객관적으로 입증해야만 한다. 이런 영양제의 원료인 자연 상태의 식물성 식품들을 규칙적으로 섭취하면 더 싼 비용으로 더 나은 건강을 얻을 수 있다는 명확한 근거가 산더미처럼 쌓여 있음에도 불구하고, '자연 영양제'가 건강 유지에 최고의 선택인 마냥 주장하는 것은 옳지 않다.

앞서 언급한 건강에 대한 부작용은 우리가 영양제에 집착할 때 발생할 수 있는 위험의 일부에 지나지 않는다. 영양제는 우리를 바른 식생활에서 '벗어나게' 한다. 왜 채소를 먹어야 하는가? 핫도그와 아이스크림을 마음껏 먹고 문제가 생기면 영양제 한 알이면 해결될 수 있는데?

영양제는 건강에 대한 환원론적 접근에 탄광의 카나리아 같은 역할을 하고 있다. 약물 치료적 접근은 수그러들지 않고 있지만, 최소한 영양제와 관련한 연구는 이미 끝에 다다른 것처럼 보인다. 공장에서 진짜 음식의 특정 성분만 뽑아내 만든 알약이 건강에 이르는 최선의 길이라 믿길 바라는 영양제산업이 의지할 것은, 실제 건강 상태를 보지 않고 생물학적 지표들과 단일 화학물질들만 강조하는 환원론적 연구들뿐이다.

12

환원론적 사회 정책

우리가 이 땅에 하는 모든 것은
우리가 우리 자신에게 하는 것이다.
시애틀 추장 Chief Seattle

지금까지 영양과 식품 정책에 관한 환원론적 입장을 검토하고, 식단을 통해 개인의 건강과 삶의 질에 어떻게 영향을 주는지 살펴보았다. 그러나 영양에 대한 환원론적 접근은 우리 삶의 다른 곳에도 영향을 준다. 사회 정책은 내 전문분야가 아니지만, 세간의 주목을 받는 식품 및 건강 정책을 검토하는 전문가 위원회의 일원으로서 권장 식단이 사회·문화적 행동에 영향을 미칠 것이라 확신한다.

현재 우리가 직면한 사회·경제·환경 문제를 점을 잇듯 연결하면 영양이 일반적인 원인이자 해결책이라는 것을 서서히 그리고 분명하게 볼 수 있다. 먹는다는 것은 자연 혹은 인공의 것을 우리 몸으로 흡수하는 방법으로서, 우리가 자연과 타인을 대하는 방식이라는 커다란 의미를 담고 있다.

우리 자신에게 하는 대로 자연에게 한다

매년 7월 넷째주 주말이면, 나의 제2의 고향인 노스캐롤라이나주 더햄에서는 지역의 강을 보호하려는 공예 및 음악 축제가 열린다. 전국의 음악밴드가 모여 아름다운 주립공원에서 그들의 음악을 함께 나누고, 사람들은 보석, 도자기, 옷 등을 가져와서 판다. 활동가들과 환경주의자들은 태양 에너지, 강 청소 프로젝트, 핵시설 반대 등 다양한 문제에 열변을 토한다. 음식을 파는 사람들은 100% 자연분해되는 냅킨, 숟가락, 접시, 컵 등을 사용한다. 간단히 말해서 이보다 더 환경을 의식하는 모임을 찾기 어려울 것이다. 단 한 가지 축제 참가자들이 먹는 음식만 뺀다면 말이다.

기름에 흠뻑 튀긴 퍼넬케익은 합성 시럽과 정제된 설탕 범벅이다. 칠면조 다리, 햄버거, 닭가슴살, 핫도그 등은 호르몬과 항생제를 대량 사용하는 공장식 축산농장에서 온 것이다. 감자튀김은 유전자 조작 식용유로 튀긴다. 강이나 개천에 쓰레기를 버리고 오염시키는 것이 나쁘다고 주장하면서, 우리 몸을 오염시키는 것은 아무렇지 않게 여긴다. 마치 우리가 먹는 것이 환경에 아무런 영향을 미치지 않는다는 듯.

나는 누가 보더라도 헌신적이고 칭찬할 만한 환경주의자들을 많이 알고 있다. 그러나 이렇게 멀리 내다보고 사려 깊은 활동가들도 환원론적 눈가리개를 쓰고 있다. 자신의 개인적인 음식 선택이 재활용이나 에너지효율 전구를 사용하는 것 이상으로 중요하다는 것을 보지 못하게 하는 눈가리개 말이다. 이해할 만하다. 우리가 좋아하는 많은 '음식', 보다 정확히 말해 음식과 같은 것들은 중독성이 크다. 음식과 우리의 관계는 감정적으로 연결되어 있다.

시애틀 추장은 “우리가 이 땅에 하는 모든 것은 우리가 우리 자신에게 하는 것”이라고 했다. 이 말은 환경주의자들이 우리를 상기시키기 위해 종종 하는 말이다. 궁극적으로 우리에게 해를 끼치지 않으면서 나무를 자르고, 강을 오염시키고, 공기 중으로 독소를 내뿜지 않을 수 없다는 것이다. 그러나 덜 분명할지라도 우리가 자신에게 하는 대로 환경을 대한다는 말도 진실이다. 우리가 먹는 것이 환경에 엄청난 영향을 준다. 특히 동물성 식품을 많이 먹는 것은 토양 유실, 지하수 오염, 삼림 파괴, 화석연료 사용, 대수층 지하수 고갈 등 환경문제에 기여한다.

코넬대학교 동료인 데이비드 피멘텔David Pimentel 박사는 가축 생산 시스템이 귀중한 자원을 낭비하고 환경을 파괴하는 다양한 경로를 기록했다. 동물성 식품은 같은 칼로리의 식물성 식품을 생산할 때보다 5배에서 50배가량 많은 땅과 물이 필요하다고 추정했다. 기근이 만연한 세상에서 이런 비효율적인 자원 사용은 비극이다.

피멘텔 박사의 견해를 살펴보자.[1]

- 동물성 단백은 식물성 단백질 생산에 비해 8배의 화석연료를 필요로 한다.
- 미국에 있는 가축들은 국민 전체가 소모하는 양의 5배 만큼 곡물을 소모한다. 자연 상태라면 가축들은 곡물을 먹지 않는다.
- 소고기 1킬로그램당 10만 리터의 물이 필요하다. 반면, 밀 1킬로그램은 900리터, 감자 1킬로그램은 500리터가 필요하다.

- UN이 후원하고 200여 명의 전문가들이 참석한 워크샵에서 열대지역 산림 파괴의 80%는 가축들을 방목하고 비육하려고 새로 만든 농지 때문이라는 결론이 나왔다.[2]

이렇게 우리는 동물성 식품 중독에서 파생된, 상호연결된 일련의 문제에 직면해 있다. 간단히 말하자면 동물을 생산하는 우리의 산업 시스템은 지속 불가능하다. 우리는 맑은 물, 건강한 땅 같은 천연자원들을 복구하는 것보다 더 빠른 속도로 소모하고 있다. 동물성 단백질 중심의 식품 경제는 환경독소를 배출하고, 생존을 위해 우리 모두가 의존하는 공기를 오염시키는 등의 부작용을 낳는다. 심각한 문제들이다. 각각의 문제에 각각의 대책이 필요할 정도다. 그리고 이 문제들은 빙산의 일각일 뿐이다. 더 알고 싶다면 J. 모리스 힉스J. Morris Hick의 『건강한 식단, 건강한 세상Healthy Eating, Healthy World』을 읽어보길 권한다.

나는 정책결정자와 언론 모두 식단과 관련 있다고 보지 않는 4가지 문제에 집중하고자 한다. 우리 시대에 가장 중요한 환경 위기인 지구온난화와 심층 지하수의 고갈, 지구상에서 야만과 폭력에 가장 취약한 두 집단인 동물들과 빈곤에 처해 있는 사람들이다. 우리는 환원론이 어떻게 우리의 생각을 고착시키는지, 또 어떻게 총체론적 접근이 이 복잡한 문제들을 동시에 해결할 수 있는지 보게 될 것이다.

식품 선택과 지구온난화

지구온난화부터 시작해 보자. 숫자들을 심각하게 쳐다보면, 육류 위주 식단에서 식물성 식품 위주 식단으로 바꾸는 것이 다른 어떤 방법보다도 지구온난화를 억제하고 역전시키는 데 많은 역할을 한다는 것을 발견하게 될 것이다.

앨 고어Al Gore의 다큐멘터리 〈불편한 진실An Inconvenient Truth〉은 매우 인상적이지만, 문제의 크기에 비추어 볼 때 그 처방이 우려스러울 정도로 부적절하다. 백열전구를 작은 형광등으로 바꾸고, 온도계를 2도 정도 낮추고, 자동차 타이어에 공기를 꽉 채우는 등의 일은 스스로를 고결하다고 느끼게 할 순 있지만 실제 문제 해결에는 별다른 영향을 주지 않는다.

기후 위기 웹사이트ClimateCrisis.net에 나와 있는 조언을 보면 쓰레기를 10% 줄이면 매년 1,200파운드의 이산화탄소를 줄일 수 있다고 한다. 그 말은 나머지 90%의 쓰레기가 매년 1만800파운드의 이산화탄소를 배출하고 있다는 뜻이기도 하다. 어떤 일을 조금 덜 강하게 하는 것만으로는 지구온난화를 멈추지 못한다. 특히 이미 발생한 이산화탄소가 향후 수백 년 동안 대기 중의 열을 붙잡아 둘 때 그렇다. 이런 조언들은 우리가 절벽을 향해 달리는 버스에 타고 있을 때, 가장 좋은 생각은 모두 창밖으로 손을 내밀어 공기 저항을 증가시키는 것이라고 주장하는 것과 비슷하다. 하지만 당장 필요한 것은 누군가 운전석으로 뛰어들어 브레이크를 밟는 것이다!

2006년, UN의 식량농업기구FAO, Food and Agricultural Organization는 동물

성 식품과 지구온난화의 관계를 확연히 드러낸 보고서를 발행했다.[3] 내용은 충격적이었다. 왜냐하면 FAO는 세계의 가축 사육 시설을 발전시켜온 장본인이기 때문이다. 그 효과를 과소평가했을 가능성이 매우 큼에도 불구하고, 이 보고서는 여전히 동물성 식품을 섭취하는 것이 지구온난화에 18% 기여한다고 결론내리고 있다.[4] 전체 산업이나 운송업의 기여보다 더 큰 수치다. 이 정보는 6년이 지난 지금도 여전히 소수만 알고 있다.

하지만 좀 더 최근의 보고서는 그 수치가 훨씬 더 클 수 있다는 것을 보여준다. 오랫동안 세계은행 총재의 환경 관련 선임 고문을 맡은 로버트 굿랜드Robert Goodland와 그의 동료 제프 안항Jeff Anhang은 지구온난화의 최소 51%는 가축 사육 때문이라고 결론 내렸다.

언론, 환경운동가, 정책결정자 등으로부터 가장 많은 관심을 받고 있는 가장 유명한 온실가스는 이산화탄소다. 그러나 이산화탄소는 유일한 온실가스가 아니며, 감축했을 때 가장 효과가 있는 대상도 아니다. 지구온난화를 멈추는 지렛대 역할을 더 확실하게 할 수 있는 온실가스는 메탄이다. 메탄 한 분자는 이산화탄소 한 분자보다 25배 이상 열을 축적한다. 하지만 메탄의 대기 중 반감기는 7년으로 반감기가 100년 이상인 이산화탄소보다 더 빨리 사라진다. 그래서 메탄 발생원을 줄이면 즉시 메탄에 의한 온실효과도 신속하게 약화된다. 반면, 이산화탄소는 배출을 완전 중단한다 해도 이미 배출된 이산화탄소로 수십 년간 지구온난화 효과가 지속된다.

현재의 대기 중 메탄 양이 20년 이상 지속될 때 지구온난화 효과는 이산화탄소의 72배가 될 것이라고 한다.[5] 메탄은 주로 산업적 가축생산과 관련 있다. 이 말은 가축산업의 토대인 육류 섭취를 줄이는 것이 지구온난화에 영향을 미칠 수 있는 가장 빠른 방법이라는 것이다. 이산화탄소 감축에만 초점을 맞추고 있는 현재의 프로그램은 여러 측면에서 공수표에 지나지 않는 것이다.

만약 메탄의 온난화 기여에 대한 새로운 평가가 맞는다면 그 의미는 매우 중대하다. 나는 환경운동단체들이 이 사실에 주목하지 않는 이유가 궁금하다. 가축산업에 맞서는 것을 원치 않기 때문일까? 그렇다면 우리는 소의 방귀를 포집해서 처리할 방법을 생명공학적으로 찾아야 할 것이다. 그런데 이것이 실패한다면, 우리는 이 방귀 뀌는 기계를 생산하고 먹는 것을 중단해야 할 것이다.[6]

중서부 지하수 고갈

이 책을 쓰고 있는 2012년 8월을 기준으로, 미국은 대부분의 지역에서 100년만의 가장 지독한 가뭄을 겪고 있다. 과학자들은 이 재난과 지구온난화 사이의 관련성에 대해 논쟁을 벌이겠지만, 강우량이 부족하고 곡식이 싹트기 전에 죽는 상황에서 사람들을 먹일 충분한 양의 곡식을 생산하려면 방대한 양의 지하수가 필요하다는 것은 부인하지 못할 것이다. 문제는 이용 가능한 지하수 대부분이 이미 소고기의 대량 생산으로 소진됐거나, 소의 배설물에 오염됐다는 것이다.

특히 중서부 8개의 농촌 주(사우스 다코타, 네브라스카, 와이오밍, 콜로라도, 캔사스, 오클라호마, 뉴멕시코, 텍사스) 아래에 있는 오갈랄라 대수층은 축산업에 위협받고 있다. 이 물은 1~2천만 년 전에 축적된 것으로,[7] 수량은 현재 미국 오대호 중 두 번째로 큰 휴론 호수Lake Huron의 양과 비슷하다. 이 물은 지구상에서 가장 많은 농산물을 생산하는 지역인 이 대단위 농촌 지역의 가정, 산업, 농업에 필요한 물의 대부분을 공급하고 있다. 오클라호마의 비영리기관인 지속적인 농업을 위한 커 센터Kerr Center for Sustainable Agriculture의 보고서에 의하면 "오갈랄라에서 올라온 물 90% 이상이 미국 전체 농장지대의 최소 5분의 1 가량에 물을 공급하고 있다."[8]

지하수 소비는 비로 보충되는 양을 넘지 않는 것이 매우 중요하다. 그러나 오갈랄라 대수층에선 이런 균형이 무너졌다. 물을 많이 소모하는 축산업이 보충 속도보다 훨씬 빨리 대수층을 고갈시켜 고대로부터 내려온 이 대수층은 1950년 이후로 9% 가량 감소했다. 비로 보충되는 것보다 더 빨리 소모하고 있는 셈인데, 이는 환경재난으로 가는 지름길이다.[9]

이뿐만 아니라 오갈랄라 물은 가축을 기를 때 사용하는 화학물질로 오염되고 있다.[10] 이 중에 가장 심각한 것이 질산염이다. 질산염은 가축 사료를 생산하는 데 사용하는 상업용 비료에 쓰이는데, 특히 임산부나 아이들이 위험하다.[11] 중서부에서 생산한 공장식 축산 육류를 먹지 않는 것은 수백만 명의 미국인들에게 식물성 식품을 공급해온 농부 수천 명의 삶을 지킬 뿐만 아니라 이런 식품들을 먹는 전체 미국인 수백만 명의 건강을 지키는 긴 여정을 시작하는 것이다.*

* 공장식 축산 농장에서 대량 발생하는 가축분뇨 또한 토양과 지하수를 질산염으로 오염시키는 중요한 요인이다. -옮긴이

동물학대, 동물검사, 현대 가축농장

동물성 식품 섭취로 일어나는 또 다른 문제는 동물학대다. 농장에서 동물성 식품 생산의 효율성을 높이려고 사용하는 방법은 동물의 고통 또한 증대시킨다.

동물 권리에 대한 관심은 많은 사람들이 식물성 식품을 선택하도록 이끌고 있다. 내가 동물에 행해지는 폭력에 대해 전보다 훨씬 더 많은 관심을 갖게 된 계기는 공장식 축산에 대한 그럴싸한 용어인 밀집가축 사육시설CAFO, Confined Animal Feeding Operation이 새로운 농장 형태로 부상하는 것을 보게 되면서다. 공장식 축산과 내가 어렸을 때 보았던 전통적인 농장의 차이는 철학의 차이다. 내 가족과 나는 동물을 편안함과 고통을 모두 느끼는 감각이 있는 존재로 생각했다. 그러나 공장식 축산은 공장이라는 이름에 걸맞게 동물들을 생명이 없는 생산 요소, 공장의 원료 정도로 생각한다.

1960년 후반 연구생활 초기에 버지니아 공대의 농과대학장이 흥분한 어조로 자신이 맡았던 자문, 훗날 CAFO로 발전하게 될 축산시설을 이야기하던 것을 또렷하게 기억한다. 이런 변화는 불가피했다. 살아남아야 하는 농부들은 수익을 맞추기 위해 CAFO 규모의 축산시설이 필요했다. 학장은 영양학적으로 최적화된 사료를 동물에게 정확하게 공급하는 자동 콘베이어 벨트 시스템인 CAFO를 기술적으로 진보한 모습으로 그렸다. 효율적으로 암소의 우유를 짜는 자동화된 기계, 암탉이 낳은 달걀을 보다 효율적으로 수집하는 기묘한 장치 등. 그가 주장한 대로 이 모든 것은 농부에게 더 많은 이윤을 뜻했다.

암소는 일반적으로 순한 동물이다. 분명히 느끼고 감정을 표현한다. 예전엔 15년에서 20년 동안 초원에서(봄, 여름, 가을) 또는 밀짚이 깔린 헛간에서(겨울) 대부분의 시간을 보냈다. CAFO 시스템에서는 젖을 짜는 암소는 3~4년밖에 살지 못한다. 이 기간이 우유를 가장 많이 생산하는 기간이기 때문이다. 축사에 갇힌 채 좁은 공간에서 살아가고(어쩌면 죽어가고), 우유를 생산한 후에는 다시는 푸른 초원의 풀을 구경하지 못한다.

젊은 암소의 꼬리는 잘린다. 암소가 꼬리를 흔들 때 우유 짜는 사람이 꼬리에 맞을 수 있기 때문이다. 그런데 꼬리가 잘린 암소들은 등에 앉은 파리를 쫓을 수 없다. 꼬리가 있었다면 쉽게 쫓을 수 있던 파리 때문에 암소들이 스트레스를 받아 우유 생산에 지장이 생기면 살충제를 뿌려 흠뻑 젖게 만든다. 결국 그 살충제는 우유에 스며들어 슈퍼마켓에서 팔린다.

공장에서 사육된 암소들은 우유 생산을 늘리려고 대부분 성장호르몬 주사를 맞는데, 이로 인해 젖이 커지고 어떨 때는 통증을 유발할 정도로 너무 커지기도 한다. 이런 상태는 유선염이라는 염증을 촉발하는데 이때 예방 차원에서 항생제를 투여한다. 그리하여 우리가 사먹는 우유에는 항생제, 살충제, 피, 박테리아의 양이 점점 더 증가한다. 이 얼마나 독특한 칵테일인가!

요즘의 농장은 완전히 다른 세상이고 점점 나빠지고 있다. 닭들은 옴짝달싹할 수 없이 좁은 철망 케이지에 갇혀 바닥의 철망에 발이 박힐 정도로 움직이지도 못한다. 비자연적이고 비정상적인 조명 사이클은 암탉들이 달걀을 더 많이 낳도록 해 생산자의 이윤을 증가시킨다. 돼지들은 분만 크레이트crate라 불리는 틀에서 새끼를 낳는데, 이 틀 때문에 새

끼돼지들은 어미와 분리시키는 철봉의 반대편에서 젖을 먹는다.

이들은 악취가 가득 찬 곳에서 평생을 보내야만 한다. 수천 마리가 있는 닭 사육장에 들어가면 금방 눈이 쓰리고 눈물이 나는 것을 느낄 수 있다. 냄새를 피할 수 없는 것은 동물만이 아니다. 공장식 축산농장 가까이에 거주하는 사람들도 마찬가지다. 나는 어린 시절 암소의 분뇨를 치운 경험이 있어 그 냄새를 안다! 오늘날의 암소 분뇨에서는 어렸을 때는 맡지 못했던 코를 찌르는 강한 약 냄새가 난다.

미국 농업의 이러한 변화로 크게 고통받는 것은 동물만이 아니다. "크게 하지 않을 거면, 집어 쳐"라는 말처럼 공장 방식이 아닌 많은 농장이 파산했다. CAFO에 대한 정부 지원금은 CAFO가 경제적으로나 환경적으로 지속 가능하지 않다는 사실을 숨긴다.

동물을 먹는 것이 자연스러운 일이라고 생각한다면, 21세기 미국인의 먹거리가 되는 동물의 삶과 죽음이 얼마나 자연스럽지 않은지에 대해서도 생각해야 한다.

인류의 가난

동물들과 농부들만 동물성 식품 위주 식단의 피해자인 것은 아니다. 개발도상국의 소규모 농가는 대규모 산업형 동물농장으로 바뀌었고, 소작농들은 삶의 터전을 강탈당하고, 과거에 자기 땅에서 생산해 먹었을 음식들을 사먹을 만한 여력도 잃게 됐다.

세계에서 정말 가난한 몇몇 지역에서 일할 때 육류 생산 때문에 가장 가난한 사람들이 경제적으로 노예화 되는 것을 보았다. 마닐라와 아이티의 항구도시 포르토프랭스Port-au-Prince의 빈민가에서 굶주린 아이들이 필사적으로 구걸하는 한편, 부유층은 빈민에게 강탈한 토지에서 생산된 스테이크를 먹는 것을 보았다. 미국과 독일의 기업들이 도미니카 공화국의 농부들에게 강탈한 기름지고 드넓은 땅도 보았다. 이 땅에서 기업들은 자국의 값싼 햄버거가 될 가축들을 길렀다. 나는 이 기름진 땅이 어떻게 가축을 키우기 위해 강탈했는지, 그 과정에서 지역의 농부들이 산으로 쫓겨난 이야기를 들을 수 있었다. 산에서는 식량을 재배하는 것이 불가능하거나 아주 어렵다.

공장식 축산이나 대규모 가축 농장은 땅을 파괴해 가난한 국가가 스스로 가난에서 벗어나는 것을 불가능하게 만든다. 이런 일이 가장 우려스럽게 일어나는 곳은 라틴 아메리카이다. 매일 열대림이 벌목되어 가축용 곡물을 재배하는 들판으로 변하고 있다. 몇 년 후에는 땅은 비옥함이 다하고 비와 바람에 유실돼 표토도 거의 사라진다. 산업화된 농업은 질소 비료와 제초제를 대량으로 사용해 좀 더 많은 곡물을 거둘 수 있겠지만, 20년 후 남는 것은 죽은 땅뿐이다. 생물학적으로 사막화된 이 땅은 회복하는 데 수천 년이 걸린다. 물론, 이런 엄청난 파괴를 초래한 다국적기업들은 아무런 고통을 받지 않는다. 다른 비옥한 땅으로 옮겨가서 또 들판을 만들면 된다. 그런 땅을 찾을 수 있다면 말이다. 그곳에 남아 값을 치르는 사람은 지역의 농부들이다.

매년 수백만 명의 사람들이 기아 및 기아와 관련된 질병으로 죽고 있는 세상에서 우리는 아직도 식물들을 '음식'으로 생각하기보다는 가축의 사료로 생각하는 거대한 비효율에 집착하고 있다. 고기용 동물에게 식물을 먹여서 그 고기를 먹는 것은, 사람들이 그 식물을 직접 먹는 것에 비해 90% 이상의 칼로리 손실이 있다. 공장식 농장의 동물들은 전체 인류가 섭취하는 것보다 훨씬 더 많은 칼로리를 섭취한다. 이러한 관점으로 보면, 세계 기아라는 문제는 생산이나 분배의 문제라기보다는 우리의 식품에 대한 개인적 우선순위와 관련된 문제처럼 보인다.

당신이 인류의 가난이라는 세계적 문제 해결에 관심이 있다면, 여러 선택이 있다. 페이스북의 빈곤 퇴치 활동을 알리는 최신 정보에 '좋아요'를 누를 수도 있고, 믿을 만한 구호기관에 기부할 수도 있고, 온라인 청원사이트에 서명을 할 수도 있다. 또 기금을 모으기 위해 자원봉사 활동을 할 수도 있고, 구호단체에 가입해 현장에서 일할 수도 있다. 그러나 생계 수단인 농토를 빼앗고, 그 농토를 선진국 국민들이 먹을 고기를 생산하기 위한 사육장으로 만들어 황폐화시키고, 부유층에게 부를 축적케 하며, 대부분의 사람들에게는 불행과 노예와 같은 생활, 굶주림을 주는 시스템에 '반대'하는 가장 중요한 행동은 공장식 축산에 반대하고, 그곳에서 생산한 고기와 유제품을 먹지 않는 것이다.

식품 고리

나는 환경단체의 초청을 받아 환경과 건강 사이의 확실한 연결고리라고 생각하는 것들에 대해 연설할 기회가 여러 번 있었다.

동물성 식품 대신 식물성 식품을 선택하는 것은 매우 다양한 방식으로 고통을 줄인다. 식물성 식품은 우리 몸의 통증을 완화시키고,[12]

CAFO 농장을 줄여 고통받는 동물도 줄이고, 가난과 굶주림과 관련된 인류의 고통 또한 줄인다. 모든 것이 연결되어 있다는 것을 보게 되면 가난한 나라에서 자연 상태의 식물성 식품 생산을 촉진·보급·장려하는 프로그램에 투자하는 것이 이 모든 문제를 마치 서로 아무런 관계가 없는 듯 개별적으로 해결하려는 환원론적 시도들보다 훨씬 더 경제적이고 효과적이라는 것을 쉽게 이해할 수 있을 것이다.

물론, 자연 상태의 식물성 식품을 섭취하는 것으로 해결될 수 있는 정도는 각각의 문제별로 다를 수 있다. 그러나 보다 바람직하게 먹는 것과 같은 간단한 실천으로 이 모든 문제에 긍정적인 영향을 미칠 수 있다는 사실이 중요하다. 이런 문제를 줄이거나 종식시키는 데 자연 상태의 식물성 식품을 일상적으로 소비하는 것보다 더 종합적이고 효과적인 식이 혹은 생활습관 전략은 없다.

우리가 이 문제들을 해결하는 데 실패한 가장 중요한 이유는 문제들을 거시적인 맥락에서 바라보지 못하게 막는 환원론적 패러다임 때문이다. 환원론에 의한 정신적 감옥은 우리가 우리 자신, 우리 서로 그리고 우리 이외의 감각이 있는 다른 생명들을 위해 할 수 있는 위대한 일을 방해한다. 우리는 서로 관련 없어 보이는 일이나 행동들을 서로 연결하는 자연의 섭리를 배워야 한다. 그렇게 할 때만 우리가 풀지 못하는 답을 찾을 수 있다. 그것이 지구온난화에 대한 답이건, 세계 기아 문제에 관한 답이건, 우리 사회의 가장 우려스러운 건강문제에 대한 효과적이고 따듯한 치료법이건 간에 말이다.

제3부

은밀한 권력과 권력자들

2부에서 살펴봤듯이, 환원론적 패러다임에서는 과학·정부·산업에 있는 가장 뛰어난 사람들이 우리의 가장 큰 문제 해결을 방해하는 정신적 감옥으로 기능한다. 간단히 말해서 환원론적 과학은 사람들을 건강하게 만들지 못한다.

환원론적 패러다임의 감옥을 자세히 들여다보면 감옥 문에 자물쇠가 없다는 것을 알 수 있다. 우리는 언제든지 자유롭게 정신적 감옥에서 나와 총체론적 세계관으로 갈 수 있다. 역사를 보면 패러다임은 영원하지 않다. 현실을 보다 효율적으로 설명하고 보편적인 번영을 보다 성공적으로 재촉하는 새로운 패러다임에 자리를 내주면서 사라진다. 현재의 환원론적 패러다임이 옳지 않다는 증거는 많다. 모순이지만 이 증거들은 주로 환원론적 과학이 만든 것이다. 그런데 우리는 왜 감옥 문을 걸어 나오지 않는가? 건강정보가 통제되기 때문이다. 그것도 오랫동안 건강보다는 자신의 이윤을 우선시하는 산업들의 이해에 의해. 그리고 이 산업들은 대중이 자연식물식에 적응할 가능성에 깊은 위기감을 느끼고 있다.

지금부터 건강정보를 통제하는 집단과 권력을 보게 될 것이다. 먼저 제약산업, 의료산업, 영양제산업과 같은 집단을 살펴볼 것이다. 이 집단의 동기는 순수한 이윤 추구다. 그러나 교활한 권력의 영향력 아래에 있는 집단에도 관심을 돌릴 것이다. 이들은 피리 부는 사람의 장단에 맞춰 춤을 춘다. 마지막으로 미국암협회American Cancer Society; ACS와 같은 지원금을 받는 특정 질병연구소와 영양식이요법학회Academy of Nutrition and Dietetics; AND와 같은 전문가 조직 등 비영리단체의 어두운 이면을 살펴볼 것이다.

13

시스템의 이해

가장 위험한 일은 현 상태를 그저 유지하는 것이다.
밥 아이거 Bob Iger

나는 진화의 원칙에 강한 신념을 가지고 있었다. 사람들이 일단 진실을 알게 되면—특히 경험하게 되면—변화는 자연스럽게 일어날 것이라고 생각했다.

돌이켜 보면 너무나 순진했다. 언젠가 더 이상 부인할 수 없을 정도로 축적된 근거들에 압도될 수밖에 없는 날이 오면, 영양식이요법학회와 미국암협회마저 진실에 머리 숙이고 건강한 삶·사회·지구의 주춧돌로 인정할 거라고 믿었다. 과학자들은 한목소리로 제대로 된 식단과 모든 사람들이 이 식단을 따르게 할 사회정책을 옹호하게 될 것이다. 기자들은 이 기쁜 소식을 널리 전하고, 변화의 사례들을 감동적인 이야기로 전할 것이다. 정부 관료들은 건강에 나쁜 식품들이 받는 잘못된 보조금을 재빨리 중단하고 몇 년 내에 의료비를 70~90%까지 줄일 수 있는 새로운 영양 가이드라인과 프로그램을 만들 것이다. 기업가들은 직원들이 건강하고 행복하게 일하면서 다른 경쟁 기업보다 더 많은 이윤을 창출할 수 있도록 구내식당의 식단과 직원 건강보험 계획의 기초로써 식물성 식품 중심 영양을 수용하게 될 것이다.

그러나 자연식물식을 지지하는 압도적인 증거들에도 불구하고 어떤 일도 일어나지 않았다. 식물성 식품 중심 영양은 여전히 관심의 뒷전으로 밀려나 있고 비난받기도 한다. 기자들은 유전자 치료를 구원의 길처럼 과대포장하고, 가공식품 대신 식물성 식품을 더 많이 먹음으로써 얻는 이득은 무시한다. 유제품, 육류, 설탕 그리고 가공식품업계를 대변하는 로비스트들이 정부 정책을 만들고, 영양과 관련된 수많은 메시지를 통제한다. 학교 급식을 보면 정부가 건강한 식습관을 전달할 책임을 방기하고 있다는 것이 여실히 드러난다. 그리고 기업들은 의료비 증가의 근본 원인을 찾기보다는 직원 건강보험 혜택 축소 및 일자리 외주화로 대응하고 있다.

지금까지 언급한 것들은 자연식물식의 진실을 감추기 위해 만들어진 거대하고 사악한 음모가 아니다. 내가 비판하는 사람들 중 많은 이가 자신의 주장이 진심으로 옳다고 믿고 있다. 많은 목장주들, 목장 농부들, 액상과당 제조업자들은 자신들이 배고픔에 허덕이는 세계에 고품질 열량을 제공한다고 생각한다. 대다수의 과학자가 영양과 건강에 대한 큰 그림을 보는 데 있어서는 일반인만큼이나 이해가 부족하다. 많은 기자가 단편적이고 오해의 소지가 있는 환원론적 연구를 보도하면서 마치 포괄적인 진실인양 포장한다. 그리고 정부 관료들은 개인적으로는 식물식의 유익함을 잘 알고 있지만, 이를 대중에게 널리 알리는 것이 기업들의 반대에 부딪혀 자신들의 정치적 미래에 역효과가 날 것이라고 생각한다.

문제는 인간이 망가지고 악랄하다는 것이 아니다. 시스템이 망가졌다는 것이다. 나는 대부분의 동료들과 마찬가지로 교육과 연구에 모든 시간을 쏟아부었고, 소속 기관의 품위·객관성·민주적 전통에 자부심을 가지고 있었다. 과학적 연구의 모든 과정에 경제적인 이해관계가 개입되어 있다는 사실을 깨닫기 전까지 말이다.

현재 건강관리시스템의 목표는 사람들을 건강하게 만드는 것이다. 공식적으로는 분명히 그렇게 적혀 있다. 그러나 말이 아니라 실천을 봐야 실제 목표를 알 수 있다.

실천을 보고 있자면, 현재 건강관리시스템의 목표는 건강이 아니다. 공익을 희생해 얻게 되는 일부 기업들의 이윤이 목표다. 그렇다. 이윤은 현재 건강관리시스템의 핵심 목표이고, 이것이 모든 것을 왜곡한다.

이상적인 건강관리시스템

여기서 이야기하는 '건강관리시스템'이란 의사, 간호사, 병원, 약물, 수술 장비 이상을 의미한다. 우리 사회 안에 존재하는 건강에 영향을 미치는 모든 것을 말한다. 농업 정책부터 학교 급식프로그램, 환경오염 법률, 영양 교육, 연구주제에 대한 우선순위, 안전벨트 강화 등 모든 것을 포함한다. 이런 건강관리시스템이 상상할 수도 없이 복잡하고, 일일이 관리하고 조정하기 어렵게 들릴지도 모른다. 단편적으로 보기에는

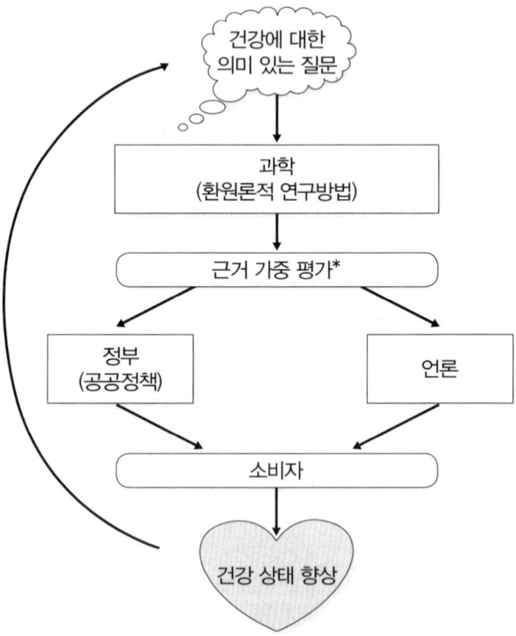

* 근거 가중 평가: 다양한 연구결과를 연구방법의 특성을 감안하여 해당 주제에 대해 종합적으로 평가하는 것

● 그림 13-1 ● 이상적인 건강관리시스템

그렇다. 그러나 더 나은 공공의 건강이 최우선 목표인 이상적인 건강관리시스템을 상상해보자. 그런 시스템 안에서는 모든 요소와 정책들이 어우러져 자연스럽게 건강의 질을 향상한다.

나는 전공이 영양 생화학이라 세상을 영양의 관점으로 생각하곤 한다. 건강한 현대 사회를 구성하는 영양소는 정보다. 주로 과학자들이 생산하는 건강 정보는 개인, 정부기관, 비영리단체, 기업, 언론이 섭취한다. 그림 13-1은 영양 정보가 건강관리시스템 내에서 어떻게 움직이는지 보여준다.

이상적인 사회라면 여러 분야의 구성원들이 건강한 삶을 즐길 수 있도록 동기부여하는 것을 목표로 '정보 순환'이 추진된다. 이런 목표는 정보 순환의 첫 관문, 공공의 건강에 있어 중요하고 연구할 가치가 있는 질문들로 이어진다. 과학자들은 호기심과 열정으로 때로는 협업하고 경쟁하면서, 가장 창의적이고 강력하며 타당한 연구방법으로 이 질문에 답을 찾을 것이다. 극도로 환원론적인 연구부터 극도로 총체적인 연구에 이르기까지 매우 다양한 연구들이 더 많은 질문과 논쟁을 낳는다. 결국 '근거 가중 평가weight of evidence'가 축적되면서 미래의 건강상태를 예측하는 모델이 만들어진다. 이 모델은 '완벽한 진실'은 아닐지라도 그 시점에서 인류가 도달할 수 있는 최선일 것이다.

그러면 이 근거 가중 평가 결과는 나머지 사회 분야로 순환한다. 전문 저널들과 신문이나 방송 같은 언론들은 이 결과를 일반대중들에게 알리고, 대중은 개인의 생활습관을 바꾸는 데 이 결과를 고려하게 될 것이다. 정부는 이 결과를 바탕으로 국민들의 복지를 증진할 공공정책을 입안할 것이다. 이런 두 가지 접근법은 공공 건강정보의 주요 원천이 된다. 기업들은 이런 결과를 바탕으로 건강 관련 제품과 서비스를 제공하는 역할을 하게 될 것이다. 가장 효과 좋은 제품이 가장 잘 팔릴 것이기 때문에, 기업들은 공공의 건강에 더 많이 기여할 제품과 서비스를 경쟁적으로 개발해 시장에 내놓을 것이다. 그리고 전문가 단체와 기금 지원 단체들은 근거에 대한 가중 평가를 촉진하고 후원함으로써 공동체에 기여하게 될 것이다. 이 모든 활동의 결과는 향상된 건강으로 나타날 것이다. 또한 여전히 필요한 건강 관련 연구를 제시함으로써 최고의 건강을 위한 끊임없는 탐색을 가능하게 할 것이다.

우리 사회가 이런 시스템을 닮았다면 정말 좋을 것이다. 하지만 안타깝게도 구성원들의 더 나은 건강이 목표인 이 이상적인 사회의 모습은 우리 시스템의 실제 모습과는 전혀 다르다.

실제 건강관리시스템

이제 현실을 보자. 그림 13-2의 시스템은 더 나은 건강이 아닌 이윤 창출에 기여한다.

정보 순환의 목표가 건강이 아니라 이윤일 때, 모든 것은 왜곡된다. 과학은 건강이 아니라 이윤에 기여할 환원론적 연구만 수행한다. 이런 연구들의 편협한 결과물들은 그럴듯해 보이는 해결책으로 제시되지만, 궁극적으로는 문제를 더욱 악화시킨다. 영양소가 결핍된 가공식품들이 건강한 신체 기능을 유지할 수 없듯이, 지혜가 결핍된 가공 정보는 현명하고, 배려 있고, 효과적인 사회정책으로 대사될 수 없다.

이것이 바로 이윤으로 왜곡된 정보의 순환이 작동하는 방식이다. 가장 위의 질문들(그림13-2의 질문)은 건강보다는 잠재적 이윤과 관련된 것들이다. 당신이 연구 지원금을 받을 수 없다면, 왜 그 연구를 생각하느라 골머리를 앓아야 하는가? 당신의 궁금증에 아무도 관심이 없다면, 왜 그 궁금증의 답을 찾느라 경력을 허비해야 하는가? 그래서 이 시스템에서는 더 많은 사람들이 건강한 식품을 섭취하게 할 방법에 대한 질문은 배제되고, 특허를 내서 비싼 값에 팔 수 있는 약과 식품들을 만드는 데 도움이 될 질문이 주목받는다.

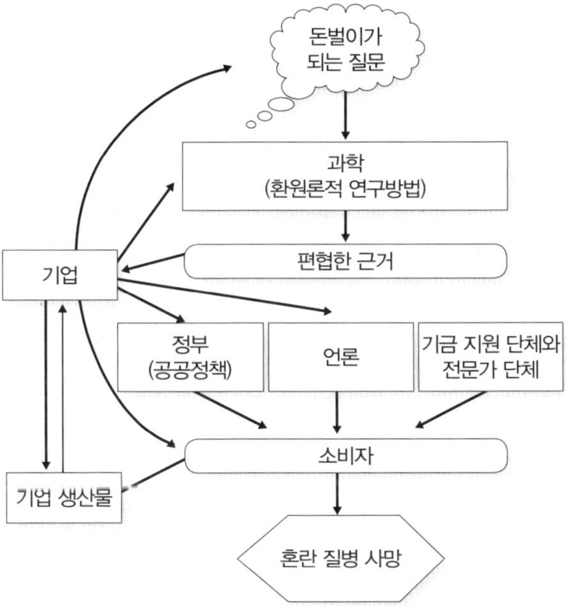

● 그림 13-2 ● 실제 건강관리시스템

이런 질문들이 현재 우리의 '과학'을 구성한다. 모든 연구실과 장비, 시험관, 실험복은 목표를 위한 수단에 불과하다. 과학은 이런 질문들의 답을 위해 호출될 뿐이다. 그러나 이윤을 우선시하는 과학은 건강한 정보 순환과는 달리, 고도로 환원론적인 실험연구로 연구방법을 제한하고, 이런 연구방법만을 유일하게 적합한 수단으로 간주한다. 하지만 이런 연구방법은 약물 시험에는 안성맞춤이지만 복잡한 생물학적 · 행동학적 변화 연구에는 가장 부적합하다. 하지만 현실에서는 편협한 근거들은 마치 '진실'인 것처럼 보도되고 홍보된다. 여기에는 두 주요 청중이 있는데, 하나는 기업이 소유하고 있거나 기업 광고에 의존하는 언론이고, 다른 하나는 이 근거들이 공중 보건에 미칠 영향을 판단하고 정책을 제안하는 정부 및 민간 싱크탱크 담당자들이다. 그런데 이들이 근거를 받아 사용하는 과정에는 기업의 심각한 조종이 있다.

기업은 이 편협한 근거들을 새로운 상품이나 서비스를 만들기 위해 사용하고, 정부가 이를 '표준 관리법'으로 승인하도록 로비하는 데 사용한다. 이렇게 라벨이 붙은 시술과 약물은 의사와 병원에는 강요가 된다. 따르지 않았을 경우 고소당할 수 있기 때문이다. 기업은 무비판적인 언론에 자신들의 제품 판매에 도움되는 근거만 담은 보도자료를 배포한다. 그리고 기업들은 대중을 대상으로 한 광고에서 이 근거들을 더욱 왜곡시킨다. 몇몇 장점은 과장하고 주요 부작용들은 작게 인쇄하거나 빠르게 중얼거리듯 지나간다. 이로 인해 기업들은 우리에게 약, 시술, 기능성 식품, 영양제, 비싼 운동화 깔창, 병에 든 다이어트 식품 등 더 많은 것을 쉽게 팔 수 있게 됐다.

우리가 듣는 건강 관련 조언은 모두 이런 식이다. "골다공증에 걸리고 싶지 않으면 충분한 칼슘 섭취를 위해 유제품을 먹어라." "콜레스테롤이 높으면 스타틴(콜레스테롤 저하제)을 복용해야 한다."

이런 정보들로 전문가 이익단체와 기금 지원 단체들은 대중의 지원을 촉구하고, 연구비를 모금한다. 이렇게 모금된 돈은 특정 질병에 대한 마법의 탄환을 찾는 사람들에게 간다. 그들은 홍보와 로비로 공공 정책 수립에도 영향을 미친다. 어떤 정치인이 미국암협회의 바람을 거스르면서 "암의 친구"로 낙인찍히길 원하겠는가?

지금 우리가 처한 시스템 안에서는 선택의 자유가 없다. 좀 더 간단히 말하자면, 우리는 소비자이고, 이윤만 생각하는 기업들이 만든 것을 의심할 나위 없이 구입함으로써 이 총체적 혼란을 금전적으로 지원하고 있는 것이다.

그러나 우리 사회의 지속적인 건강 악화가 현 건강관리시스템의 계획된 목표는 아니다. 단지 기업들이 벌이는 이윤 창출 활동의 불가피한 부작용일 뿐이다. 개인의 비도덕적인 의도 때문도 아니다. 오히려 혼란에 기여하는 사람들 대부분은 자신이 좋은 일을 한다고 진심으로 믿고 있다. 그들은 암과의 전쟁에 복무하고 있고, 우리 유전자의 비밀을 밝혀내고 있다. 그들은 우리에게 많이 필요할 것으로 추정되는 영양소들을 알약과 식품에 첨가하고, 새로운 수술방법을 개발하고 있다. 그들은 가난한 사람들도 사먹을 수 있도록 밀가루, 설탕, 식용유의 가격을 낮추고 동물성 식품의 가격도 낮추고 있다. 그들은 날씬해지고 건강해지는 방법을 갈구하는 대중에게 새로운 방법들을 알리고 있다. 그러나 이 훌륭한 의도들은 결국 더 많은 이윤과 더 많은 질병만 낳고 있다.

나는 자본주의, 자유시장 또는 이윤에 반대하지 않는다. 시스템 안에서 생존하고 번창하는 데 있어서 자연스러운 것들이기 때문이다. 사실, 이런 동기들이 어우러지면서 전체 시스템은 안정성과 회복력을 갖게 된다. 숲이 오랫동안 지속될 수 있는 이유는 숲을 이루는 모든 유기체가 이타적이고 서로 배려하기 때문이 아니라, 각자 스스로를 돌보는 방법이 다른 존재들의 안녕에 기여하기 때문이다. '숲'이라는 시스템의 목표는 최대의 생물 개체수와 다양성에 도달하는 것이고, 그래서 그 목적에 기여하는 개체들에게 보상을 하는 것이다. 자신의 잎을 떨어뜨리는 나무들은 이 잎들을 영양소로 섭취하는 분해 미생물들이 토양을 비옥하게 만듦으로써 보상을 받는다. 토양으로 질소를 배설하는 새들은 자신의 질소로 자란 나무에서 떨어진 잎 위에 사는 벌레들의 대풍년으로 보상을 받는다. 예는 얼마든지 많다. 우리 건강관리시스템의 진짜 문제는 개별 요소들의 이기적 행동이 아니다. 오히려 건강보다 이윤이 목적인 시스템에 의해 어떤 이기적인 행동들은 보상받고, 어떤 이기적 행동들은 처벌 받는 것이 문제다. 이런 문제는 정부와 결탁해 강력한 권력을 휘두르는 기업들이 시장을 조작하기 때문이다.

시스템은 본성적으로 스스로를 강화한다. 그렇게 되지 않으면 시스템은 지속되지 않는다. 우리 건강관리시스템 또한 건강보다 이윤의 동기를 강화하는 강력한 힘을 만들어낸다. 현재의 시스템은 더 현명하고, 더 싸고, 더 훌륭하게 건강을 지킬 수 있는 모든 과학적 근거에 저항하면서 현 상태를 유지할 강력한 힘을 만든다. 그러나 시스템은 자신의 자원이 자신의 목적을 지속적으로 유지할 수 없을 때 무너진다. 현재의 질병관리시스템도 경제적 · 건강 악화적 측면에서 유지 비용이 우리 사회 전체를 몰락시킬 만큼 커지면 같은 길을 가게 될 수 있다.

소수를 위한 이윤이 아닌 공공의 복지를 추구하는 시스템에서도 기업과 개인은 많은 돈을 벌 수 있다. 커다란 숲에서 참나무와 호두나무가 이득을 얻듯이, 우리 또한 끝없이 지속될 수 있는 방식으로 그렇게 할 수 있다. 시스템의 다른 요소들 또한 그렇게 번창할 것이기 때문이다.

환원론과 이윤의 결탁

왜 환원론적 과학, 의학, 그리고 식품은 총체론적 접근보다 훨씬 더

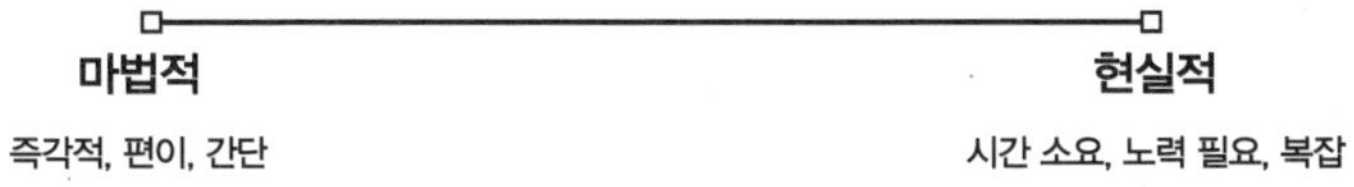
마법적
즉각적, 편이, 간단
현실적
시간 소요, 노력 필요, 복잡

● 그림 13-3 ● 건강에 대한 마법적 해결방법과 현실적 해결방법

많은 이윤을 내는가? 환원론은 하나의 문제를 해결하면서 다른 새로운 문제를 만들기 때문에 기업의 이익을 극대화시킨다. 이런 각각의 새로운 문제들은 사회 전체적으로 비용을 증가시키지만, 일부 기업에는 새로운 이윤 창출의 기회가 된다. 또한 환원론적 해결방법은 총체론적인 해결방법보다 상품화하기 더 쉽다.

어떤 문제의 해결방법을 연속적인 직선상에 나타내면, 한쪽 끝에는 '마법의' 해결방법이 있고 다른 한쪽 끝에는 '현실적인' 해결방법이 있다 (그림 13-3).

마법적 해결방법은 즉각적이고, 쉽고 아주 간단하기 때문에 시간이 걸리고 노력이 필요하며, 복잡한 현실적인 해결방법보다 훨씬 더 매력적이다. 대부분의 광고는 현실적인 것보다 마법적인 것을 선호하는 경향이 있다. 체중 조절 및 금융 서비스부터 청소용품 및 미용제품에 이르기까지, 그 생산품이 마법에 더 가까울수록 판매하기 쉽다. 환원론은 마법적 해결방법에 지적재산권을 가진 사람들이 더 많은 이윤을 챙길 수 있도록 바람막이도 만들어 준다.

환원론적인 해결방법들은 매우 제한된 영역의 문제만 다루기 때문에 총체적인 해결방법보다 훨씬 더 쉽게 마법적인 것처럼 보인다. 심근경색이 걱정인가? 그럼 하루에 오메가-3 지방산 캡슐 2개를 복용하라. 몇 초도 걸리지도 않고 아주 쉽다. 당뇨병에 걸렸는가? 디지털 타이머가 달린 인슐린 펌프가 있다. 이걸 장착하고 있으면 인슐린 용량이나 주사 시간을 고민할 필요도, 식단을 개선할 필요도 없다. 비만인가? 식욕억제 쉐이크를 마시거나 과식 자체가 불가능하도록 위를 묶는 수술을 하면 된다.

마법적 해결방법은 원인보다는 증상 조절에 초점을 맞춘다. 증상은 쉽고 빠르게 억제하고 관리할 수 있지만, 원인은 교정하는 데 많은 시간이 필요하다.

심혈관계 질환, 당뇨, 비만에 대한 총체론적 해결방법은 자연식물식을 하는 것이다. 자연식물식은 근본적인 원인을 제거함으로써 효과를 낸다. 자연식물식은 약이나 수술만큼 혹은 그보다 더 효과가 빠르지만 지속적인 유지가 필요하다. 물론 환원론적 치료법은 이보다 훨씬 작은 노력만 필요로 한다. 하지만 자연식물식은 치료법이 아니라 생활습관이기 때문에 "언제까지"라는 질문은 아무 의미가 없다. 물론 생활습관, 특히 우리가 먹는 음식을 바꾸는 것은 쉬운 일이 아니다. 그래서 자연식물식은 변화하려는 사람의 노력과 책임을 필요로 한다. 그리고 새로운 경험과 새로운 습관 및 기술을 받아들일 열린 자세도 필요하다.

빠르게 돌아가는 세상, 현대인의 서두르는 생활습관, 광고에 기반한 경제체계 모두 임시변통이지만 효과 빠른 환원론적 해결방법을 팔기 쉽게 만든다. 이런 환원론적 해결방법들은 부가제품과 서비스 수요를 창출해 기업들의 추가 이윤도 창출한다. 최초 치료제의 부작용을 조절하기 위한 약과 처치, 미국식 표준식단이 일으킨 증상들을 억제하기 위한 약이나 처치, 최초 치료가 실패했을 때 시행될 응급 수술 등이 그렇다. 그리고 이 모든 이윤은 기업들이 미래에 더 많은 이윤을 얻으려고 투자하는 여유자금이 된다. 한마디로, 그들은 권력을 갖게 된다.

은밀한 권력

전형적인 악당들은 자신들의 권력으로 이익을 얻고, 이를 영원히 누리려고 폭력, 위협, 속임수를 쓴다. 이 권력은 아주 부드럽고 효과적으로 작동해서 그 힘과 권력의 원천이 겉으로 드러나지 않는다. 그래서 나는 '은밀한 권력'이라고 부른다.

은밀한 권력이 작동하는 예로, 왜 수백만 미국 어린이들이 학교 급식 시간에 물이 아닌 우유를 마시는지 살펴보자. 낙농산업은 이를 통해 두 가지 거대한 이득을 얻는다. 막대한 금전적 이득과 우유의 근거 없는 건강 이로움에 대한 조기교육이다. 낙농산업은 무장한 감시인을 보내 학교 관리자가 우유를 구매하고, 학생들이 우유를 마시게 하지 않는다. 그들은 아주 은밀하게 영향력을 행사한다.

낙농산업은 지난 60년 동안 엄청난 돈으로 로비해 정부가 유제품을 건강한 식단의 주춧돌 중 하나라고 선전하게 만들었다. 현재 학교 관리자들은 어릴 때부터 학교에서 유제품을 '4대 기초 식품군'이라고 철저히 교육받았다. 정책에 영향력을 미치기 위해 낙농산업이 쓰는 돈은 우유 생산을 편향적으로 지원하는 정부의 농업정책을 재정적으로 지원하는 수준으로 커졌다. 정부 보조금으로 급식을 제공하는 학교는 반드시 우유를 곁들여야 한다. 연방정부는 어린이들이 우유를 마실 것을 요구하지 않고, 그럴 필요도 없다. 이는 지방 교육청이 할 일인데, 그들은 이미 우유가 튼튼한 뼈와 치아에 필요하다고 믿도록 잘 교육 받은 상태다. 낙농산업은 로비를 해 연방정부가 학교 외에도 교도소, 퇴직군인 병원 및 군대 같은 다른 정부 프로그램을 위해 우유 수백억 리터를 사들이게 만들었다.

낙농산업은 정책기관에 행사하는 은밀한 영향력 외에도 소위 우유의 건강 이득을 소비자들에게 각인시키려고 매년 수백만 달러의 광고비를 지출하고 있다. 우유 광고는 공익광고가 아니라 상업광고라는 것을 알아차리기 어려울 정도로 계속된다. 그 결과, 사람들은 대부분 우유가 건강에 좋다고 받아들인다. 매우 성공적인 "우유 마셨어?Got Milk?" 캠페인은 인기 있는 유명인들이 광고모델이 되어 우유를 마시면 날씬하고, 부유하고, 건강하고, 섹시하게 된다는 인상을 젊은이들에게 심는다.

낙농산업은 남는 이윤으로 다수의 건강 관련 비영리 단체도 후원하는데, 이를 이용해 비영리단체들이 공익적 차원에서 우유의 장점을 홍보하도록 만든다. 비영리 단체는 후원금 경쟁을 벌이기 때문에 후원자들의 심기를 건드리지 않아야 한다는 압력을 받는다.

낙농산업은 학술활동을 후원함으로써 우유가 건강에 좋다는 기정사실에서 시작한 연구가 우유의 이로움을 '증명'했다고 발표하게 만든다. 주류 언론은 광고로 지원을 받는 만큼, 우유와 유제품이 건강에 좋지 않다는 무수한 연구를 손쉽게 무시하거나, 폄하하거나, 의혹을 제기한다. 신문과 텔레비전 뉴스 또한 광고를 둘러싸고 경쟁하고 있기 때문에 낙농업계의 은밀한 압력을 더욱 피하기 어렵게 됐다.

그래서 학교 관리자들은 엄청난 양의 우유를 사야 할 모든 이유를 갖게 된다. 게다가 정부 보조금이 있으니 돈이 들지도 않고, 연방정부가 우유를 기본 음료로 지정했기 때문에 사업을 위해 최소한의 서류작업만 하면 된다. 건강 교육과 광고 덕분에 학생과 부모 모두 우유를 원한다. 낙농산업은 그냥 우유를 팔기만 하면 된다. 이렇게 우유는 이윤으로 돌아오고, 이는 다시 각 분야로 흘러간다. 반면 물은 공짜라서 아무 관심도 받지 못한다. 간혹 여기저기 붙어 있는 유명인들의 우유 광고에도 불구하고 우유는 건강한 음식이라는 세뇌가 통하지 않는 학생들이 있는데, 낙농산업은 그들을 단맛과 초콜릿·딸기 향을 넣은 우유로 유혹한다.

은밀한 권력은 어디에서나 비슷하게 작동한다. 저지방이 건강에 좋으니 저지방 우유를 사는 사람들은, 탄수화물이 건강에 나쁘니 베이글 대신 계란 두 개와 베이컨 네 개를 선택하고, 일일 필요 영양소를 섭취하기 위해 열한 가지 비타민과 미네랄이 강화된 시리얼을 선택한다. 이런 선택은 스스로 하는 것 같지만, 사실 낙농 · 양계 · 양돈 · 가공식품산업이 제각각 쏟아부은 수백만 달러에 심각하게 영향을 받은 것이다.

한편, 이 권력은 마치 단백질은 동물성 식품에만 있다는 듯이 채식주의자들이 끊임없이 "당신은 단백질을 어디서 얻나요?"라는 질문을 받게 만든다. 마찬가지로 이 권력은 우리들이 식생활을 개선하기보다는 의료산업에 더 많은 돈을 벌게 해주는 침습적인 의료시술에 동의하게 만든다. '자유로운 선택'이라는 이름으로 최선의 선택을 회피하는 모습 뒤에는 은밀한 권력이 작용하고 있다고 단언할 수 있다.

돈은 그 자체로 은밀한 권력의 지렛대다. 이윤이 궁극적인 목표인 우리의 건강관리시스템에서, 돈은 그것을 가지고 있는 사람들이 보이지 않게 정부정책, 언론, 대중문화 그리고 우리 집과 마음속에서의 대화에 영향을 미칠 수 있게 하는 가장 은밀하고 강력한 힘이다.

과학자들은 새로운 알약, 영양제, 수퍼푸드 혹은 입원치료법을 만들 수 있는 연구를 할 때 연구비와 수지맞는 계약을 따내기 더 쉽다. 그래서 연구는 더욱더 그쪽으로 치우친다. 언론은 광고주 제품에 불리한 보도를 하면 광고 철회라는 보복을 당하기 때문에 기자들을 단속한다. 기자들도 자신의 월급이 광고 수입에서 나온다는 것을 잘 안다. 특정 종류의 상거래에 유리한 법안을 통과시키고 법규를 작성한 정치인들은 그 법 및 법규로 이득을 본 산업 집단의 선거후원금으로 보상받는다. 이런 과정 어디에서도 폭력이나 범죄 흔적은 찾아볼 수 없다. 어느 누구도 이런 과학자, 기자, 정치인을 소환하거나 위협할 수 없다. 어느 누구도 그들이 원하지 않는 것을 하도록 협박하거나 뇌물을 제공하지 않는다. 그러나 현재의 패러다임을 지지하는 행동은 보상을 받고, 그렇지 않은 행동은 불이익을 받는다. 이 당근과 채찍은 대부분 조용하고, 거의 주목받지 않고, 절대 토론 대상이 되지 않는다.

이것이 소수를 위해 무한증식하는 이윤을 추구하는 우리의 시스템이 지속되는 방법이다. 은밀한 권력에 쓰는 돈은 다음 은밀한 권력을 위한 투자다. 이것은 이미 권력을 쥐고 있는 사람들의 손에 더욱더 배타적으로 권력을 집중시키는 악순환, 혹은 악 그 자체다. 권력이 타락하면, 건강관리시스템에 수많은 '합법적인' 부패가 일어날 수밖에 없다.

14

산업의 착취와 통제

나는 우리가 부유한 기업들의 귀족정치 탄생을 분쇄하길 소망한다.
그들은 이미 감히 정부에 대항해 힘을 과시하고,
조국의 법에 반항할 것을 명령한다.
토마스 제퍼슨 Thomas Jefferson

부유하고 힘 있는 기업들은 건강시스템의 목표를 건강에서 이윤 추구로 대체했다. 그들의 돈은 연구과제, 건강에 관한 언론기사, 정부 정책 등을 왜곡한다. 그들은 은밀한 권력을 능숙하게 행사하는 덕에 아무런 증거도 남기지 않는다.

의료, 제약, 영양제산업은 건강한 식생활을 하는 사람들의 나라가 그들의 이윤에 재앙이라는 사실을 오래전에 알아차렸다. 그들은 자연식물식의 효과에 대한 증거들을 인정하기보다 무시하고 흠집을 냄으로써 더 많은 돈을 번다. 그리고 건강 도모와 질병 치유를 앞세운 비영리단체들은 이런 기업에 편승해 자신들의 이익을 챙기고 있다. 이제 이 세 산업과 그들과 결탁한 비영리단체가 어떻게 인류의 건강을 담보로 이윤을 극대화하는지 살펴보자.

의료산업

의료기관의 목적은 질병을 치료하는 것이다. 우리는 환자로서 의사를 찾아갈 때, 의사들이 건강을 위한 최선의 길을 제시해주길 바란다. 우리가 알지 못하는 것을 의사들은 알고 있고, 온 마음으로 우리의 관심사에 집중할 것이라 믿는다. 그렇기에 생명을 위협하는 진단을 받았을 때 대부분 다른 방법이 있지 않을까 하는 의문이 들더라도 의사들의 권고에 따라 위험을 수반하는 수술, 방사선치료, 화학치료 등을 받아들인다.

대부분의 의사는 환자에게 진심으로 최선을 다하고, 최신 의료지식을 바탕으로 최선의 진료를 하는 숙련된 전문가들이다. 그러나 앞서 살펴본 것처럼 그들은 환원론적 접근법으로 교육을 받았기 때문에 마찬가지의 한계를 갖는다. 그리고 무언가 '가장 잘 아는' 여느 집단과 마찬가지로, 의사들도 자신의 기술이나 도구보다 더 치료 효과가 좋을 수 있는 다른 선택들을 보지 못할 수 있다. 일부 의사들은 기존 의학에 의문을 갖고 총체론적인 치유방법을 궁금해 하는 환자들을 야단치거나 말도 꺼내지 못하게 하는데 자신의 우월한 권력을 이용한다. 그 결과, 아무리 용감하고 열린 마음을 가진 환자들이라도 대개 약과 수술이 자신들이 할 수 있는 최선의 선택이라고 느낀다. 췌장암에 걸린 스티브 잡스Steve Jobs가 대체요법과 식물식을 "잠시 하느라" 수술을 9개월 늦춘 사실이 드러나자 언론은 아우성을 쳤다. 숨은 뜻은 명백하다. 의료계의 정설을 벗어나려면 위험을 각오하라. 잡스와 같이 자유로운 영혼의 소유자라도 살기 위해서는 의료의 세자들 앞에 고개를 숙여야만 한다.

암과 심장질환은 의사 앞에서 우리를 무기력하게 만든다. 많은 의사가 환자들에게 겁을 주며 복종하도록 권한을 남용한다. 의사들은 삶과 죽음의 열쇠를 쥐고 있는, 이단을 절대 용납하지 않는 세속 세계의 성직자와 같다. 그들의 말 한마디에 환자들은 천국과 지옥을 왔다갔다 한다. 그리고 우연의 일치인지 치료 과정은 의료산업과 그 파트너인 제약산업에 최대의 이윤을 선사한다.

2005년, 나의 아내 캐런은 허벅지에 있는 사마귀를 긁어냈는데도 남아 있는 작은 딱지에 대한 검사를 받았다. 가족 중에 암환자가 적지 않아서 혹시나 하는 마음이었다. 며칠 후 검사결과를 확인하기 위해 찾은 진료실에서 의사의 태도는 심각했다. 진단명은 가장 위험한 피부암인 악성 흑색종 3기였다. 의사는 빨리 외과의사와 암 전문의를 만나볼 것을 권했다. 캐런은 두려움과 어지러움에 압도되어 어찌할 바를 몰랐다.

확진을 위해 조직검사를 두 차례 더 시행한 후 수술 날짜를 잡았다. 허벅지의 암 조직이 제거되었고, 전이 여부를 알기 위해 주변의 감시림프절도 떼어내 조직검사를 했다. 감시림프절은 암이 가장 먼저 퍼지기 쉬운 곳으로 감시림프절에 암이 있다면 일반적으로 이와 연관된 '구역'의 림프절로 전이됐다고 판단한다. 감시림프절이 방의 출입문이라면, 구역림프절은 방인 셈이다. 만약, 흑색종 암세포가 감시림프절로 이동했다면 구역림프절에도 암세포가 있다고 가정해 전부 제거하게 된다. 마을을 구하기 위해 마을을 파괴하는 전술과 비슷하다.

그즈음 캐런은 새로운 암 전문의를 만나 림프절 전이 여부에 따라 어떻게 치료할 것인지 대해 상의했다. 의사는 환자가 일반적으로 생각하고 있는 화학치료와 방사선 치료법에 대해 설명했고, 캐런은 조직검사 결과가 어떻게 나오든 그런 치료는 원치 않는다고 말했다고 한다. 그는 캐런의 뜻에 동의하는 것처럼 보였다. 며칠 후, 캐런은 감시림프절에 전이됐다는 검사결과를 받았다.

캐런과 다시 암전문의를 만나러 가기 전에 먼저 흑색종과 치료법을 더 깊이 알아보기로 했다. 매우 개방적이고 우호적인 병리학자 덕분에 검사한 조직을 직접 확인할 수 있었다.

내게 흑색종은 아주 낯선 질병은 아니었다. 12년 전, 코넬대학에서 식물식 영양학Plant-based nutrition 강의를 하면서 추천도서로 1995년에 발표된 흑색종 사례들에 관한 논문[1]을 활용했었다. 논문은 식물식이 흑색종의 진행을 막는 능력이 상당하며, 다른 암에도 비슷한 효과가 있다고 언급했다. 이 논문의 환자들은 멕시코 티후아나Tijuana에 있는 거슨 연구소Gerson Institute[2]의 처방에 따라 거의 자연식물식을 했는데 생존율이 확연하게 증가했고, 심지어 3기, 4기에서도 마찬가지였다.(일반적인 경우 흑색종 3기, 4기의 5년 생존율은 각각 41%, 5%에 불과하지만 자연식물식을 했을 때 5년 생존률은 각각 70%, 39%였다.—옮긴이)

한편 림프절 제거 결과도 매우 좋지 않았다. 주요 림프절을 제거하면 면역체계에 심각한 영향이 있을 뿐만 아니라, 약 1년 정도 다리를 쓰지 못하는 경우가 많다. 실제로 캐런의 의사도 1년간 "사용 불능"상태가 될 것에 대한 준비를 하라고 말했다.

의사들은 림프절 제거 후 면역 기능을 보상하기 위해 종종 인터페론이라는 강력한 면역치료제를 처방한다. 그래서 흑색종 2기와 3기 환자들의 인터페론 치료에 관한 최신 종설논문을 찾아봤다.[3] 그 논문은 "지금까지 흑색종 2기 및 3기의 생존율을 연장키는 치료법은 인터페론을 포함해서 하나도 없다"는 결론을 내렸다. 이 논문은 매우 복잡하다. 세세한 치료 반응에 대한 전문가 토론뿐만 아니라 인터페론 종류와 투여량, 투여방법, 흑색종 병기들도 매우 다양하다. 의학적 배경과 경험이 없는 사람들이 이 논문을 이해하고, 이 논문을 근거로 암 전문의에게 다른 치료법을 제안하는 것은 사실상 불가능하다.

여러 자료를 찾던 중 의사도 의학 연구자도 아닌 큰아들이 흑색종 환자 146명을 조사한 논문을 찾았다. 이 논문의 제목은 "감시림프절 내 전이 흑색종의 미세해부학적 위치는 비非감시림프절 전이를 예측한다"였다.[4] 정말 입에 딱 맞는 제목이다!

논문의 내용은 이렇다. 146명의 연구 대상 모두 감시림프절에 전이되었고, 모두 구역림프절 절세술을 받았다. 그러나 절제 후 림프절 시편을 재조사한 결과, 단지 20%만이 구역림프절에 흑색종 세포가 전이되어 있었다.[5] 나머지 80%는 림프절 제거로 고통 받을 필요가 없었다는 것이다. 이 80%의 환자들 중 오직 38명이 감시림프절의 한 부분, 피막 하부에만 전이되어 있었다.

놀라운 연구결과였다. 나는 이 연구의 책임연구원 마틴 쿡Martin Cook 박사에게 전화했고, 그는 논문의 결과를 재확인해줬다. 잘 알려지지 않았지만 확고한 이 소견에 우리가 얼마나 흥분했는지 상상할 수 있을 것이다. 캐런 또한 조직검사상 피막 하부에만 전이가 있었다. 이 논문 사본을 캐런의 외과의사와 병리학자에게 보여주었다. 그들은 논문의 존재를 모르고 있었다. 림프절 절제술은 적절치 않고, 심각한 부작용만 일으킬 것이었다. 임상시험에서 인터페론은 효과가 없을 뿐만 아니라 부작용이 있다는 것이 증명되었다. 게다가, 감시림프절의 피막 하부에만 흑색종 세포가 있다는 조직검사 소견은 예후가 좋을 것이라는 것을 뜻했다. 특히 캐런이 철저하게 자연식물식을 한다면 예후는 더욱 좋을 것이다.

그러나 암 전문의의 관점에서 사실은 간단했다. 캐런의 병은 이미 감시림프절까지 전이된, 확진된 '진행성' 흑색종이었다. 따라서 남은 구역 림프절 제거술이 필요하고, 인터페론이나 그에 상응하는 치료를 시작해야 했다. 그가 생각하기에 이 모든 것은 다급한 것이었다. 그가 캐런에게 어떤 대답을 듣고 싶어 하는지 의심의 여지가 없었다. "냉정하지만 확고한 사실"을 재언급한 후에 의사가 물었다.

"언제 시작할 수 있습니까?"

캐런은 전에 그에게 했던 말을 되풀이했다.

"말씀하신 치료는 받지 않겠습니다."

캐런의 대답에 충격을 받고 답답해진 암 전문의는 이전에 보였던 친절한 행동이 소용없다는 것을 이제 알았다는 듯 불쑥 말했다.

"지금 치료받지 않으면, 다음에 올 땐 너무 늦을 겁니다!"

의학 지식이 우월한 사람들로부터 받는 이러한 압력은 생존을 간절히 바라지만, 의학 정보가 부족하고 정서적으로 취약한 환자들에게 일방적인 압력이 될 수밖에 없다. 그리고 환자가 의사의 권고를 의심의 여지없이 받아들이게 만든다. 암 환자들은 자신의 암 전문의를, 자신의 회복을 결정할 열쇠를 쥐고 있는 존재라고, 의도적으로 믿고 싶어 한다.

이런 반응 때문에 나는 가지고 간 논문을 한 번 봐줄 것을 제안했다. 그는 말도 안 된다는 듯 퉁명스럽고 무례하게 손을 내저으며 거절했다. 그는 다른 누구의 의견에 관심이 없었다.

이런 일들이 미국 전역 암 전문의 진료실에서 얼마나 많이 일어날지 상상만 할 수 있을 뿐이다. 미국의 암 발병률에 따르면, 이런 일이 하루에 2,000~3,000건 정도 있을 것이라 추정된다.[6] 대부분의 환자와 그들의 가족이나 친구들은 의사의 의견에 의문을 제기할 능력도, 그럴 만한 관심도 없다. 나는 진심으로 그의 확신에 찬 태도에 깜짝 놀랐다. 나는 혼란스러울 수밖에 없었다. 내가 무언가 빠뜨렸나? 그의 행동은 확신과 전문가적 무시를 담고 있을 뿐만 아니라, 개인적 거만함도 내비쳤다. 적어도 내가 보기에는 그랬다. 그는 전통적인 약물 치료를 선호하는 '표준 치료' 이외의 다른 어떤 것에도 관심이 없었다.

영양과 암에 대한 정보를 찾으려는 몇몇 암 환자에게서 비슷한 경험담을 들었다. 영양적 접근이 타당하다는 연구결과가 있어도 의사들은 여전히 침습적이고, 위험하고, 비싸기만 하고, 치료율은 형편없는 치료법을 고집했다. 이 흑색종 사례는 흔한 것이라 자세히 기록해 두지는 않았지만, 캐런은 아무 치료도 받지 않았으며 부작용도 없었고 8년이 지난 지금 여전히 건강하게 살아 있고, 우리는 올해로 결혼 50주년을 맞았다.

어떤 면에서, 캐런과 담당의사 사이의 일은 정서적으로 불안정한 환자에게 본인이 믿는 최선의 치료법을 선택하라고 압력을 가한 거만한 전문가에 대한 단순한 이야기이다. 그는 표준화된 치료법을 알고 있다. 그녀는 모른다. 그것뿐이다. 그러나 우리가 한 발 물러서서 이런 일들이 매일 수천 건씩 있다는 것을 보면, 의료산업의 이익은 전적으로 의사들의 맹목적인 믿음과 설득력 혹은 거만함에 달려 있다. 잠시 이 이야기에서 돈 문제를 따라가 보자. 만약 영양적 치료 방법이 아니라 외과적·화학적 치료 방법이 선택됐을 때 환자가 지불한 치료비는 어디로 흘러

가고, 누가 그 이득을 보겠는가?

첫째로 그리고 가장 분명하게 화학치료, 수술, 의약품이 환자에게 더 많이 처방될수록 관련 기업들이 더 많은 돈을 가져간다. 의료산업은 의료 종사자들이 화학치료를 선택하도록 훈련시키고 부추김으로써 많은 이득을 얻는다. 암 치료는 돈이 많이 남는 사업이다. 이것이 제약회사와 의료기회사가 의학저널의 광고를 도배하는 이유이다. 이 광고는 의학저널들이 해당 산업들의 활동과 효과에 의문을 제기하는 결과를 꺼리는 이유를 설명해준다.

둘째로 의료계의 "고참'클럽'"은 서로에게 환자를 의뢰하면서 회원들을 부유하고 바쁘게 만든다. 진단 과정에서 캐런은 세 명의 서로 다른 의사를 만났고, 그렇게 새로운 의사를 만날 때마다 환자 부담금과 보험사의 부담금도 새롭게 추가됐다. 화학치료 과정을 따라가게 되면 많은 의사를 볼 수밖에 없다. 각각의 의사는 암의 특정한 환원론적 요소에만 초점을 맞추는 전문의이기 때문이다. 하지만 자연식물식을 처방하고 정기적으로 결과를 검토하는 전략을 쓴다면 단 한 명의 의사로도 충분하다.

캐런이 소개받은 다른 의사들은 첫 번째 의사와 같은 입장일 가능성이 크다. 그들은 표준화된 교육과 사회적 교류로 패러다임을 공유한다. 그들이 받은 표준 교육에는 총체론적 영양에 대한 내용은 없고, 그들의 사회교류망에는 자연식물식을 옹호하는 영양학자가 없다.

하지만 모든 의사가 이런 모습을 보이는 것은 아니다. 나는 환자에게 진심으로 헌신하는 뛰어난 의사들을 많이 만났다. 의사들이 대안적인 치료법에 억압적이고 적대적인 것은 그렇게 진료하도록 훈련시키고 부추기는 시스템 때문이다. 의료산업의 구조는 선량하고 배려심 있는 의사들이 산업의 이기적이고, 이윤 추구적이고, 방어적인 태도에 반하여 행동하는 것을 매우 어렵게 만든다. 시스템에 저항하는 사람들은 순수한 이념적 압력뿐만 아니라, 돈의 은밀한 권력에 의한 압력도 받는다. 어떤 경우에는 의사면허마저 위협받을 수 있다.

제약산업

우리 사회는 거대 제약회사에서 퍼뜨리는 감상적인 생각에 빠져 있다. 제약산업은 지적 갈망과 인류에 대한 봉사정신으로 암, 당뇨, 심장질환 치료법을 악착같이 발견하려는 사심 없는 과학자들의 집단이라는 것이다. 이런 인식은 광범위하게 존재하는데, 거대 제약회사들이 대중의 감정을 자극해 그렇게 보게 만드는 데 도가 텄다. 물론 거대 제약회사에 신실하고 선한 사람이 많이 있지만, 시스템의 경제적인 강요는 그들의 선한 노력을 덮어버린다.

거대 제약회사는 하나의 산업이고, 그들은 주주들의 투자를 받아 사업을 진행한다. 그리고 제약회사는 주주들에게 이윤을 돌려줄 의무를 지게 된다.

좋다. 그럴 수 있다. 모든 회사가 이윤 회수를 위해 노력하지 않는가? 거대 제약회사들은 사람들을 더 오래 살게 하고, 고통을 줄이는 약을 팔아서 돈을 번다. 뭐가 문제인가? 우리는 그들의 수익성을 축하해야만 한다. 그 돈이 다시 새로운 약을 개발하고 기존의 약을 향상시킬 연구

개발에 쓰이기 때문이다. 그런데 불행히도 거대 제약회사는 이러한 경영학의 기초에서 벗어나 있다. 그들은 우리가 약값을 지불하기도 전에 그들의 연구비를 지불하도록 교묘하고 영악한 방법을 쓰고 있다.

세금을 내는가? 그렇다면 거대 제약회사가 이윤을 낼 수 있도록 편파적으로 지원하는 국립보건원NIH의 연구예산에 돈을 보태고 있는 것이다. 혹시 미국심장협회, 미국암협회, 미국당뇨협회 같은 사설 연구기금단체 등에 기부를 한 적이 있는가? 그렇다면 당신은 막대한 이윤을 내지만 비효과적이고 때로는 해롭기까지 한 약을 만들어낸 연구를 직접적으로 후원한 것이다. 그리고 이런 수익들은 실제 투자자인 우리에게 오지 않고, 이 약의 특허를 내고, 제조하고, 유통시키는 제약회사에 돌아간다. 우리는 기껏해야 효과가 없거나 최악의 경우 죽음을 초래할 수 있는 약에 두 번이나 돈을 내고 있는 것이다.

그러나 거대 제약회사는 이런 편안한 협정에 만족하지 않는다. 이윤을 증대하려는 끊임없는 노력의 일환으로, 자유시장으로부터의 정책적 보호를 요구한다. 이미 그곳에서 이윤을 얻고 있으면서 말이다. 욕심이 끝도 없다! 여기 그 생생한 사례가 있다.

뉴저지 의과 및 치과대학의 도널드 라이트Donald Light 교수와 캐나다 빅토리아 대학의 레베카 와버튼Rebecca Warburton 교수는 최근 논문에서 거대 제약회사가 막대한 경비를 부당하게 청구한 사실을 폭로했다.[7]

라이트 교수와 와버튼 교수는 많은 논문을 온라인으로 검토한 후, 거대 제약회사들은 자신들의 엄청난 경비와 이윤을 정당화하기 위해 연구개발비를 부풀린다고 결론 내렸다. 흔히 신약 하나당 13억 2천만 달러의 개발비가 든다고 인용된다. 특히 신약의 85%가 무용지물이거나 현재 시판 중인 약보다 나은 것이 없다는 독립적인 전문가 집단의 평가를 감안하면 더욱 그렇다. 그러나 이 13억 2천만 달러라는 비용은 제약회사가 터무니없이 부풀린 것이다. "더 높은 가격, 더 많은 정책적 보호, 더 많은 세금 혜택을 정당화하기 위한" 꼼수라고 두 교수는 말한다. 부풀려진 예상 경비는 그들이 돈이 부족하다고 주장하고, 정부를 속여 반경쟁적anti-competitive 법안을 통과시키고, 세금을 경감받는 데 도움이 된다.

여러 자료를 신중하게 분석한 두 교수의 결론은 이렇다. 거대 제약회사가 제시하는 신약 개발비에 대한 "어떠한 추정치도 믿어선 안 된다." 실제 연구개발비는 심하게 낮았다. 일반적인 약 하나당 개발비는 평균 9천8백만 달러(최소 2천1백만 달러에서 많게는 3천3백만 달러)였고, 여기에 약간의 연구비가 더해진다. 사실 연구비는 추정이 거의 불가능하다. 어떤 연구가 어떤 신약 제품으로 발전할지 알 수 없기 때문이다. 그리고 대부분의 기초 연구는 정부 비용으로 이루어진다. 국립과학원과 다른 공식 자료에 따르면 전 세계 연구 기금의 84%는 공적 기금과 공익재단에서 지원된다.

독립적이고 신뢰할 만한 비용 추정치를 고려할 때, 거대 제약회사는 거대한 사기를 치고 있다. 그들은 신약 개발비를 부풀리고, 임상시험에 필요한 비용도 12배가량 부풀리고, 임상시험 기간 및 신약 승인기간도 부풀린다. 게다가 지출한 경비의 이자율을 높게 잡고, 각종 조세 감면 혜택도 빠뜨린다. 라이트 교수와 와버튼 교수에 따르면, 그렇게 누락된 세금 혜택만으로도 "거의 모든 신약 연구개발비를 충당할 수 있다."[8]

종합하면, 신약 하나를 개발하는 데 든 총 비용은 정부 보조금을 포함해서 약 7천만 달러에 불과하다. 그들이 주장하는 13억 2천만 달러는 19배나 부풀려진 것이다. 거대 제약회사는 수십 년 동안 이런 종류의 거대한 거짓말을 해오고 있다.

그들은 이윤을 전략적으로 재투자한다. 이 거대한 거짓말을 전파하기 위해 방송 시간을 사버린 것이다. 미국은 지구상에서 제약회사가 의사가 아닌 일반 소비자를 대상으로 광고할 수 있도록 허용한 두 나라 가운데 하나다(다른 나라는 뉴질랜드).[9] 광고주들의 영향력 덕분에 점점 더 많은 사람들이 "의사에게 비아그라를 요구"하고 있고, 수천 가지의 다른 브랜드 약도 요구하고 있다.

거대 제약회사들은 의사들에 대한 '교육'도 잊지 않았다. 2008년 보고서를 보면, 자신들의 제품을 홍보하기 위해 2004년 기준 의사 한 명에게 일 년에 평균 6만1천 달러를 쓴다. 또한 홍보를 빙자해 의사들을 위한 모임을 마구잡이로 주관해서 술과 저녁을 대접하고, 휴양이나 컴퓨터, 기타 환상적인 비금전적 혜택을 제공하고 있다. 2004년, 미국에서 37만1천 개의 모임, 즉 매일 1천 개 이상의 모임이 있었다. 미국 각 주에서 매일 평균 20회의 의사 모임이 있었다는 것을 의미한다.[10]

간단하게 말해서, 거대 제약회사는 납세자들로부터 거대한 연구 보조금을 받으면서 세금은 내야 하는 것보다 덜 낸다. 그리고 그들은 특별한 통제 없이 자신들이 하고 싶은 말을 소비자에게 직접 광고할 수 있도록 허가받았다. 당연하게도 이런 안이한 제도로 인해 "[조사된] 82개의 품목에 대한 192개의 광고들 중에서 오직 15개만이 식품의약국의 전문의약품 광고 지침을 모두 만족하는 결과가 초래된다. 게다가 57.8%는 심각한 위험에 대한 설명이 없고, 48.2%는 입증할 만한 문헌도 제시하지 않았다."[11] 그뿐 아니라 거대 제약회사는 연구비보다 광고에 훨씬 더 많은 돈을 사용한다. 2008년 보고서에 의하면, 그 전년도에 광고비로 연구비의 2배를 사용했다.[12] 거대 제약회사의 "이기심 없는" 정책은 간단하다. 팔고, 팔고, 팔고 또 팔면서, 남는 시간에 세금 혜택과 더 많은 보조금을 위해 정부를 상대로 로비를 한다.

2010년 거대 제약회사의 일 년 매출은 2890억 달러로[13] 전 세계 80% 국가들의 연간 예산을 합친 것보다 많다.[14] 물론 이렇게 돈을 쓴 결과 건강이 향상됐다면 비용을 인정할 수 있을 것이다. 그러나 지금까지 살펴본 바에 의하면 전혀 그렇지 않다.

한편, 제약업계 사업 모델에는 심각한 문제가 있다. 바로 건강한 사람은 약을 먹지 않는다는 것이다. 건강한 사람들은 비타민, 미네랄, 허브는 먹지만 치료제는 먹지 않는다. 그래서 이들은 아직 심장질환, 뇌졸중, 암, 당뇨병 진단을 받지 않았지만, 위험인자를 가지고 있는 모든 사람에게 사탕처럼 줄 수 있는 예방용 약 개발에 착수했다. 그런 위험인자들은 영양에 무지한 미국 같은 곳에서는 누구나 갖고 있다.

이렇게 골치 아픈 '예방'을 위한 시도는 심혈관질환 발병 위험을 낮추기 위한 '폴리필polypill' 개발 제안으로 이어진다.[15] 폴리필은 몇몇 효과가 있어 보이는 약들, "다른 계열의 혈압저하제 3가지 각각의 절반 용량, 아스피린, 스타틴, 엽산"과 같은 약들을 포함한다.[16] 이 약의 명시된 논리적 근거는 "심혈관질환 부담을 줄이기 위해 전체 인구 혹은 특정 연령대 인구 전체에게 적용될 전략"이 필요하다는 것이다.[17] 이 얼마나 쓸데없는 짓인가!

이 약은 가설상 이득이 있을 것이기 때문에 심혈관질환 진단을 받은 모든 사람과 심혈관질환이 없는 55세 이상의 모든 사람"에게 권고될 것이다.[18] 어마어마한 인원이 될 것이다. 이런 추정은 개별 약제들의 효과들을 합한 추측에 불과하다. 그러나 두 가지 이상 약제의 복합 처방 효과는 개별 약제 효과들의 합이 되지 않는 경우가 대부분이다. 그리고 복합 처방의 부작용을 사전에 아는 것은 거의 불가능하다. 더 골치 아픈 것은 권위 있는 국내외 보건기구들도 한목소리로 이런 우려를 한다는 것이다.[19]

반면, 폴리필을 변호하는 제약계의 로비스트들은 이렇게 주장한다. "1차 예방은 건강정책과 환경 변화, 개인적 행동 변화, 그리고 효과가 입증되고 안전한 약품 사용 등을 포함하는 복합적인 전략이 필요하다."[20] 더 나아가 그들은 이렇게 주장한다. "생활습관 개입은 행동 변화를 필요로 하지만 그런 변화는 비용이 너무 많이 들고, 지속가능하지 않은 경미한 효과만 낼 뿐 장기간의 대규모 임상시험에서는 심혈관질환을 감소시키지 못했다."[21] 이런 주장은 전 국민이 망치로 자기 머리를 규칙적으로 때리는 습관 때문에 생기는 두통으로 고통 받는 상황에서, 온 국민에게 망치질을 그만두라고 가르치는 것은 비용이 너무 많이 들고 충분한 효과를 거둘 일도 없으니 헬멧을 쓰라는 공익광고를 하고 식사 때마다 진통제 복용을 권고해야 한다는 주장과 같다.

생활습관 변화는 효과도 적고 지속가능하지 않다고 폄하하는 데 인용한 보고서[22]는 개별적인 단일 치료법의 효과를 보기 위해 수행된 39개 연구에 대한 종합분석결과였다. 이 보고서에서 검토한 연구들은 체중 감량, 지방 섭취 감소, 운동량 증가, 금연 등에 대한 상담 및 교육이 병행된 고혈압, 고지혈증, 당뇨병에 대한 약물치료 후 심장질환 위험을 낮출 행동 변화에 초점을 맞췄다. 다시 말해, 사람들에게 약을 주면서 체중을 줄이고, 지방 섭취를 줄이고, 하루에 한 번 정도는 일정거리를 걸으라고 독려하는 것은 사람들을 기적적으로 건강하게 만들지 않는다는 것이다. 이것이 그들이 '생활습관 변화'라 부르는 것이다. 이런 방법이 효과가 없다는 사실에 깜짝 놀란 사람이 있는가?

거대 제약회사는 이렇게 결점이 많은 연구들을 모은 것을 허수아비로 내세워 '생활습관 변화'는 건강상태를 개선시키지 못한다고 주장한다. 그러나 약물치료(제대로 된 장기적 이득이 없는)에 체중 감량(건강한 방법이든 아니든), 지방 섭취 감소(가공된 '저지방' 식품을 먹음으로써도 이룰 수 있는) 등의 모호한 조언을 곁들이는 것을 '생활습관 변화'라고 하는 것은 어불성설이다. 생활습관 변화는 총체적·체계적·지속적·포괄적이다. 건강을 개선하는 진짜 생활습관 변화에 대한 믿을 수 있는 연구는 최소한 참가자들의 식단을 자연식물식으로 바꾸도록 안내한다. 그러나 이 분야 연구자 대부분은 건강을 회복하고 유지하는 수단으로 영양을 인정하지 않을 뿐만 아니라, 그 가능성에 호기심을 갖는 것조차 거부한다.

영양제산업

영양제(단일 영양성분 영양제뿐만 아니라 다양한 식품 및 약초 추출물까지)는 미국의 경우 600억 달러에 달할 정도의 거대한 사업이 됐지만, 총체론적 패러다임에서는 사라지게 될 사업이다. 1부에서 봤듯이 자연 상태 식품이라는 맥락에서 떨어져 나온 영양성분들은 건강을 돕는 효과가 거의 없을 뿐만 아니라 간혹 건강을 해칠 수도 있다.

하지만 이런 사실들은 영양제산업을 멈추게 하지는 못했다. 영양제가 결함이 있더라도 여러 연구들 중 영양제 사용을 지지하는 연구를 고를 수 있고, 이를 통해 그렇게 많은 돈을 벌 수 있으니 이 사업을 그만둘 이유가 없는 것이다. 영양제산업이 지금처럼 성장할 수 있었던 것은 정부의 규제 완화 덕분이다.

첫째, 1976년에 상원의원인 윌리엄 프록스마이어William Proxmire와 동료들은 식품회사들이 의사의 처방 없이 비타민과 미네랄을 판매할 수 있도록 식품의약관련 법률을 개정했다.[23] 이전에는 일일 허용량의 150%를 초과하는 제품은 의사의 처방이 필요했다.

둘째, 1982년 국립과학원은 식이, 암, 영양에 대한 널리 알려진 보고서를 발표했는데, 영양제산업은 이 보고서를 아전인수 격으로 자신들의 제품을 과학적으로 정당화하는 데 활용했다.[24] 이 보고서는 십자화과 채소 같은 자연 상태 식품에 존재하는 각각의 영양소를 언급하고 특정 비타민과 미네랄을 언급했지만, 영양제를 권고할 의도는 전혀 없다는 것을 보고서 요약문에 명확하게 밝혔다. 하지만 영양제산업은 뻔뻔하게도 보고서의 정반대 내용을 주장하고 있다. 마치 보고서 작성자들보다 더 많은 것을 알고 있다는 듯이 말이다!

당연한 일이지만, 연방통상위원회 법정은 영양제산업이 자신들의 주장을 뒷받침한다고 제출한 증거들의 대부분이 허위라고 판결했다. 그러나 영양제산업은 교묘한 방법으로 영양제의 효과를 계속 홍보하면서 더 많은 사람들을 비타민과 미네랄 알약이 건강을 가져다 줄 것이라는 환상에 빠뜨렸다. 그 결과 매출은 급상승했다.

영양제산업은 1994년 '영양제 및 건강교육법' 통과로 더 큰 호황을 맞이했다. 영양제 효능의 표시 방법을 표준화함으로써 영양제가 과학적 신뢰성을 확보한 것처럼 보이게 만들고, 업계가 원하는 대로 제품을 분류할 수 있게 됐다. 이제 영양제는 자동차, 교회, 사과파이 같은 미국의 상징이 되었고, 유제품 같은 특급 식품으로 성장했다.

2008년의 보고서[25]에 의하면, 지난 30년 동안 영양제는 전통적인 알파벳 비타민(A, 복합 B, C, D, E)과 미네랄에서부터 프리바이오틱스, 프로바이오틱스, 오메가-3 지방산 및 다양한 자연식품 농축물에 이르기까지 그 종류가 엄청나게 많아졌다. 그러나 이러한 제품들의 건강 효능에 대한 거의 모든 주장은 근시안적 소견에 의존하고 있다.

다시 한 번 앞에서 언급했던 통계치를 살펴보자. 미국 성인의 68%가 영양제를 복용하고 있고, 52%는 스스로 "규칙적" 복용자라고 생각한다.[26] 2007년 기준으로 미국의 영양제 시장은 연간 250~300억 달러고, 비타민제 단일 품목만도 74억 달러어치가 팔렸다. 최근 미국의 영양제 시장은 600억 달러에 이를 것으로 추정된다. 2007년 전 세계 영양제 판매 총액은 1,870억 달러다. 그러나 이러한 '건강' 제품 시장의 엄청난 성장에 따라 점점 더 건강해지는 것은 영양제 산업의 재정지표가 유일하다.

비영리단체

건강분야에서 '좋은 사람들' 목록을 만들 때, 질병 퇴치에 헌신하고 건강한 생활방식의 복음을 전파하는 이타적인 단체들이 맨 위에 놓일 것은 확실하다. 나 역시 미국암협회와 전국다발성경화증협회 같은 환자를 옹호하고 기금을 모으는 단체들을 꼽겠다. 그들은 매우 심각한 질병들에 대한 사회적 인식을 높이고 기금을 모은다. 또한 미국영양학회와 영양식이요법학회(前 미국임상영양사협회—옮긴이)와 같은 전문가 조직도 목록에 들어가는데, 그들은 전문가 회원들이 자신의 직장에서 가능한 한 효과적으로 일하는데 필요한 교육, 교류 및 지도자로서의 기회를 제공한다. 그러나 그들의 기부와 홍보, 시상식과 모금행사 등은 그들이 속해 있는 시스템, 환원론적 연구를 찬양하고 영양을 무시하는 시스템을 강화할 뿐이다.

슬픈 사실은 너무나 많은 비영리단체가 제약회사나 식품회사들과 한통속이 되어 환자들의 권리 옹호나 과학적 진리 공유는 뒷전이기 쉽다는 것이다. 그리고 이런 늑대들은 이타적 봉사라는 양의 탈을 쓰고 있기 때문에 우리 눈을 가리는 데 탁월한 역할을 한다.

미국암협회나 전국다발성경화증협회 같은 환자권익단체는 원칙적으로는 특정 질병을 퇴치하기 위해 존재한다. 웹사이트에 따르면, 전국다발성경화증협회는 “최첨단 연구 지원, 환자 권익 활동으로 변화를 추동, 전문적인 교육 활성화, 다발성 경화증으로 고통받는 사람들과 그 가족들이 삶을 헤쳐나갈 수 있도록 도와주는 프로그램 및 서비스 제공 등으로 다발성 경화증에 관련된 사람들을 돕고 있다.”[27] 여기서 ‘다발성 경화증’을 ‘암’, ‘당뇨병’, ‘심장병’ 혹은 다른 질병들, 아니면 신체의 특정부위로 바꾸면 기본적으로 각각에 해당하는 모든 권익단체의 강령이 된다. 의료전문가 학회도 비슷한 목표를 가지고 있다. 차이가 있다면 이 조직들은 초점이 특정 의료영역에 맞춰져 있다는 것이다. 예를 들어, 영양식이요법학회는 "국가의 보건수준을 향상시키고, 연구와 교육 및 권익 활동으로 식이요법의 전문성을 증진시키기 위해 헌신한다."[28] 두 가지 형태의 조직들 모두 치료법과 치료뿐만 아니라 권력과 영향력에도 관심이 많다. 질병 단체들의 목표는 스스로를 자신들의 질병에 대한 국가 정책을 수립하는 '공식적인' 기관으로 만드는 것이고, 전문가 단체들은 전형적으로 자신들의 전문영역에 대한 회원 자격 조건들과 기준들을 세우기 위한 권력을 추구한다.

이런 조직들은 사기꾼 및 무자격자로부터 일반인들을 보호하는 문지기로서의 역할을 매우 중요하게 생각하지만, 이런 문 지키기는 혁신적인 접근과 신선한 패러다임을 억압하는 손쉬운 방법이 되기 십상이다. 비판적으로 보면 이런 조직들은 자신의 세계관에 도전하는 사람들을 희생시켜서 권력을 유지하는 독점적 존재들처럼 보인다. 모든 질병단체들과 전문가 조직들의 심장에는 누가 합법적인 전문가고 누가 '돌팔이'인지에 대한 가정이 있다. 이런 가정들은 지배적인 지혜를 반박하는 치료방침이나 연구의제로 무장한 도전이 나타나기 전까지는 잘 드러나지 않는다. 지배적인 지혜란 우리 건강관리시스템의 곳곳에 있는 이런 조직들의 지배적인 지혜, 즉 환원론적 패러다임을 뜻한다. 그 결과 좋은 의도를 가진 많은 사람의 진심어린 노력에도 불구하고, 이런 조직들은 자신들의 홍보와 기금 조성을 위해 악마화 하는 바로 그 질병에 대한 치료법과 치유과정을 실질적으로 방해한다.

제 역할 하는 업계의 돈

건강한 시스템에서는 이런 단체들, 특히 비영리단체들은 독립적이고,

자신의 회원들과 그들이 헌신하는 환자들에게만 의존해야 한다. 그러나 이런 단체들을 지원하는 기금의 주요 원천은 앞장에서 살펴본 다른 단체들과 마찬가지로 제약 및 의료산업이다.

이런 단체들은 여러 방법으로 업계에 의존한다. 대부분의 단체들은 주로 기업의 기부금에 재정을 의존하기 때문에, 필연적으로 후원자들에게 이득이 되게 그들의 정책이나 메시지를 왜곡한다. 많은 비영리단체가 주머니가 두둑한 기업들의 후원이 없으면 행사나 새로운 사업을 실행에 옮기기 어려운 처지다. 정부와 업계의 관계처럼, 여기에도 업계의 비위를 맞추는 비영리단체의 임원들과 연구자들에게 추가 인센티브를 주는 회전문이 있다. 업계는 그들의 임기가 끝나면 로비스트나 '공신력 있는 지도자' 혹은 '핵심 여론 주도자'라는 명목으로 고용할 수도 있다. 이들은 보통 동료들에게 영향을 주는 데 효과적이라는 것이 입증된 뛰어난 의사나 의학 연구자이다.

미국암협회

미국암협회ACS, American Cancer Society는 전 세계 암 퇴치를 위해 헌신한다. 그들은 연구에 지원금을 주고, 환자 교육을 후원하고, 대중이 실천하도록 격려하고, "암의 ㅇ자"도 꺼내기 꺼리는 인식을 바꾸려고 노력하고, 이 모든 것들을 통해 암환자와 그 가족들에게 더 좋은 세상을 만든다. 담배회사들을 상대로 한 미국암협회의 용감한 캠페인으로 미국의 흡연율이 상당히 줄었고, 흡연에 부정적인 인식을 확산시키는 데 성공했다. 그러나 미국암협회는 미국 암 발생률을 낮추는데 큰 장애물 중 하나다. 사무엘 엡스타인Samuel Epstein이 2011년 『국립암연구소와 미국

암협회: 암 예방과 이해충돌에 대한 범죄적 무관심』[29]에서 "세계에서 가장 부유한 비영리단체"라고 썼듯이, 미국암협회는 일 년에 수백만 달러를 암 검진과 의학 연구에 쏟아붓지만 정작 먹는 음식에 대한 연구나 홍보활동에는 한 푼도 쓰지 않는다. 엡스타인이 암의 원인으로 영양보다는 환경적인 원인에 초점을 맞추기는 했지만, 그가 폭로한 미국암협회의 이중성과 이해의 충돌은 아직도 미국암협회를 맹신하는 사람들이라면 꼭 읽어봐야 할 내용이다.

당신이 암 퇴치에 헌신하고 있는 돈 많고 힘 있는 조직을 책임지고 있는 사람이라면, 암 연구에 있어서 이 단체가 어떤 역할을 하길 원하는가? 나라면 이 질병의 타고난 생물학적 복합성을 이해하기 위해 설계된 연구를 시작했을 것이다. 그리고 건강을 회복하기 위해 자연의 도구들을 이용하려 노력했을 것이다. 나라면 폭넓고 다양한 연구를 지원했을 것이다. 환원론적인 것과 총체론적인 것, 기전에 관한 것과 거시적 양상 변화에 대한 것, 보존적 치료와 완치적 치료, 증상 발생 후의 대응법과 예방을 위한 방법 등. 연구와 중재가 다양하면 할수록 새로운 사실, 정말 혁신적인 사실을 발견할 확률은 더 높아진다. 또 암 예방 및 치료에 있어서 영양의 역할에 대해 우리가 알아야 할 사실들을 알리는 데 더 많은 기금을 쓸 것이다.

그러나 미국암협회는 간단한 해결책, 즉 암세포를 선택적으로 죽이는 화학물질들을 찾고 있다. 건강을 회복하고 유지하기 위한 자연의 수단들을 무시한 합성물질에 의존하는 것이다. 이 목적만 본다면 미국암협회는 유방암 의식 향상 캠페인을 지원하는 아스트라제네카AstraZeneca 같은 제약회사의 광고부와 다를 바 없다. 그리고 이 회사가 몇 가지 유방암 치료제를 제조하고 판매하는 회사라는 것은 우연이 아니다. 생명공학회사 암젠Amgen의 사장인 고든 바인더Gordon Binder는 미국암협회의 이사회에 참여했다. 아스트라제네카와 암젠뿐만 아니라 일 년에 10만 달러 이상을 기부하는 미국암협회의 '엑스칼리버 기부자' 목록에는 대형 제약회사인 브리스톨 마이어 스퀴브Bristol-Myers Squibb, 글락소스미스클라인GlaxoSmithKline, 머크Merck, 노바티스Novartis, 생명공학회사인 제넨텍Genentech 등이 있다.[30]

지난 수십 년간 진행된 칭찬할 만하고 성공적이었던 금연 운동을 제외한다면, 미국암협회가 지원하는 연구와 활동은 모두 예방적 검진과 가장 최신의 독성 약품과 유전자 조작에 기여하게 될 암 발생의 분자생물학적 기전에 관한 것이었다.

유방암 검사 중 가장 보편적이고 돈이 되는 검사인 유방촬영mammography은 미국암협회의 활동과 철학의 기둥 중 하나다. 엡스타인은 미국암협회의 전직 회장 5명이 방사선과 의사였고, 유방 촬영 필름을 만드는 듀퐁DuPont이 미국암협회의 '유방 건강 의식 개선 프로그램'에 전폭적인 후원을 한다는 것을 지적했다. 미국암협회의 '유방암 의식 개선의 달' 캠페인은 후원사의 승인을 받은 '전국 유방 촬영의 날'로 정점을 찍고 끝난다. 미국암협회는 유방 촬영을 적극적으로 장려할 뿐만 아니라 유방암 검사에 대한 정부의 지침이 그들의 후원사에 영향을 주는 경우에는 그마저도 무시한다. 2009년 미국 예방서비스 전담조직US Preventive Services Task Force은 40~49세의 가족력이 없는 건강한 여성이 매년 유방 촬영을 하는 경우 잠재적 이득보다 위험이 더 크기 때문에 검사주기를 격년으로 늘릴 것을 권고했다.[31] 하지만 방사선산업의 지원을 받고 있는 미국암협회는 여전히 40세부터는 일 년에 한 번 유방 촬영을 하라고 장려하고 있다.

미국암협회가 제약회사나 보험회사에서만 기부를 받는 것은 아니다. 정크푸드산업 또한 매우 관대하고 정열적인 기부자다. 미국암협회의 엑스칼리버 기부자 목록에는 웬디스Wendy's, 맥도날드McDonals, 유니레버/베스트 푸드Unilever/Bestfood(베르톨리 올리브오일, 크노르 수프, 립톤 아이스티, 헬만 마요네스 등을 비롯한 수백 가지 식품 브랜드 보유), 코카콜라Coca-cola가 있다. 미국암협회는 먹는 것에는 엄격한 입장을 취하지 않는다. 미국암협회가 추천하는 먹거리는 모호해서 그들의 후원자들을 위협하지 않으며, 그나마도 그들의 웹사이트에 깊이 숨겨져 있다.[32] 그들의 식이 권고안은 다음과 같다.

- 제품의 영양표시를 보고, 1회 분량과 칼로리를 확인하라.
- 고칼로리 음식을 먹을 때는 양을 줄여라.
- 청량음료, 스포츠음료, 과일향음료 같이 당분이 많은 음료수는 섭취를 줄여라.
- 패스트리, 사탕, 설탕 첨가 시리얼, 기타 고당분 식품 등 정제된 탄수화물 식품 섭취를 줄여라.
- 붉은 육류(소고기, 돼지고기, 양고기 등)보다는 생선이나 가금류, 콩을 먹어라. 만약, 붉은 육류를 먹는다면 지방이 없는 살코기를 소량 먹어라.

이런 추천은 육류 및 정크푸드산업에 별다른 재정적 위험을 끼치지 않는다. 어떤 음식을 금지하는 것이 아닌, 줄이라는 미국암협회의 권고는 마약 중독자에게 "마약을 줄이라"는 말과 같다. 그 권고를 읽는 사람들에게 어떤 영향을 줄만큼 심각하지 않을 뿐만 아니라, 사람들의 건강에 의미 있는 변화를 일으킬 만큼 강도가 세지도 않다. 미국암협회는 1세기 전부터 설립자 프레드릭 호프만Frederick Hoffmann의 설립 취지에서 벗어나기 시작했다. 호프만은 암 발생의 핵심 요인으로서 영양 연구의 필요성을 주장했다. 그러나 그는 3년 후 이사회에서 축출되었고, 이후 1922년 뉴욕 주에서 열린 첫 번째 연례총회에서는 존재감마저 없어졌다.

미국암협회의 식이 권고에 유제품 "섭취를 줄여라"는 미지근한 내용이 왜 빠졌는지 의아할 수도 있다. 모든 근거들에도 불구하고 미국암협회는 우유나 치즈, 또는 다른 유제품 섭취를 금지하거나 줄이라는 권고를 하지 않는다. 사실 전국낙농회National Dairy Council의 2008년 1~2월 회의록에 의하면 미국암협회는 남녀 모두 "주로, 저지방 또는 무지방 유제품 같은 식품을 통해" 칼슘 섭취를 증가시킴으로써 직장암 발병 위험을 줄일 것을 권고했다.[33]

미국암협회는 암 치료 및 예방을 위해 수술, 약물, 방사선 요법을 권장하는데 만족하지 않는다. 협회는 암에 관한 '대안적인' 요법이나 치료계획, 예방법을 권장하는 사람들을 악의적으로 공격하는 데 적극적으로 돈을 쓰고 있다. 그들의 '암 관리의 보완대체요법 소위원회'는 자연적이고 특허가 될 수 없는 비의료적인 암치료법을 선호하고 시행하는 의사나 학자들을 요주의 인물 명단에 올리고 지원을 거부하고 있다. 이 위원회의 원래 이름은 '돌팔이 치료 위원회Committee on Quackery'[34]였고, 충성스러운 관리자들이나 지지자들은 여전히 비공식적으로 그렇게 부른다.

미국암협회는 나와 내 연구에 반대하는 악의적인 캠페인을 벌였었다. 1980년 초에 식이와 영양이라는 주제는 그들의 레이더망에는 전혀 없었다. 1982년 국립과학원이 내가 공저한 〈식이, 영양 및 암에 대한 보고서〉를 발표했을 때, 그들은 마지못해 건성으로 고개를 끄덕이듯 영양에 대해 인정했을 뿐이다. 같은 시기에 일련의 개인적인 출자자들이 암 연구를 위한 새로운 단체인 미국암연구소AICR, American Institute for Cancer Research를 결성했다. 나는 1986년까지 또 1990년에서 1997년까지 이 단체의 선임 과학 자문으로 활동했다. 미국암연구소의 유일한 사명은 암의 식이적 원인을 강조하는 것이다. 암 퇴치를 위해 헌신하는 협회라면 암의 진행을 둔화시키거나 역전시키는 것에 기여할 연구나 정책이라면 무엇이라도 환영할 줄 알았다. 그러나 미국암협회는 미국암연구소에 매우 적대적이었다.

몇 년이 지나 미국암연구소가 성공적으로 기반을 마련하고, 마침내 미국암협회가 미국암연구소의 존재를 인정했다. 그후 미국암협회는 암 조절에 있어 영양의 역할에 초점을 맞춘 연구 보조금 제안서를 평가할 새로운 전문가위원회의 평생회원 중 한 명으로 나를 초빙했다. '평생'이란 말은 미국암연구소 설립에 있어 나의 역할을 인정하기 때문에 내가 원하는 한 계속 회원으로 남을 수 있다는 의미다. 나는 이것이 미국암협회의 중심에서부터 시작된 변화이고, 식이 및 영양과 암의 관련성에 대한 새롭고 진지한 관심을 뜻한다고 믿었다. 2년간 활동한 후 개인적으로 너무 많은 일 때문에 사임했는데, 당시에는 분명하게 깨닫지 못했지만 매우 환원론적인 연구에 대한 그들의 초점에 환멸을 느꼈던 것 같다.

미국암협회는 2003년 애틀랜타에서 개최된 '대목장주 무도회Cattle

Baron's Ball'를 자신들의 연간 모금행사의 일부로 포함시키면서 영양을 폄하하는 원래 입장으로 돌아갔다. 동물성 단백질과 암 사이의 관련성이 알려진 상황에서 왜 그런 행동을 하는지 물어보았다. 당시 미국암협회 회장은 이 행사는 "소고기에 관한" 것이 아니고, "소고기 산업이나 그들의 이해관계와도 아무 관련도 없으며, 또한 미국암협회가 소고기 업계를 지지하는 것도 아니"라고 말했다. 그저 "재미"를 위한 행사라는 것이었다. 사실 대중에게 어떤 의식을 심고, 대중을 설득하는 것은 미국암협회가 지금까지 한 일이며, 이 분야에 도가 텄다는 것을 감안하면 그들의 말을 그대로 믿기는 어렵다. 그들은 암 연구를 위한 기금을 마련하기 위해 '말보로 마라톤 대회' 같은 행사를 주최한 적은 한 번도 없다.

물론, 미국암협회는 비난을 피하기 위해 소고기 업계와 공식적인 협력관계를 맺지는 않았을 것이다. 그러나 그들이 자연식물식 식단을 권장했다면 손해 볼 것이 많았을 것이다. 당장 '대목장주'의 후원이 끊겼을 것이다. 미국암협회는 화학물질로 암을 치료하는 것을 전폭적으로 지지한다. 동물성 식품을 완전히 배제한 식단은 그런 치료 계획과 맞지 않는다. '대목장주'와의 이런 안락한 관계를 보면, 오늘날까지도 이 유명한 단체가 암 발생 및 치료에 있어서 영양의 역할에 관한 진지한 연구를 전혀 지원하지 않는 것이 놀랄 만한 일도 아니다.

전국다발성경화증협회

자신의 공평성과 인류 건강 증진을 위한 공공연한 열정을 내세워 그들의 기업에 대한 구애와 과학적 근거에 반하는 독단적인 입장을 가리는 대표적인 질병단체로 전국다발성경화증협회MS, National Multiple Sclerosis

Society가 있다.

미국암협회와 마찬가지로 전국다발성경화증협회는 식품산업과 제약산업의 거액 후원금에 의존한다. 특히 식품 및 제약산업은 다발성경화증협회가 주관하는 기금 마련 행사에 깊이 관여한다. 취지에 공감해 기여하는 선한 사람들에 의해 조직되는 수백 건의 걷기, 뛰기, 자전거 타기 등이 그 예다. 바이크 MSBike MS(MS는 다발성경화증Multiple Sclerosis의 약자 – 옮긴이) 프로젝트의 웹사이트 후원자는 기능성 바, 쉐이크, 파우더 등을 만드는 퓨어 프로틴Pure Protein이라는 회사와 다발성 경화증 치료제 길레니아Gilenya를 제조 및 판매하는 노바티스다. 퓨어 프로틴의 건강을 약속하는 '영양'은 수크랄로스sucralose(단맛이 강하지만 체내에 소화되지 않아 흡수되는 칼로리는 없는 감미료–옮긴이), 가수분해 콜라겐, 소르비톨, 말티톨maltitol 가루, 야자씨 기름palm kernel oil(포화지방이 80% 이상인 기름–옮긴이) 등과 같은 가공된 성분들의 위험한 혼합물에 불과하다.

전국다발성경화증협회 웹사이트를 살펴보면, 협회의 재정이 병을 치료해서 이윤을 얻는 회사들보다는 병의 발생에 기여하는 가공식품을 팔아 이윤을 얻는 회사들에 의존하고 있다는 사실을 알 수 있다. 노스캐롤라이나주의 협회는 식당 체인점 골든 코랠Golden Corral이 후원하고 있다. 제빵 체인점 사라 리Sara lee는 2011년 '썸머 번 프로그램Summer Bun Program'으로 11만 1천불을 모았다. 사라 리의 모회사인 빔보 베이커리Bimbo Bakery는 2012년 전국의 슈퍼마켓에서 스트로만Stroehmann, 프레이호퍼Freihofer's, 아놀드Arnold 빵과 제과제품 등을 포함한 다른 상표의 정크푸드 판매로 전국다발성경화증협회 기금을 위한 판촉활동을 벌였다.

다발성 경화증과 식품에 대한 아주 인상적인 근거들이 있다. 우유 섭취가 많을수록 다발성 경화증 발병률이 증가한다. 그리고 장기간의 추적관찰 연구들은 식물성 식품이 풍부한 식사를 하는 다발성 경화증 환자들의 사망률은 5% 수준으로 매우 낮은 반면, 건강하지 못한 식사를 하는 환자들의 사망률은 80%에 달한다는 것을 제시했다.[35] 그러나 전국다발성경화증협회 웹사이트에는 질병을 예방하고 개선하는 데 있어 영양의 역할에 대해서는 아무런 언급이 없다.

식이가 다발성 경화증 생존율에 큰 영향을 미친다는 사실들에 대해서도 전혀 언급이 없다. 간단히 말해서, 전국다발성경화증협회는 다발성 경화증의 원인들을 덮고, 정크푸드를 판매하는 후원사들의 잘못에 면죄부를 주고, 협회를 후원하는 제약회사들의 제품들과 연구들이 이 두려운 질병을 물리칠 유일한 희망이자 최선인 것처럼 선전하고 있다.

영양식이요법학회

미국암협회나 전국다발성경화증협회와 달리 영양식이요법학회AND, Academy of Nutrition and Dietetics는 질병이 아니라 전문가 회원들, 즉 '등록된 임상영양사들RD, Registrated Dietetics'을 위한 단체다. 임상영양사는 병원, 학교, 의원, 유치원, 정부기관, 일반 국민 등을 대상으로 건강한 식단은 무엇인지 자문을 제공하는 전문가다. 따라서 이들은 미국인의 영양에 대한 생각에 엄청난 영향을 미친다. 그러나 불행히도 임상영양사들과 대중들이 전달받는 정보의 대부분은 잘못된 것이다. 영양식이요법학회의 권고는 그들을 후원하는 정크푸드 업계의 경제적 이해에 맞춰 편집된다.

영양식이요법학회는 운영비의 상당 부분을 회원들의 회비(인쇄물 출판,

인증사업, 교육사업, 연례행사 참가비 할인 등의 혜택에 대한 비용)와 세금이 면제되는 기부로 충당하고 있지만, 이윤을 추구하는 사기업에도 기부를 애걸한다. 2011년 연례보고[36]에 따르면, 그들의 관대한 "동반자들"에는 아라마크Aramark, 코카콜라, 건강과 영양을 위한 허쉬센터Hershey Center for Health and Nutrition, 전국낙농회의National Dairy Council 등이 있으며, "최상급" 후원자 목록에는 애봇 뉴트리션Abbott Nutrition, 코로와이즈CoroWise(영양제를 제조하는 카길Cargill의 자회사), 제너럴 밀스General Mills, 켈로그Keollogg, 마스Mars Incorporated, 맥닐 뉴트리셔널즈McNeil Nutritionals, 펩시PepSi, 소이조이Soyjoy, 트루비아Truvia(카길과 코카콜라가 제조하는 감미료 유통회사), 유니레버 등이 있다. 마스와 펩시, 코카콜라 등 정크푸드를 만드는 많은 회사들과 더불어 전국축산육우협회National Cattleman's Beef Association와 전국낙농위원회National Dairy Council는 영양식이요법학회에 최소 1만 달러씩을 기부하여 감사의 말과 함께 특별히 언급되었다.

영양식이요법학회의 활동은 영양사 교육(세뇌?)을 넘어선다. 2011년, 그들은 자신들의 정치적 의제를 위해 하원의원 후보에게 6만2천 달러를 기부했다. 영양식이요법학회에 기부하는 코카콜라, 펩시 및 다른 기업들이 자신들의 정치적 개입을 '세탁'할 정말 훌륭한 방법이다! 효과 면에서 영양식이요법학회는 자신의 기업 동맹들을 위한 매우 믿을 만한 광고회사인 것이다. 자신의 권익활동, 대중적인 관계들 및 의무 교육 협력자들을 통해 영양식이요법학회는 식품 및 제약산업과 그들의 이해관계를 위해 최전방에서 뛰고 있다.

이런 사실들을 말하는 것이 슬프다. 강의하며 만난 각각의 영양식이요법학회 영양사 회원들은 영양 분야에서는 가장 학식 있는 전문가들이고, 영양에 관련된 내용을 대중에게 전달하는 데 숙달되어 있고, 자신의 일에 대단히 동기부여가 되어 있었기 때문이다. 내가 불쾌하게 느끼는 것은 이런 회원들에 대한 단체의 강요다. 종종 이들도 인지하지 못한 채, 무엇을 받아들이고 무엇을 받아들이지 말지에 대해 단체의 강요를 받는다.

나쁜 영향

어쩌면 당신은 이렇게 말할지 모른다. 그래서 뭐가 문제인가? 결국 이런 단체들은 당신과 나와 마찬가지로 좋아하는 것들에 대해 출판하고, 홍보하고, 비용을 지불할 자유가 있는 것 아닌가? 그것이 터무니없는 것일지라도 말이다. 영양사를 훈련하고, 연구하는 과학자들에게 영향력을 행사하는 것은 우리가 무엇을 먹을지에 대해 지침을 발표하는 것과는 다르다. 그래서 이 단체들은 이런 것들을 쉽게 무시해 버린다. 문제는 이 단체들이 업계의 기금으로 힘을 얻고, 정부에 준하는 위치를 부여받아 누가 영양에 대해 연구하고 가르칠지를 결정하고, 이런 밀월관계를 위협하는 사람들을 밀어내거나 징계할지 결정한다는 점이다. 그리고 이외의 다양한 방법으로 자신의 재정적 능력보다 훨씬 더 크게 정부정책, 의료행위 및 대중의 인식에 영향을 미칠 수 있게 된다. 나는 이런 전문가답지 않은 행동을 알고 있다. 후원단체의 이익을 거스르는 활동을 했다는 이유만으로 감사도 받아봤고, 여러 전문가 단체의 간사로서 예산 편성 과정도 경험해 봤기 때문이다.

첫째, 그들은 질병과의 전쟁에서 자신들이 도덕적으로 높은 지위에 있다는 인식을 남용한다. 그들에게 반대하는 것은 우리의 적, 우리와 사랑하는 이들을 위협하는 질병을 돕는 것이다. 유방암을 앓고 있는 이웃에게 자신이 왜 핑크리본,* 걷기 마라톤, 달리기 경주, 빵 판매, 장기자랑 쇼, 홈 파티, 독서 모임, '완치를 위한' 점심 모임 등에 기부하지 않는지를 설명해야만 했던 사람이라면 그로 인한 사회적 배척도 잘 안다. 지금까지 본 바와 같이 질병으로 고통받는 대부분의 사람들과 그들의 가족들은 의료계에 희망을 건다. 건강을 회복시키고 추가 손상을 막는 수술, 약물 치료, 방사선 치료, 항암제 치료 등을 마친 후에 그들은 현재의 의료행위에 대한 열성적인 응원단, 또는 "완치가 코앞에 와 있다"라는 말의 전도사가 될 수도 있다. 아스트라제네카나 머크 같은 제약회사들은 이런 열성이나 활동을 직접적으로 지시할 수는 없지만, 비영리단체를 통해 좋은 뜻을 가진 사람들의 필사적인 에너지를 분기별 이윤으로 전환시킨다.

특히 환자 권리 단체 및 기금 모금 단체들은 조작된 합법성, 스스로에게 부여한 합법성을 주장한다. 선출직 공무원들, 언론인들, 사업가들 중 그들의 자격에 의문을 제기할 지식, 동기, 배짱이 있는 사람은 거의 없다. 미국암협회가 보도자료를 내놓으면 가장 신망받는 언론인들도 공정성을 던져버린다. 마치 지역 스포츠 아나운서가 홈팀을 대놓고 응원

---

* 유방암 인식의 국제적 상징으로, 핑크리본 착용자는 여성 유방암 환자를 위한 도덕적 후원자로 인식된다. 하지만 유방암 인식의 색상이 처음부터 핑크였던 것은 아니다. 이 리본 캠페인은 전체 예산의 5%만을 암 예방연구에 할애하는 미국 국립암연구소를 상대로 암 예방을 위한 연구비 예산 증액을 요구하는 '복숭아색 리본Peach Ribbon'운동에서 시작됐다. 이 운동을 시작한 암 전문 간호사 샬롯 헤일리Charlotte Haley는 상업적 이용을 반대했다. '유방암 강조의 달'에 판촉활동의 일환으로 리본 캠페인을 벌이려던 화장품 회사 에스티로더는 헤일리의 반대를 피하기 위해 색상을 핑크로 바꿔 상업적으로 활용하기 시작했다. 유방암 인식 캠페인을 상업적으로 활용하는 것에 반대하며 유방암 원인을 근절하는 활동을 벌이는 시민단체 '유방암행동Breast Cancer Action'은 '핑크가 되기 전에 생각하라think before you pink'는 캠페인을 벌이고 있다. —옮긴이

하듯이.

질병단체와 전문가 조직들은 공정성에 대한 환상 또한 만들어냈다. 그들이 말하는 관심사는 인류의 건강을 지키는 일이다. 질병을 퇴출시킬 방법을 찾아내거나 최적의 치료법을 전달할 수 있도록 전문가 회원들을 교육시킴으로써 말이다. 표면적으로 상업적 의도가 없어 보이기 때문에 우리는 그들의 지침과 연구평가를 믿는다. 아스트라제네카가 타목시펜tamoxifen이 유방암에 안전하고 효과적인 치료제라고 말할 때 우리는 그것이 맞건 틀리건 자기중심적인 광고라는 것을 안다. 그러나 미국암협회가 똑같은 주장을 하면 우리는 그 말을 곧이곧대로 믿는다.

이런 비영리단체들이 산업계와 결탁함으로써 생기는 가장 심각한 문제는 '후광효과'다. 단체의 '성자' 같은 이미지가 이윤 증대에 혈안이 된 기업에까지 번지는 것이다. 업계의 판매 및 판촉 기계들이 자선이라는 성스러운 망토를 쓰고 있으니, 음식의 탈을 쓴 쓰레기들이 사실상 건강위기의 가장 큰 원인이고 의약품의 탈을 쓴 쓰레기들이 이런 음식들과 의약품들에 지속적으로 돈을 쓰게 만들 정도의 건강상태만 유지시킬 뿐이라는 현실을 대부분의 사람들이 깨닫지 못하는 것은 그리 놀랄 일도 아니다.

개인적 책임의 포기

교활한 산업계의 영향력은 우리가 좀 더 건강해지는 것을 도와줄 거라 믿었던 기관들을 압도하고, 종국엔 대부분의 사람들이 자신의 건강상태에 대한 책임을 완전한 포기하게 만든다. 평범한 사람들의 잘못이 아니다. 비영리단체가 우리를 그렇게 세뇌시켰다. 우리는 자신의 건강에 별 영향을 끼치지 못하며, 우리가 할 수 있는 일은 기부하고, 행진하고 뛰고 분홍색 혹은 노란색 리본을 달아 하늘이 내린 이 형벌을 없애는 것을 돕는 것이 전부라는 것이다.

절대다수의 경우 암, 심장질환, 뇌졸중, 1형 당뇨병 및 수십 가지의 다른 질병들로 인한 조기사망을 실질적으로 피할 수 있다. 그런데 이런 사실을 이런 질병들을 척결하기 원한다는 바로 그 단체들이 적극적으로 부정하고 있다. 수십억 달러의 돈과 수백만 시간의 자발적인 활동들을 환원론적이고, 특허 출원 가능하고, 이윤 창출에 기여하는 것으로 향하게 만들어 영양을 무시하게 만드는 행태들에 진절머리가 난다. 무엇보다도 가장 안타까운 불행은 이런 단체를 지지하는 선한 뜻을 가진 사람들이 이런 질병으로 사망한 가족과 친구들을 기리며 자신이 사회적으로 의식 있고 건설적인 일을 한다고 진심으로 믿고 있다는 것이다.

내가 미국암협회, 전국다발성경화증협회, 영양식이요법학회 등을 선택한 이유는 그들이 수많은 다른 질병단체들이나 전문가 학회들보다 더 나쁘기 때문이 아니라, 내가 가장 잘 알고 있는 단체들이기 때문이다. 그들은 좋은 상자 속의 '썩은 사과'가 아니다. 그보다는 상자 그 자체, 돈이 모든 것을 말해 주고 환원론이 공식 언어인 이 시스템 자체가 도덕적 부패의 근본적인 원인이다. 이 시스템은 자신들의 도덕적 의지와 홍보 역량을 비싸지만 효과는 없는 환원론적 접근법들에 바친 학회들과 협회들에게 보상을 제공하고, 영양이 발휘하는 진정한 예방적인 힘은 무시하거나 비난한다.

일반적인 사업

정부의 건강 및 영양 정책, 언론의 보도, 비영리기관의 교육과 시민 활동을 더럽히는 기업들의 개입에 대한 충격적이고, 부인할 수 없는 증거들로 이 장을 마치지 못해 유감이다. 하지만 그것이 정확한 요점이다. 부인할 수 없는 증거가 당신의 입증 기준이라면, 당신은 결코 큰 그림을 보지 못할 것이다. 이 추악한 상황은 매우 조직적일 뿐만 아니라, 서로 짜고 치는 배우들과 그들의 미래와 목적을 위한 사리사욕적인 연기로 유지되기 때문이다. 문제는 배우 자신들이나 그들의 내적인 동기가 아니다. 그보다는 모든 것을 아우르는 전체적인 시스템의 목표, 국민의 건강보다 기업의 이윤이 먼저인 우선순위가 진정한 문제다.

지금까지 언급한 의료, 제약, 영양제산업과 비영리단체의 결탁과 전횡은 우리의 건강과 관련된 유일한 것이 아니다. 식품산업, 특히 『무엇을 먹을 것인가』에서 자세히 언급했던 동물성 식품과 정크푸드 산업도 우리의 건강을 해치는 데 큰 역할을 하고 있다. 그러나 앞서 언급한 세 산업은 환원론적 건강 패러다임으로부터 가장 직접적으로 이득을 얻고 있으며 그것을 촉진하고 유지하기 위해 비영리단체를 조종하며 가장 많은 일을 해왔다.

여기서 언급하고 있는 예들을 통해서 꼭 기억해야 할 것은 환원론적 건강 해결법을 위해 총체론적 영양을 억제함으로써 얼마나 많은 돈을 벌 수 있고, 산업이 그 이윤들을 얻기 위해 얼마나 극단적으로 갈 수 있는지에 대한 것이다. 현재 우리의 건강관리시스템에서는 이런 예들이 예외적인 것이 아니고 통상적인 사업이다.

제4부

최종 고민들

15

스스로 건강을 지킨다는 것

작은 새 한 마리가 해변에서 모래 한 알을 입에 물고 날아가
우주에서 가장 멀리 떨어져 있는 별에 옮길 수 있다면,
그리고 돌아와 바다의 모든 모래가 해변에서부터 바닥까지 전부 없어질 때까지
그 과정을 반복한다면, 이제 곧 영원이 시작될 것이다.
작자 미상, 마테 팩터 카페 Mate Factor Cafe**의 벽에 적힌 글**(뉴욕주 이타카)

나는 이 책이 다른 건 못한다 하더라도 건강에 대한 사고방식을 바꿀 필요가 있다는 것만은 설득할 수 있기를 희망한다. 우리는 영양이 건강관리시스템의 주춧돌이라는 것을 인식해야 한다. 또한 환원론적 패러다임의 한계를 인정하고, 패러다임이 허락한 사고범위를 넘어서는 증거들의 타당성을 받아들여야만 한다.

만약 우리가 영양의 의미를 진정으로 이해하고 인체에 미치는 영향과 전체적인 건강을 변모시킬 잠재력을 이해한다면, 환원론을 진보의 유일한 수단으로 바라보는 것을 멈춰야 한다. 그리고 우리는 영양의 영역 너머로까지 총체론을 기꺼이 포용해야만 한다. 인체는 복잡계다.* 사회에 함께 모여 있는 인체들은 더욱더 복잡하다. 그리고 이 행성의 모든 자연들과 어우러져 있는 인류의 삶은 우리의 상상을 초월할 만큼 복잡

하다. 우리는 이런 복잡성을 더 이상 무시할 수 없다.

50년 전에 쓴 박사논문은 동물성 단백질의 뛰어난 생물학적 가치에 대한 것이었다. 그 당시 나는 고기를 사랑하는 대목장주만큼이나 고기와 우유에서 얻는 단백질보다 몸에 더 좋은 음식은 없다고 믿었다. 그러나 이 책과『무엇을 먹을 것인가』에서 본 바와 같이 지금은 전혀 다른 입장이다. 지방, 소금, 정제된 탄수화물을 추가하지 않은 자연식물식보다 더 건강한 식사법은 없다고 생각한다.

이런 전환의 원천은 증거, 수십 년간 우리 연구팀이 발표한 결과와 동료들에 의해 검증된 증거들이었다. 이 증거들은 수년 후 임상의학 동료들에 의해 더욱 확고히 입증됐다. 그들은 자연식물식이 알약이나 수술은 감히 흉내 낼 수 없는 방법으로 심각한 질병들을 호전시키는 능력이 있다는 것을 독립적이고 설득력 있는 증거로 남겼다.

그러나 이런 사고의 전환은 증거 이상의 것을 필요로 했다. 나 또한 인체에 대해 내가 이해하고 있는 것의 전환이 필요했다. 그리고 그에 따라 몸의 기능과 관련된 증거들이 필요했다. 이런 전환은 내가 이 책을 통해 당신이 성취하길 바라는 바로 그것이기도 하다.

연구생활 초기에 코넬대학교 영양학 교수님과 일련의 연구들에 대해 대화를 나눈 적이 있었다. 병아리의 뇌연화증(뇌조직이 부드러워지는 병)과 송아지의 근이영양증(근육이 점진적으로 약해지는 병)에 대한 4가지 영양소의

---

* 복잡계(Complex systems)는 단순히 복잡한 것(complicated one)과 구분된다. 복잡계의 예는 단백질, 핵산 등의 수많은 고분자 구조물로 이루어진 복잡한 세포의 조직, 백억 개가 넘는 신경세포들의 네트워크인 인간의 두뇌, 복잡한 먹이사슬에 따라 먹고 먹히는 생태계, 변덕스런 기후, 예측할 수 없는 인간의 마음 등이 있다. 이런 복잡계에 대한 연구는 부분들의 관계들이 시스템의 집합적인 행동들을 어떻게 유발하고, 그 시스템이 주변의 환경과 어떻게 상호작용하고 관계들을 형성하는지를 연구하는 과학에 대한 새로운 접근법을 뜻한다.—옮긴이

역할을 관찰한 것이었다. 4가지 영양소 중 한 영양소의 활성도가 나머지 세 영양소의 활성도를 상당히 변화시켰고, 그로 인해 이 질병들에 대한 몸의 반응이 변화한다는 것을 보여줬다. 이러한 상호작용들이 다른 영양소에서는 얼마나 일어나는지 교수님에게 물었고, 교수님은 상당히 흔하지만 실험연구에서는 그렇게 주목받지 못한다고 답했다. 이런 현상은 연구하기엔 너무나 어렵고, 적절하게 해석하는 것도 거의 불가능하다는 것이었다. 실제로 영양소들은 복잡계의 방식으로 작용하지만, 우리는 아직도 이런 작용들을 단순 선형 방식으로 사고하고 있다. 이 방식만이 과학적 증거로 인정되기 때문이다. 다시 말해, 우리는 총체론적들의 적용 가능성을 볼 수 있음에도 여전히 환원론이 온전한 진리인 것처럼 연구에 매진해야 했다.

이 복잡성을 무시하는 것이 나를 매우 괴롭혔고, 내 연구 방향을 아플라톡신과 MFO로 향하게 만들었다. 만약 내가 아플라톡신이 간암을 일으킨다는 의심할 바 없는 환원론적 사실에 질문하지 않았다면, 연구를 시작하지 않았을지도 모른다. 내가 복잡성이라는 생각에 그렇게 흥미를 갖지 않았다면, 간암 발생에 영향을 미칠 수 있는 아플라톡신 이외의 다른 요인을 찾지 않았을 것이다. 그리고 사실상 아플라톡신이 간암 발생에 영향을 미치는 가장 중요한 요인이 아니라는 것도 발견하지 못했을 것이다.

생물학적 복합성을 이해하는 것은 환원론적 연구결과를 바라보는 관점의 변화에 매우 중요하다. 복잡성에 대한 이해는 연구결과들이 자체적으로 완벽한 진실이라기보다는 더 크고 의미심장한 퍼즐의 조각들로 바라보게 만든다.

어떤 개별적인 발견들, 예를 들어 아플라톡신에 대한 MFO의 촉매작용이 간암을 유발한다거나, 베타카로틴이 폐암을 예방한다는 사실들은 큰 그림을 보여주지 못한다. 그래서 보다 큰 총체론적인 틀에서 바라보지 않고, 이런 개별적인 발견을 근거로 일련의 행동들을 하게 되면 간암을 예방하기 위해 아플라톡신을 피하거나 폐암을 예방하기 위해 베타카로틴 영양제를 먹는 것처럼 효과가 매우 적거나 심지어 위험해질 수도 있는 것이다.

MFO와 동물성 단백질을 이용한 환원론적 실험들에서 얻은 결과는 중요하다. 그 실험들을 통해 특별한 결과들, 동물성 단백질이 간암 발생에 있어서 핵심적인 요인이라는 결과들을 알 수 있었을 뿐만 아니라, 그것들이 제시하는 생물학적 원리들을 깨달을 수 있었기 때문이다. 이런 원리들은 암이 어떻게 작용하고, 영양이 총제적인 시스템의 일부로서 어떻게 암을 비롯한 다른 질병들의 발생에 영향을 미치는지 이해하는데 도움을 줬다. 이런 MFO실험들에서 드러난 생물학의 근본적인 특성들은 동물성 단백질의 영향을 실제 사람에게서, 모든 복잡성 안에서 연구할 필요성을 제기했다.

이런 심정으로 우리는 중국의 시골 지역 주민들을 대상으로 한 프로젝트, 중국연구라고 알려진 연구를 설계했다. 우리는 수년간 실험실에서 해왔던, 단일한 화학적 기전들에 대한 연구가 아닌, 식이와 질병의 복잡한 관계들에 대한 설명을 도와줄 수 있는 원인과 효과들의 양상을 연구하길 원했다. 우리는 MFO를 통해 알게 된 나의 발견들을 확증하거나 반박할 수 있는 더 큰 맥락을 찾고 있었다. 우리는 그것을 발견했고, 영양과 건강에 관한 나의 관점 전환은 완료됐다.

되돌아보면, 나의 이런 전환이 그토록 어렵고 많은 시간을 필요로 하는 것이었는지 의아할 수도 있다. 그러나 나는 다음과 같은 믿음에 맞서 싸워야만 했다.

첫째, 동물성 단백질에 대한 숭배다. 지금 우리 사회는 우유와 고기가 건강에 좋다고 맹신하고 있어서, 우리가 틀릴 수도 있고, 이런 음식들이 실제로 건강에 매우 해로울 수도 있다는 생각을 하지 못한다. 우리가 수십 년간 배운 것들과 너무 다른 내용이어서 그것이 얼마나 진실한지와 상관없이 쉽게 믿지 못하는 것이다.

둘째, 환원론적 패러다임이다. 이 패러다임은 우리를 총체적인 것과 분리된 부분들에 집중하게 만든다. 인체는 총체적이고, 서로 연결된 시스템이다. 하지만 우리는 인체를 개별적인 부분들과 시스템들의 집합으로 생각하는 데 익숙하다. 환원론의 렌즈로 우리는 영양을 포괄적인 식이가 아닌 개별적인 영양소들로, 총체적인 건강을 결정짓는 영향력 있는 요인이 아닌 순수 연구의 한 영역으로 바라본다. 그리고 우리 몸과 건강에 대한 이런 사고방식이 효과적인 답들을 내놓지 않고 있음에도 이 길을 계속 가다보면 결국엔 답을 얻을 것이라고 고집스럽게 믿고 있다. 이 패러다임의 덫에 걸리면 환원론이 무언가를 온전한 상태로 평가할 수 없다는 생각을 갖기 어렵게 된다.

셋째, 이윤을 추구하는 시스템이다. 이 시스템은 우리가 비환원론적인 방식으로 행동하지 못하게 한다. 환원론은 훨씬 더 이윤이 많이 남는다. 이윤을 위해 넘어야 할 문턱이 좁고 낮을 뿐만 아니라, 수천 개의 잠재적인 문제 각각이 돈벌이의 표적이 되기 때문이다. 반면 총체론은 여러 문제를 한꺼번에 해결해버리기 때문에 이윤엔 별 도움이 안 된다.

생물학은 이해 불가능할 정도로 복잡하다. 우리의 몸이 건강을 만들어내고 유지하는 것은 수백만 년 진화의 결과이다. 이런 진화는 개별적인 세포들, 장기들, 특정 기능계들, 심지어 우리 몸 전체가 단독으로 반응하여 나타난 결과가 아니다. 전체 먹이사슬과 전체 자연의 일부로서의 우리 몸이 상호작용한 결과다. 그러나 우리 중 일부는 무지에 의한 것이든 탐욕에 의한 것이든, 어차피 죽을 운명이니 각각의 요소로 땜질을 하고 전체를 분해해 그 조각들로 우리 자신의 잘못된 현실을 만들길 원한다. 질병, 장애, 그리고 궁극적으로 죽음은 피할 수 없는 결과들이라는 것이다.

그러면 어떻게 이것을 멈출 것인가?

수년간 위에서부터의 입법 변화를 위해 노력했지만 헛수고였다. 정치인들이 개인적으로 우리의 주장을 믿는다 하더라도, 자신을 그 자리에 있게 도와준 이들, 선거자금을 후원해준 기업들에 대한 책임감으로 하지 못한다.

그러나 정부의 결정권자들은 그들의 유권자들에게도 빚을 지고 있다. 이 빚이 개인으로서 우리 개개인에게 권력을 준다. 이런 생각은 씨앗처럼 오직 밑에서부터 싹을 내고 뿌리를 내린 후에만 열매를 맺을 수 있다.

나는 이 책과 『무엇을 먹을 것인가』의 내용을 충분히 이해하는 사람들과 변화를 만드는 데 힘을 보태고 싶은 사람들이 내딛어야 할 다음 단계에 대해 많은 생각을 했다. 가장 중요한 단계는 우리가 먹는 방법을 바꾸는 것이다. 식사 원칙은 간단하다. 자연 상태의 식물성 식품을 먹어라. 식용유나 정제된 탄수화물(설탕이나 흰 밀가루)은 거의 넣지 말거나 아예 넣지 말라.*

변화를 직접 경험하는 것보다 더 설득력 있는 것은 없다. 한 사람씩, 건강에 대한 사고방식에 결정적인 전환이 찾아올 것이다. 그리고 결국 정책이 변하기 시작할 것이다. 그러면 기업들도 우리의 나쁜 건강상태와 무지로부터 얻는 수입이 줄어들면서 그 뒤를 따를 것이다.

이제 진짜 혁명을 시작할 때다. 우리의 개인적인 믿음에 도전하고 식단을 바꿈으로써 시작된 이 혁명은 우리 사회가 총체적인 관점을 받아들이도록 변환시키면서 끝나게 될 것이다.

---

* 저자 콜린 캠벨의 딸 리앤 캠벨LeAnne Campbell은 지난 20년 이상 집에서 먹은 음식들의 요리법을 모아 『The China Study Cookbook』을 출간했다. 이외에도 콜린 캠벨이 제안하는 저지방 자연식물식 원칙을 따르는 다양한 요리책들이 출간되었고, 지금도 계속해서 출간되고 있다. 아직 한국에는 번역되어 나온 책들은 없지만, 구글의 'Play 북'(전자책)이나 인터넷 서점에서 'The China Study'로 검색하면 다양한 요리책을 볼 수 있다.—옮긴이

• 감사의 말 •

이 책을 쓰기까지 믿을 수 없을 만큼 의미 있는 지지를 보내준 아주 많은 사람들이 있다.

가장 먼저 나의 아내 캐런의 지지가 없었다면 이 일을 해낼 수 없었을 것이다. 그녀는 초고를 읽어줬고, 그녀가 좋아하는 것들을 함께 즐길 수 있었을 때 내가 컴퓨터 앞에 있는 것을 너그러이 허락했고, 내 생각들에 대한 매우 신중한 경청자이자 비평가이기도 했다. 50년의 결혼생활이 지난 후, 그녀는 나의 작업을 잘 알게 되었고 지난 10년간 나의 강의를 최소 300회 이상 들은 후 평균적인 독자와 청중이 들었을 것 같은 내용이 무엇인지에 대해서도 알게 되었다.

하워드 제이콥슨Howard Jacobson, PhD은 협력 저자로서 내 원고에 교양을 더했다. 벤벨라BenBella 출판사의 수석 편집자 레아 윌슨Leah Wilson은 이 책을 읽기 좋게 만들었고, 구성을 재배치해 분별력 있는 흐름의 이야기로 만들었다. 나는 이 프로젝트에 대한 그들의 전문성과 헌신이 고마울 따름이다. 나는 최고의 편집팀을 얻는 특권을 누렸고, 이 책의 메시지에 대한 그들의 깊은 노력과 헌신에 더할나위 없는 기쁨과 고마움을 느낀다. 또한 이 책과 전작『무엇을 먹을 것인가』의 출판인 글렌 예페스Glenn Yeffeth가 보여준 상당한 관심에도 감사의 마음을 전하고 싶다.

많은 사람들이 나의 연구와 정책결정 경력에 도움을 주었다. 학부생들, 대학원생들, 기술자들, 방문 교수들, 실험실과 관련 업무 지원인력들. 이외에도 연구논문의 공동 저자들, 식품 및 건강 정책 개발을 위해 함께 일한 전문가 위원들, 연구결과들의 논문 게재 과정에서 비판을 아끼지 않은 사독위원들 등 수백 명의 동료들로부터 엄청난 혜택을 얻었다. 또한 진실한 감사를 바쳐야 할 사람들 중에는 미카엘라 쿡Micaela Cook과 그녀의 전임자인 메건 머피Meghan Murphy를 필두로 하는 재단의 직원들도 있다. 그들의 관대하고 진실한 지원에 최고의 감사를 보낸다. 그들의 기여가 없었다면 이 책을 쓸 수 없었을 것이다. 맏아들 넬슨Nelson도 마찬가지로 고맙다. 그는 최종 원고를 주의 깊게 읽었고, 나를 곤란에 처하게 할 수 있었을 쟁점들에 대해 올바른 입장을 취할 수 있게 했다.

누구보다도 미국 납세자들에게 감사하다. 납세자들은 내 연구에 많은 지원금을 제공했고, 그래서 기업의 어떤 직접적인 편향으로부터도 자유롭게 연구를 진행할 수 있는 드문 기회를 주었다. 나는 세금으로 운영되는 국립보건원의 국립암연구소로부터 연구비 지원을 받았기 때문이다.

마지막으로 코넬대학교에도 매우 감사하다. 코넬은 내가 40세일 때 정년이 보장된 전임 교수로 임용했다. 영양과학부 학부장 말 네샤임Mal Nesheim, 영양대학 학장 딕 반스Dick Barnes, 농학대학 학장 키스 케네디Keith Kennedy, 총장 데일 코른슨Dale Corson 등은 각각 나를 면담했고, 교수 지위를 부여했다. 그들의 지지에 대한 나의 감사를 단순한 단어들로는 적절하게 표현할 수 없다. 이 신사들의 전형적인 개인 철학은 학문의 자유라는 개념에 의미를 불어넣는다. 이 도발적인 시대에 우리가 모든 것을 걸고라도 지켜야 할 개념인 학문의 자유 말이다.

• 주석 •

Part I

1장

1. Nanci Hellmich, "U.S. Obesity Rate Leveling Off, at about One-Third of Adults" USA Today, January 13, 2010, http://www.usatoday.com/news/health/weightloss/2010-01-13-obesity-rates_N.htm.
2. U.S. Centers for Disease Control and Prevention, "Crude and Age-Adjusted Percentage of Civilian, Noninstitutionalized Population with Diagnosed Diabetes, United States, 1980-2010," last modified April 21, 2012, http://www.cdc.gov/diabetes/statistics/prev/national/figage.htm.
3. United States Environmental Protection Agency, "Cardiovascular Disease Prevalence and Mortality," last modified June 2011, http://cfpub.epa.gov/eroe/index.cfm?fuseaction=detail.viewPDF&ch=49&lShowInd=0&subtop=381&lv=list.listByChapter&r=235292.
4. International Diabetes Federation, "Morbidity and Morality," August 3, 2009, http://www.idf.org/book/export/html/23040.
5. B. Starfield, "Is US Health Really the Best in the World?" Journal of the American Medical Association 284, no. 4 (2000): 483-85.
6. 같은 책.

2장

1. R. A. Vogel, M. C. Corretti, and G. D. Plotnick, "Effect of a Single High-Fat Meal on Endothelial Function in Healthy Subjects," American Journal of Cardiology 79, no. 3

(February 1, 1997): 350-54 (1997).
2. Miranda Hitti, "FDA Approves New Angina Drug: Ranexa Is for Patients Who Haven't Responded to Other Chest Pain Drugs," WebMD, February 7, 2006, http://www.webmd.com/heart-disease/news/20060207/fda-approves-new-angina-drug.
3. Jack Waters, "The History of American Ginseng," accessed November 10, 2012, http://www.telliquah.com/Ginseng/Ginseng.htm.
4. L. M. Morrison, "Arteriosclerosis: Recent Advances in the Dietary and Medicinal Treatment," Journal of the American Medical Association 145, no. 16 (1951): 1232-1236. L. M. Morrison, "Diet in Coronary Atherosclerosis," Journal of the American Medical Association 173, no. 8 (1960): 884-888.
5. N. Pritikin and P. M. McGrady, The Pritikin Program for Diet and Exercise, Bantam Books (1984): 438.
6. Caldwell B. Esselstyn Jr., Prevent and Reverse Heart Disease: The Revolutionary, Scientifically Proven, Nutrition-Based Cure (New York: Avery Trade, 2008); C. B. Esselstyn Jr., S. G. Ellis, S. V. Medendorp, and T. D. Crowe, "A Strategy to Arrest and Reverse Coronary Artery Disease: A 5-Year Longitudinal Study of a Single Physician's Practice," Journal of Family Practice 41, no. 6 (1995): 560-68.
7. Dean Ornish, Eat More, Weigh Less (New York: HarperCollins, 1993); D. Ornish, S. E. Brown, L. W. Scherwitz, J. H. Billings, W. T. Armstrong, T. A. Ports, S. M. McLanahan, R. L. Kirkeeide, R. J. Brand, and K. L. Gould, "Can Lifestyle Changes Reverse Coronary Heart Disease?", Lancet 336, no. 8708 (1990): 129-33.
8. Esselstyn et al., "A Strategy to Arrest and Reverse."
9. C. B. Esselstyn, Jr., "Updating a 12-year Experience with Arrest and Reversal Therapy for Coronary Heart Disease (An Overdue Requiem for Palliative Cardiology)," American Journal of Cardiology 84 (August 1, 1999): 339-341.
10. Miranda Hitti, "FDA Approves New Angina Drug: Ranexa Is for Patients Who Haven't Responded to Other Chest Pain Drugs," WebMD, February 7, 2006, http://www.webmd.com/heart-disease/news/20060207/fda-approves-new-angina-drug.
11. 통계 전문서적을 보면 각 연구에 필요한 정확한 대상자 수를 찾을 수 있다. 에셀스틴의 연구는 효과의 크기가 매우 커서 적은 대상자 수로도 충분히 가능하다.

3장

1. T. V. Madhavan and C. Gopalan, "The Effect of Dietary Protein on Carcinogenesis of Aflatoxin," Archives of Pathology 85, no. 2 (February 1968): 133-37.
2. Gerardus Johannes Mulder, "On the Composition of Some Animal Substances," Journal fur praktische Chemie 16 (1839): 129-52 (the paper where he named protein,

according to H. N. Munro in Mammalian protein metabolism, Vol. I, eds. H. N. Munro and J. B. Allison, Academic Press (1964): 1-29). Gerardus Johannes Mulder, The Chemistry of Vegetable & Animal Physiology, trans. P. F. H. Fromberg, W. Blackwood & Sons: Edinburgh, Scotland (1849).

3. D. A. Schulsinger, M. M. Root, and T. C. Campbell, "Effect of Dietary Protein Quality on Development of Aflatoxin B1-Induced Hepatic Preneoplastic Lesions," Journal of the National Cancer Institute 81 (1989): 1241-1245.
4. L. D. Youngman, "Recall, Memory, Persistence, and the Sequential Modulation of Preneoplastic Lesion Development by Dietary Protein," Cornell University (1987). Masters Thesis (T. C. Campbell, Mentor).
5. G. E. Dunaif and T. C. Campbell, "Relative Contribution of Dietary Protein Level and Aflatoxin B1 Dose in Generation of Presumptive Preneoplastic Foci in Rat Liver," Journal of the National Cancer Institute 78 (1987): 365-69; L. D. Youngman and T. C. Campbell, "Inhibition of Aflatoxin B1-InducedGamma-GlutamylTranspeptidasePositive(GGT+)HepaticPreneoplasticFociandTumorsbyLowProteinDiets:EvidenceThatAlteredGGT+FociIndicateNeoplasticPotential,"Carcinogenesis 13, no. 9 (1992): 1607-13.
6. J. Chen, T. C. Campbell, J. Li, and R. Peto, Diet, Life-Style and Mortality in China. A study of the characteristics of 65 Chinese counties (Oxford, United Kingdom; Ithaca, NY; and Beijing, People's Republic of China: Oxford University Press, Cornell University Press, and People's Medical Publishing House, 1990).
7. M. F. Muldoon, S. B. Manuck, and K. A. Matthews, "Lowering Cholesterol Concentrations and Mortality: A Quantitative Review of Primary Prevention Trials," BMJ 301, no. 6747 (1990): 309-14.
8. G. N. Stemmermann, A. M. Nomura, L. K. Heilbrun, E. S. Pollack, and A. Kagan, "Serum Cholesterol and Colon Cancer Incidence in Hawaiian Japanese Men," Journal of the National Cancer Institute 67, no. 6 (1981): 1179-82.
9. T. V. Madhavan and C. Gopalan, "The Effect of Dietary Protein on Carcinogenesis of Aflatoxin," Archives of Pathology 85, no. 2 (February 1968): 133-37.
10. T. V. Madhavan and C. Gopalan, "Effect of Dietary Protein on Aflatoxin Liver Injury in Weanling Rats," Archives of Pathology 80 (August 1965): 123-26.

Part II

5장

1. 1956년 코넬대학교에서 치른 석사학위 마지막 구술시험을 아직도 기억한다. 그때까지

알려진 아미노산의 이름과 화학구조를 말해야 했지만, 제대로 답을 못해 거의 낙방할 뻔 했다. 솔직히 말하자면 지금도 다 외우지 못한다. 4년간 이에 대한 강의를 했음에도.

2. R. S. Preston, J. R. Hayes, and T. C. Campbell, "The Effect of Protein Deficiency on the In Vivo Binding of Aflatoxin B1 to Rat Liver Macromolecules," Life Sciences 19, no. 8 (October 15, 1976), 1191-98.
3. K. D. Mainigi and T. C. Campbell, "Subcellular Distribution and Covalent Binding of Aflatoxins as Functions of Dietary Manipulation," Journal of Toxicology and Environmental Health 6 (1980): 659-671.
4. • MonaVie: Discover the Beat of a Healthy Heart," Monavie.com, accessed December 2, 2012, http://www.monavie.com/products/health-juices/monavie-pulse.
5. Office of Dietary Supplements, "Dietary Supplement Fact Sheet: Multivitamin/mineral Supplements," accessed December 2, 2012, http://ods.od.nih.gov/factsheets/MVMS-HealthProfessional.
6. K. S. Kubena and D. N. McMurray, "Nutrition and the Immune System: A Review of Nutrient-Nutrient Interactions," Journal of the American Dietetic Association 96 (1996): 1156-1164.
7. T. C. Campbell and J. R. Hayes, "Role of Nutrition in the Drug Metabolizing System," Pharmacological Reviews 26 (1974): 171-197.
8. N. W. Tietz, Textbook of Clinical Chemistry, W.B. Saunders Co.: Philadelphia, PA (1986).

6장

1. 환자들은 자신이 최고로 강력한 약을 복용하고 있어서 호전될 것이라는 강한 믿음을 갖게 된다. 그래서 실제로는 가짜 약(위약)을 복용하더라도 이 믿음 때문에 상태가 호전된다. 이런 현상을 위약효과라고 하는데, 어떤 치료법보다 그 효과가 가장 잘 기록되어 있다. 일부 연구자들은 모든 치료법의 효과 중 30%는 위약효과에서 기인할 것이라 믿는다.

7장

1. T. C. Campbell and J. R. Hayes, "Role of Nutrition in the Drug Metabolizing Enzyme System," Pharmacological Reviews 26, no. 3 (September 1974): 171-97; T. C. Campbell and J. R. Hayes, "The Role of Aflatoxin in Its Toxic Lesion," Toxicology and Applied Pharmacology 35, no. 2 (February 1976), 199-222.
2. R. L. Lewis, The Unity of the Sciences Volume One: Do Proteins Teleport in an RNA World? (New York: International Conference on the Unity of the Sciences, 2005).

3. 이 장에서 나는 아플라톡신이라는 단어를 모든 종류의 아플라톡신에 대한 일반적인 표현으로 사용했지만, 내 연구는 주로 가장 흔하고 가장 발암성이 큰 아플라톡신B1에 대한 것이었다.
4. K. Sargeant, A. Sheridan, J. O'Kelly, and R. B. A. Carnaghan, "Toxicity Associated with Certain Samples of Groundnuts," Nature 192 (1961): 1096-97.
5. M. C. Lancaster, F. P. Jenkins, and J. M. Philp, "Toxicity Associated with Certain Samples Of Groundnuts," Nature 192 (1961): 1095-96; W. H. Butler and J. M. Barnes, "Toxic Effects of Groundnut Meal Containing Aflatoxin to Rats and Guinea Pigs," British Journal of Cancer 17, no. 4 (1964): 699-710; G. N. Wogan and P. M. Newberne, "Dose-Response Characteristics of Aflatoxin B1 Carcinogenesis in the Rat," Cancer Research 27, no. 12 (December 1967): 2370-76.
6. Lancaster et al., "Toxicity"; Butler and Barnes, "Toxic Effects."
7. T. C. Campbell, J. P. Caedo Jr., J. Bulatao-Jayme, L. Salamat, and R. W. Engel, "Aflatoxin M1 in Human Urine," Nature 227 (1970): 403-4
8. T. C. Campbell and L. A. Salamat, "Aflatoxin Ingestion and Excretion by Humans," in Mycotoxins in Human Health, ed. I. F. Purchase (London: Macmillan, 1971), 263-69
9. T. C. Campbell, "Present Day Knowledge on Aflatoxin," Philippine Journal of Nutrition 20 (1967): 193-201.
10. 같은 책. 껍질 있는 땅콩을 먹을 때 아플라톡신을 피하려면, 껍질이 시들어 주름지거나 색이 변한 것은 버려야 한다.
11. 소변 시료는 사람들에게 무엇을 먹었는지 묻는 것보다 아플라톡신 섭취량 추정에 있어서 일반적으로 더 신뢰할 만하다. 사람들은 섭취량을 잊어버리거나 과소 혹은 과대 보고하고 어떨 땐 질문자에게 좋은 인상을 남기려고 가족들의 식단을 '개선'하기도 한다. 이런 문제들은 모두 식이조사에서 매우 흔한 일이다.
12. Campbell et al., "Aflatoxin M1 in Human Urine"; T. C. Campbell, R. O. Sinnhuber, D. J. Lee, J. H. Wales, and L. A. Salamat, "Brief Communication: Hepatocarcinogenic Material in Urine Specimens from Humans Consuming Aflatoxin," Journal of the National Cancer Institute 52 (1974): 1647-49.
13. Campbell et al., "Brief Communication."
14. 같은 책. 이 검사 시스템은 오레곤주립대학교의 러셀 신너버Russell Shinnhuber 박사에 의해 운영됐다.
15. Wogan and Newberne, "Dose-Response Characteristics"; R. S. Portman, K. M. Plowman, and T. C. Campbell, "On Mechanisms Affecting Species Susceptibility to Aflatoxin," Biochimica et Biophysica Acta 208, no. 3 (June 1970): 487-95.
16. Portman et al., "On Mechanisms Affecting Species."

17. R. Allcroft and R. B. A. Carnaghan, "Groundnut Toxicity: And Examination for Toxin in Human Food Products from Animals Fed Toxic Groundnut Meal," Veterinary Record 75 (1963): 259-63.
18. A. H. Conney, "Pharmacological Implications of Microsomal Enzyme Induction," Pharmacological Reviews 19 (1967): 317-66.
19. M. Maso, "Decrease in Mixed Function Oxidase Activity in Rat Liver Over Time," Cornell University (1979). Undergraduate Honors Thesis (T. C. Campbell, Mentor).
20. Madhavan and Gopalan, "Effect of Dietary Protein on Carcinogenesis."
21. T. V. Madhavan and C. Gopalan, "The Effect of Dietary Protein on Carcinogenesis of Aflatoxin," Archives of Pathology 85, no. 2 (February 1968): 133-37.
22. Madhavan and Gopalan, "Effect of Dietary Protein on Aflatoxin"; Madhavan and Gopalan, "Effect of Dietary Protein on Carcinogenesis."
23. J. R. Hayes, M. U. K. Mgbodile, and T. C. Campbell, "Effect of Protein Deficiency on the Inducibility of the Hepatic Microsomal Drug-metabolizing Enzyme System. I. Effect on Substrate Interaction with Cytochrome P-450," Biochemical Pharmacology 22 (1973): 1005-14; M. U. K. Mgbodile, J. R. Hayes, and T. C. Campbell, "Effect of Protein Deficiency on the Inducibility of the Hepatic Microsomal Drug-metabolizing Enzyme System. II. Effect on Enzyme Kinetics and Electron Transport System," Biochemical Pharmacology 22 (1973): 1125-32; J. R. Hayes & T.C. Campbell, "Effect of Protein Deficiency on the Inducibility of the Hepatic Microsomal Drug-metabolizing Enzyme System. III. Effect of 3-Methylcholanthrene Induction on Activity and Binding Kinetics," Biochemical Pharmacology 23 (1974): 1721-32.
24. Madhavan and Gopalan, "The Effect of Dietary Protein on Carcinogenesis."
25. R. C. Garner, E. C. Miller, J. A. Miller, J. V. Garner, and R. S. Hanson, "Formation of a Factor Lethal for S. Typhimurium TA1530 and TA1531 on Incubation of Aflatoxin B1withRatLiverMicrosomes,"Biochemical and Biophysical Research Communications 45 (1971): 774-80.
26. W. P. Doherty and T. C. Campbell, "Aflatoxin Inhibition of Rat Liver Mitochondria," Chemical and Biological Interactions 7 (1973): 63-77.
27. J. R. Hayes, M. U. K. Mgbodile, A. H. Merrill Jr., L. S. Nerurkar, and T. C. Campbell, "The Effect of Dietary Protein Depletion and Repletion on Rat Hepatic Mixed Function Oxidase Activities," Journal of Nutrition 108 (1978): 1788-97; L. S. Nerurkar, J. R. Hayes, and T. C. Campbell, "The Reconstitution of Hepatic Microsomal Mixed Function Oxidase Activity with Fractions Derived from Weanling Rats Fed Different Levels of Protein," Journal of Nutrition 108 (1978): 678-86.

28. J. R. Hayes et al., "Effect of Dietary Protein"; Nerurkar LS, Hayes JR, Campbell TC. The reconstitution of hepatic microsomal mixed function oxidase activity with fractions derived from weanling rats fed different levels of protein. Journal of Nutrition 1978;108:678-686; Hayes et al., "Effect of Protein Deficiency I."
29. A. A. Adekunle, J. R. Hayes, and T. C. Campbell, "Interrelationships of Dietary Protein Level, Aflatoxin B1Metabolism,andHepaticMicrosomalEpoxideHydraseActivity,"Life Sciences 21 (1977): 1785-92.
30. K. D. Mainigi and T. C. Campbell, "Effects of Low Dietary Protein and Dietary Aflatoxin on Hepatic Glutathione Levels in F-344 Rats," Toxicology and Applied Pharmacology 59 (1981): 196-203.

8장

1. 의료 위생의 중요성은 수세기 동안 조산사들에게 알려졌으나, 의료계에서는 루이 파스퇴르, 로버트 코흐, 에드워드 제너 및 미생물들의 존재와 접촉 감염의 기전을 규명한 다른 사람들의 주장 이후에나 자리잡게 되었다. 이는 환원론의 또다른 맹점이다. 과학자들이 미생물들을 추출하고 측정할 수 있는 수단을 갖기 전까지 의료계는 미생물이 존재하지도 존재할 수도 없으며, 자신들과 다른 의견을 말하는 사람들을 무지하고 미신적이라고 주장했다.

2. John Markoff, "Cost of Gene Sequencing Falls, Raising Hopes for Medical Advances," New York Times, March 7, 2012, http://www.nytimes.com/2012/03/08/technology/cost-of-gene-sequencing-falls-raising-hopes-for-medical-advances.html.
3. 같은 책.

4. 사실 우리는 속고 있다. 과학자들은 자신들이 이해하지 못한 95%의 유전물질에 '쓰레기 DNA'라는 이름을 붙이고 쓰레기통에 집어던졌다. 하지만 아주 최근에 유전학자들은 이 쓰레기 DNA에 인간이 해독하지 못한 중요한 정보가 담겨 있을 가능성을 진지하게 고려하기 시작했다.

5. "Gene Therapy," Human Genome Project Information, last modified August 24, 2011, http://www.ornl.gov/sci/techresources/Human_Genome/medicine/genetherapy.shtml.
6. 같은 책.; J. Lazarou, B. H. Pomeranz, and P. N. Corey, "Incidence of Adverse Drug Reactions in Hospitalized Patients: A Meta-analysis of Prospective Studies," Journal of the American Medical Association, 279, no. 15 (1998): 1200-5, cited on "Pharmacogenomics," Human Genome Project Information, last modified September 19, 2011, http://www.ornl.gov/sci/techresources/Human_Genome/medicine/pharma.shtml.
7. Committee on Diet, Nutrition, and Cancer, Diet, Nutrition, and Cancer (Washington, DC: National Academies Press, 1982).
8. R. Doll and R. Peto, "The Causes of Cancer: Quantitative Estimates of Avoidable Risks

of Cancer in the United States Today," Journal of the National Cancer Institute 66, no. 6 (1981): 1192-1265.

9. 같은 책.

9장

1. K. K. Carroll, L. M. Braden, J. A. Bell, and R. Kalamegham, "Fat and Cancer," supplement, Cancer 58, no. 8 (1986): 1818-25; B. S. Drasar and D. Irving, "Environmental Factors and Cancer of the Colon and Breast," British Journal of Cancer 27, no. 2 (1973): 167-72; J. Higginson, "Etiological Factors in Gastrointestinal Cancer in Man," Journal of the National Cancer Institute 37, no. 4 (October 1966): 527-45; J. Higginson, "Present Trends in Cancer Epidemiology," in Canadian Cancer Conference (Honey Harbour, Ontario: Proceedings of the Eighth Canadian Cancer Conference, 1969), 40-75; J. Higginson and C. S. Muir, "Epidemiology in Cancer," in Cancer Medicine, edited by J. F. Holland and E. Frei (Philadelphia: Lea and Febiger, 1973), 241-306; J. Higginson and C. S. Muir, "Environmental Carcinogenesis: Misconceptions and Limitations to Cancer Control," Journal of the National Cancer Institute 63, no. 6 (December 1979): 1291-98; E. L. Wynder and T. Shigematsu, "Environmental Factors of Cancer of the Colon and Rectum," Cancer 20, no. 9 (September 1967), 1520-61.
2. Michael Tortorello, "Is It Safe to Play Yet?" New York Times, March 14, 2012, http://www.nytimes.com/2012/03/15/garden/going-to-extreme-lengths-to-purge-household-toxins.html.
3. C. Campbell and L. Friedman, "Chemical Assay and Isolation of Chick Edema Factor in Biological Materials," Journal of the American Association for Agricultural Chemistry 49 (1966): 824-28. My exposure occurred long before I adopted a WFPB diet in the 1980s.
4. J. Huff, M. F. Jacobson, and D. L. Davis, "The Limits of Two-Year Bioassay Exposure Regimens for Identifying Chemical Carcinogens," Environmental Health Perspectives 116 (2008): 1439-1442.
5. S. M. Cohen, "Risk Assessment in the Genomic Era," Toxicologic Pathology 32 (2004): 3-8.

10장

1. Y. Singh, M. Palombo, and P. J Sinko, "Recent Trends in Targeted Anticancer Prodrug and Conjugate Design," Current Medicinal Chemistry 15, no. 18 (2008): 1802-

26; Y. H. Lu, X. Q. Gao, M. Wu, D. Zhang-Negrerie, and Q. Gao, "Strategies on the Development of Small Molecule Anticancer Drugs for Targeted Therapy," Mini Reviews in Medicinal Chemistry 11 (2011): 611-24; R. Munagala, F. Aqil, and R. C. Gupta, "Promising Molecular Targeted Therapies in Breast Cancer," Indian Journal of Pharmacology 43, no. 3 (2011): 236-45; H. Panitch and A. Applebee, "Treatment of Walking Impairment in Multiple Sclerosis: An Unmet Need for a Disease-Specific Disability," Expert Opinion on Pharmacotherapy 12, no. 10 (March 2011): 1511-21; J. Rautio, H. Kumpulainen, T. Heimbach, R. Oliyai, D. Oh, T. Jarvinen, and J. Savolainen, "Prodrugs: Design and Clinical Applications," Nature Reviews: Drug Discovery 7, no. 3 (2008): 255-70; P. Ettmayer, G. L. Amidon, B. Clement, and B. Testa, "Lessons Learned from Marketed and Investigational Prodrugs," Journal of Medicinal Chemistry 47 no. 10 (May 2004): 2393-2404.

2. 제약회사들은 잠재적인 신약 후보물질을 얻기 위한 원천으로서 열대우림을 보존하기를 원하는데, 이것이 유일한 긍정적인 부수효과일 것이다.
3. Singh et al., "Recent Trends."
4. "Internationals Statistical Classification of Diseases and Related Health Problems," Answers.com, accessed November 11, 2012, http://www.answers.com/topic/icd.

11장

1. C. Thurston, "Dietary Supplements: The Latest Trends & Issues," Neutraceuticals World, April 1, 2008, http://www.nutraceuticalsworld.com/issues/2008-04/view_features/dietary-supplements-the-latest-trends-amp-issues/.
2. Charles Thurston, "Dietary Supplements: The Latest Trends & Issues," Nutraceuticals World, April 2008, http://www.nutraceuticalsworld.com/issues/2008-04/view_features/dietary-supplements-the-latest-trends-amp-issues.
3. "Apples, Raw, with Skin," Self NutritionData, accessed November 11, 2012, http://nutritiondata.self.com/facts/fruits-and-fruit-juices/1809/2.
4. M. V. Eberhardt, C. Y. Lee, and R. H. Liu, "Antioxidant Activity of Fresh Apples," Nature 405, no. 6789 (June 22, 2000): 903-4.
5. J. Boyer and R. H. Liu, "Review: Apple Phytochemicals and Their Health Effects," Nutrition Journal 3, no. 5 (2004), http://www.nutritionj.com/content/3/1/5.
6. 같은 책.; K. Wolfe, X. Z. Wu, and R. H. Liu, "Antioxidant Activity of Apple Peels," Journal of Agricultural and Food Chemistry 51, no. 3 (January 29, 2003): 609-14.
7. C. D. Morris and S. Carson, "Routine Vitamin Supplementation to Prevent

Cardiovascular Disease: A Summary of the Evidence for the U.S. Preventive Services Task Force," Annals of Internal Medicine 139, no. 1 (2003): 56-70.

8. U.S. Preventive Services Task Force. "Routine Vitamin Supplementation to Prevent Cancer and Cardiovascular Disease: Recommendations and Rationale," Annals of Internal Medicine 139, no. 1 (2003): 51-55.
9. 같은 책.
10. H. M. Evans and K. S. Bishop, "On the Existence of a Hitherto Unrecognized Dietary Factor Essential for Reproduction," Science 56, no. 1458 (1922): 650-51.
11. D. Farbstein, A. Kozak-Blickstein, and A. P. Levy, "Antioxidant Vitamins and Their Use in Preventing Cardiovascular Disease," Molecules 15, no. 11 (2010): 8098-8110; B. B. Aggarwal, C. Sundarum, S. Prasad, and R. Kannappan, "Tocotrienols, the Vitamin E of the 21st Century: Its Potential against Cancer and Other Chronic Diseases," Biochemical Pharmacology 80, no. 11 (2010): 1613-31.
12. C. H. Hennekens, J. M. Gaziano, J. E. Manson, and J. E. Buring, "Antioxidant Vitamin-Cardiovascular Disease Hypothesis Is Still Promising, But Still Unproven: The Need for Randomized Trials," American Journal of Clinical Nutrition 62 (1995): 1377S-1380S.
13. B. C. Pearce, R. A. Parker, M. E. Deason, A. A. Qureshi, and J. J. Wright, "Hypercholesterolemic Activity of Synthetic and Natural Tocotrienols," Journal of Medicinal Chemistry 35, no. 20 (1992): 3595-3606.
14. 같은 책.
15. A. Augustyniak et al., "Natural and Synthetic Antioxidants: An Updated Overview," Free Radical Research, 44, no. 10 (2010): 1216-62.
16. E. B. Rimm, M. J. Stampfer, A. Ascherio, E. Giovannucci, G. A. Colditz, and W. C. Willett, "Vitamin E Consumption and the Risk of Coronary Heart Disease in Men," New England Journal of Medicine 328, no. 20 (May 20, 1993): 1450-56; M. J. Stampfer, C. H. Hennekens, J. E. Manson, G. A. Colditz, B. Rosner, and W. C. Willett, "Vitamin E Consumption and the Risk of Coronary Disease in Women," New England Journal of Medicine 328, no. 20 (May 20, 1993): 1444-49.
17. Sesso et al., "Vitamins E and C"; I. M. Lee, N. R. Cook, J. M. Gaziano, D. Gordon, P. M. Ridker, J. E. Manson, C. H. Hennekens, and J. E. Buring, "Vitamin E in the Primary Prevention of Cardiovascular Disease and Cancer: The Women's Health Study: A Randomized Controlled Trial," Journal of the American Medical Association 294, no. 1 (2005): 56-65; E. Lonn et al., "Effects of Long-Term Vitamin E Supplementation on Cardiovascular Events and Cancer: A Randomized Controlled Trial," Journal of the American Medical Association 293, no. 11 (2005): 1338-47; D. P. Vivekananthan,

M. S. Penn, S. K. Sapp, A. Hsu, and E. J. Topol, "Use of Antioxidant Vitamins for the Prevention of Cardiovascular Disease: Meta-analysis of Randomised Trials," Lancet 361, no. 9374 (June 14, 2003): 2017-23.

18. Lee et al., "Vitamin E in the Primary Prevention"; Lonn et al., "Effects of Long-Term Vitamin E"; V. A. Kirsh et al., "Supplemental and Dietary Vitamin E, Beta-Carotene, and Vitamin C Intakes and Prostate Cancer Risk," Journal of the National Cancer Institute 98, no. 4 (February 15, 2006): 245-54; S. M. Lippman et al., "Effect of Selenium and Vitamin E on Risk of Prostate Cancer and Other Cancers: The Selenium and Vitamin E Cancer Prevention Trial (SELECT)," Journal of the American Medical Association 301, no. 1 (January 7, 2009): 39-51.

19. Lippman et al., "Effect of Selenium"; S. Liu, I. M. Lee, Y. Song, M. Van Denburgh, N. R. Cook, J. E. Manson, and J. E. Buring, "Vitamin E and Risk of Type 2 Diabetes in the Women's Health Study Randomized Controlled Trial," Diabetes 55, no 10 (October 2006): 2856-62.

20. W. G. Christen, R. J. Glynn, H. D. Sesso, T. Kurth, J. MacFayden, V. Bubes, J. E. Buring, J. E. Manson, and J. M. Gaziano, "Age-Related Cataract in a Randomized Trial of Vitamins E and C in Men," Archives of Ophthalmology 128, no. 11 (November 2010): 1397-1405.

21. I. G. Tsiligianni and T. van der Molen, "A Systematic Review of the Role of Vitamin Insufficiencies and Supplementation in COPD," Respiratory Research 11 (December 6, 2010), 171.

22. G. Bjelakovic, D. Nikolova, L. L. Gluud, R. G. Simonetti, and C. Gluud, "Antioxidant Supplements for Prevention of Mortality in Healthy Participants and Patients with Various Diseases," Cochrane Database of Systematic Reviews 3 (2012).

23. Y. Dotan, D. Lichtenberg, and I. Pinchuk, "No Evidence Supports Vitamin E Indiscriminate Supplementation," Biofactors 35, no. 6 (2009): 469-73; J. Blumberg and B. Frei, "Why Clinical Trials of Vitamin E and Cardiovascular Diseases May Be Fatally Flawed," Free Radical Biology & Medicine 43, no. 10 (2007): 1374-76.

24. Aggarwal et al., "Tocotrienols."

25. Farbstein et al., "Antioxidant Vitamins."

26. Lonn et al., "Effects of Long-Term Vitamin E."

27. Bjelakovic et al., "Mortality in Randomized Trials"; Miller et al., "Meta-analysis."

28. S. O. Ebbesson et al., "Fatty Acid Consumption and Metabolic Syndrome Components: The GOCADAN Study," Journal of the Cardiometabolic Syndrome 2, no. 4 (2007): 244-49.

29. E. Lopez-Garcia, M. B. Schulze, J. E. Manson, J. B. Meigs, C. M. Albert, N. Rifai, W. C. Willett, F. B. Hu, "Consumption of (n-3) Fatty Acids Is Related to Plasma Biomarkers of Inflammation and Endothelial Activation in Women," Journal of Nutrition 134, no. 7 (2004): 1806-11; R. J. Deckelbaum, T. S. Worgall, and T. Seo, "n-3 Fatty Acids and Gene Expression," supplement, American Journal of Clinical Nutrition 83, no. 6 (2006): 1520S-25S.
30. S. V. Kaushik, D. Mozaffarian, D. Spiegelman, J. E. Manson, and W. Willett, "Long-Chain Omega-3 Fatty Acids, Fish Intake, and the Risk of Type 2 Diabetes Mellitus," American Journal of Clinical Nutrition 90, no. 3 (2009): 613-20.
31. L. Hooper et al., "Risks and Benefits of Omega 3 Fats for Mortality, Cardiovascular Disease, and Cancer: Systematic Review," BMJ 332, no. 7544 (2006): 752-60.
32. Kaushik et al., "Long-Chain Omega-3 Fatty Acids."
33. C. S. Foote, Y. C. Chang, and R. W. Denny, "Chemistry of Singlet Oxygen. X. Carotenoid Quenching Parallels Biological Protection," Journal of the American Chemical Society 92, no. 17 (1970): 5216-18; J. E. Packer, J. S. Mahood, V. O. Mora-Arellano, T. F. Slater, R. L. Willson, and B. S. Wolfenden, "Free Radicals and Singlet Oxygen Scavengers: Reaction of a Peroxy-radical with β-carotene, Diphenyl Furan and 1,4-diazobicyclo(2,2,2)-octane," Biochemical and Biophysical Research Communications 98, no. 4 (1981): 901-6.
34. R. Peto, R. Doll, and J. D. Buckley, "Can Dietary Beta-Carotene Materially Reduce Human Cancer Rates?" Nature 290, no. 5803 (1981): 201-8.
35. G. S. Omenn, "Chemoprevention of Lung Cancers: Lessons from CARET, the Beta-Carotene and Retinol Efficacy Trial, and Prospects for the Future," European Journal of Cancer Prevention 16, no. 3 (2007): 184-91.
36. G. S. Omenn et al, "Effects of a Combination of Beta Carotene and Vitamin A on Lung Cancer and Cardiovascular Disease," New England Journal of Medicine 334, no. 18 (1996): 1150-55.
37. Omenn, "Chemoprevention of Lung Cancers."
38. A. Saremi and R. Arora, "Vitamin E and Cardiovascular Disease," American Journal of Therapeutics 17, no. 3 (2010): e56-e65; Farbstein et al., "Antioxidant Vitamins."
39. Augustyniak et al., "Natural and Synthetic Antioxidants."
40. 같은 책.; Farbstein et al., "Antioxidant Vitamins"; Aggarwal et al., "Tocotrienols"; Dotan et al., "No Evidence Supports Vitamin E"; A. R. Ndhlala, M. Moyo, and J. Van Staden, "Natural Antioxidants: Fascinating or Mythical Biomolecules?" Molecules 15, no. 10 (2010): 6905-30; E. M. Becker, L. R. Nissen, and L. H. Skibsted, "Antioxidant

Evaluation Protocols: Food Quality or Health Effects," European Food Research and Technology 219, no. 6 (2004): 561-71.

12장

1. D. Pimentel et al., "Environmental and Economic Costs of Soil Erosion and Conservation Benefits," Science 267, no. 5201 (1995): 1117-23; Segelken, R. in Cornell University news release (Ithaca, NY, 1997); Pimentel, D. in Canadian Society of Animal Science Meetings (Montreal, 1997).
2. Food and Agriculture Organization of the United Nations, "Deforestation Causes Global Warming," news release, September 4, 2006, http://www.fao.org/newsroom/en/news/2006/1000385/index.html.
3. H. Steinfeld, P. Gerber, T. Wassenaar, V. Castel, M. Rosales, and C. de Haan, Livestock's Long Shadow: Environmental Issues and Options, Food and Agriculture Organization of the United Nations: Rome (2006), ftp://ftp.fao.org/docrep/fao/010/a0701e/a0701e00.pdf.
4. 같은 책.
5. R. Goodland, "Our choices to overcome the climate crisis," NGO Global Forum 14 (Gwangju, Korea, 2011).
6. 가축 사육 자체가 지구온난화에 기여하지 않을 수 있다는 것을 밝혀두고 싶다. 관리가 잘된 목초지에서 방목된 암소들은 흙을 만들고, 땅을 비옥하게 해서 탄소 배출량을 실질적으로 줄일 수 있다는 증거도 있다. 육류가 건강에 미치는 영향에 대한 결론은 의미가 없지만, 논문에 기술된 탄소 격리 연구는 근거가 있는 것으로 보인다.(http://www.tao.org/fileadmin/user_upload/animalwelfare/whatsyourbeef.pdf)
7. David E. Kromm, "Ogallala Aquifer," Water Encyclopedia, accessed November 11, 2012, http://www.waterencyclopedia.com/Oc-Po/Ogallala-Aquifer.html; Manjula V. Guru and James E. Horne, The Ogallala Aquifer (Poteau, Oklahoma: The Kerr Center for Sustainable Agriculture, 2000), http://www.kerrcenter.com/publications/ogallala_aquifer.pdf.
8. Manjula V. Guru and James E. Horne, The Ogallala Aquifer.
9. 같은 책.
10. 같은 책.
11. 같은 책.
12. Neal D. Barnard, Foods That Fight Pain: Revolutionary New Strategies for Maximum Pain Relief (New York: Three Rivers Press, 1999), 368.

Part III

14장

1. G. L. Hildenbrand, L. C. Hildenbrand, K. Bradford, and S. W. Cavin, "Five-Year Survival Rates of Melanoma Patients Treated by Diet Therapy after the Manner of Gerson: A Retrospective Review," Alternative Therapies in Health and Medicine 1, no. 4 (1995): 29-37.
2. 막스 거슨Max Gerson 박사는 1936년부터 가능성 있는 암 치료법으로 주로 식물성 식품 중심의 식단을 주장했고, 1940년대 미국 상원 청문회에서 가차 없이 비난을 받았다.
3. D. Kavanagh, A. D. Hill, B. Djikstra, R. Kennelly, E. M. McDermott, and N. J. O' Higgins, "Adjuvant Therapies in the Treatment of Stage II and III Malignant Melanoma," Surgeon 3, no. 4 (2005): 245-56.
4. D. J. Dewar, B. Newell, M. A. Green, A. P. Topping, B. W. Powell, and M. G. Cook, "The Microanatomic Location of Metastatic Melanoma in Sentinel Lymph Nodes Predicts Nonsentinel Lymph Node Involvement," Journal of Clinical Oncology 22, no. 16 (2004): 3345-49.
5. 같은 책.
6. 다소 거친 이 추정은 전체 암이 1년에 1백만 건 진단된다는 것을 근거로 하고, 이는 전체 암 환자들의 사망률이 50%이고 암 관련 사망이 연간 50만 건이라는 것에서 유추했다.
7. D. W. Light and R. N. Warburton, "Extraordinary Claims Require Extraordinary Evidence," Journal of Health Economics 24 (2005): 1030-33.
8. D. W. Light and R. N. Warburton, "Drug R&D Costs Questioned: Widely Quoted Average Cost to Bring Drugs to Market Doesn't Appear to Hold Up to Scrutiny," Genetic Engineering & Biotechnology News 31, no. 13 (July 1, 2011), http://www.genengnews.com/gen-articles/drug-r-d-costs-questioned/3707/.
9. "Direct-to-Consumer Advertising," Wikipedia, last modified April 16, 2012, http://en.wikipedia.org/wiki/Direct-to-consumer_advertising.
10. "Big Pharma Spends More on Advertising Than Research and Development, Study Finds," ScienceDaily (blog), January 7, 2008, http://www.sciencedaily.com/releases/2008/01/080105140107.htm .
11. The Mount Sinai Hospital/Mount Sinai School of Medicine, "Majority of Pharmaceutical Ads Do Not Adhere to FDA Guidelines, New Study Finds," ScienceDaily, August 18, 2011, http://www.sciencedaily.com/releases/2011/08/110818093052.htm.
12. York University, "Big Pharma Spends More on Advertising than Research and

Development, Study Finds," ScienceDaily, January 7, 2008, http://www.sciencedaily.com/releases/2008/01/080105140107.htm.

13. "Pharmaceutical Industry," Wikipedia, last modified October 30, 2012, http://en.wikipedia.org/wiki/Pharmaceutical_Industry.
14. Wikipedia, "List by countries by GDP (nominal)" accessed December 2, 2012, http://en.wikipedia.org/wiki/List_of_countries_by_GDP_(nominal).
15. S. Yusuf, "Two Decades of Progress in Preventing Vascular Disease," Lancet 360, no, 9326 (2002): 2-3; N. J. Wald and M. R. Law, "A Strategy to Reduce Cardiovascular Disease by More Than 80%," BMJ 326, no. 7404 (2003): 1419-24; E. Lonn, J. Bosch, K. K. Teo, D. Xavier, and S. Yusuf, "The Polypill in the Prevention of Cardiovascular Diseases: Key Concepts, Current Status, Challenges, and Future Directions," Circulation 122, no. 20 (2010): 2078-88.
16. Wald and Law, "A Strategy to Reduce."
17. Lonn et al., "The Polypill."
18. Wald and Law, "A Strategy to Reduce."
19. Combination Pharmacology and Public Health Research Working Group, "Combination Pharmacotherapy for Cardiovascular Disease," Annals of Internal Medicine 143, no. 8 (2005): 593-99; J. Wise, "Polypill Holds Promise for People with Chronic Disease," Bulletin of the World Health Organization 83, no. 12 (2005): 885-87.
20. Lonn et al., "The Polypill."
21. S. Ebrahim, A. Beswick, M. Burke, and S. G. Davey, "Multiple Risk Factor Interventions for Primary Prevention of Coronary Heart Disease," Cochrane Database of Systemic Reviews (October 18, 2006): CD001561.
22. Ebrahim et al., "Multiple risk factor interventions."
23. "Frequently Asked Questions August 2010: CODEX and Dietary Supplements," CodexFund.com, accessed November 11, 2012, http://www.codexfund.com/faq.htm.
24. Committee on Diet, Nutrition, and Cancer, Diet, Nutrition, and Cancer (Washington, DC: National Academies Press, 1982).
25. Thurston, "Dietary Supplements."
26. 같은 책. 식이 보충제 산업의 추정되는 규모는 고려하는 제품들의 유형에 따라 다양하다. 특정 영양소를 보충하는 영양제는 이런 시장의 단지 일부일 뿐이다.
27. "About the Society," National Multiple Sclerosis Society, accessed November 1, 2012, http://www.nationalmssociety.org/about-the-society/index.aspx.
28. "About the Academy of Nutrition and Dietetics," Academy of Nutrition and Dietetics, 2012, http://www.eatright.org/Media/content.aspx?id=6442467510.

29. Samuel S. Epstein, National Cancer Institute and American Cancer Society: Criminal Indifference to Cancer Prevention and Conflicts of Interest (Bloomington, NY: Xlibris, 2011).
30. Cancer Prevention Coalition, "The American Cancer Society (ACS) 'More Interested in Accumulating Wealth Than Saving Lives,' Warns Samuel S. Epstein, M.D.," PR Newswire, accessed December 3, 2012, http://www.prnewswire.com/news-releases/the-american-cancer-society-acs-more-interested-in-accumulating-wealth-than-saving-lives-warns-samuel-s-epstein-md-117942029.html.
31. "Screening for Breast Cancer," U.S. Preventive Services Task Force, July 2010, http://www.uspreventiveservicestaskforce.org/uspstf/uspsbrca.htm.
32. "Diet and Physical Activity: What's the Cancer Connection?," American Cancer Society, last modified January 13, 2012, http://www.cancer.org/cancer/cancercauses/dietandphysicalactivity/diet-and-physical-activity.
33. "Dairy Foods & Cancer Prevention," Dairy Council Digest 79, no. 1 (January/February 2008): 6, http://www.nationaldairycouncil.org/SiteCollectionDocuments/health_wellness/dairy_nutrients/dcd791.pdf.
34. William T. Jarvis, "Cancer Quackery," National Council Against Health Fraud, December 17, 2000, http://www.ncahf.org/articles/c-d/caquackery.html.
35. See The China Study, pp. 194-98, for a review of the remarkable research of Dr. Roy Swank and his 34-year study of MS patients. See also R. L. Swank and B. B. Dugan, "Effect of Low Saturated Fat Diet in Early and Late Cases of Multiple Sclerosis," Lancet 336, no. 8706 (1990): 37-39.
36. "The Academy's Annual Reports," Academy of Nutrition and Dietetics, 2012, http://www.eatright.org/annualreport/.

• 색인 •

인명

책, 잡지

기타

ㄱ

ㄴ

ㄷ

ㄹ

ㅁ

ㅂ

ㅅ

ㅇ

당신이 병드는 이유
현대 영양학의 몰락과 건강

초판 1쇄 발행 2016년 9월 13일
초판 3쇄 발행 2019년 7월 24일

지은이 콜린 캠벨 · 하워드 제이콥슨
옮긴이 이의철
편집 한정윤
본문 디자인 정희정
표지 디자인 박예나
펴낸이 정갑수

펴낸곳 열린과학
출판등록 2004년 5월 10일 제300-2005-83호
주소 06691 서울시 서초구 방배천로 6길 27, 104호
전화 02-876-5789
팩스 02-876-5795
메일 open_science@naver.com

ISBN 978-89-92985-53-6 (13510)

잘못 만들어진 책은 구입하신 곳에서 바꾸어 드립니다.
값은 뒤표지에 있습니다.

이 도서의 국립중앙도서관 출판예정도서목록(CIP)은 서지정보유통지원시스템 홈페이지(http://seoji.nl.go.kr)와 국가자료공동목록시스템(http://www.nl.go.kr/kolisnet)에서 이용하실 수 있습니다.(CIP제어번호: CIP2016020774)